Parth Upadhyay
Ajay Kubavat

MODALIDADES DE TRATAMENTO SEM EXTRACÇÃO EM ORTODONTIA

Parth Upadhyay
Ajay Kubavat

MODALIDADES DE TRATAMENTO SEM EXTRACÇÃO EM ORTODONTIA

ScienciaScripts

Imprint

Any brand names and product names mentioned in this book are subject to trademark, brand or patent protection and are trademarks or registered trademarks of their respective holders. The use of brand names, product names, common names, trade names, product descriptions etc. even without a particular marking in this work is in no way to be construed to mean that such names may be regarded as unrestricted in respect of trademark and brand protection legislation and could thus be used by anyone.

Cover image: www.ingimage.com

This book is a translation from the original published under ISBN 978-620-4-97828-4.

Publisher:
Sciencia Scripts
is a trademark of
Dodo Books Indian Ocean Ltd. and OmniScriptum S.R.L publishing group

120 High Road, East Finchley, London, N2 9ED, United Kingdom
Str. Armeneasca 28/1, office 1, Chisinau MD-2012, Republic of Moldova, Europe
Printed at: see last page
ISBN: 978-620-5-80796-5

Conteúdos

RECONHECIMENTO

Para começar, inclino a minha cabeça em reverência perante o Todo-Poderoso que sempre me abençoou com a sua generosa graça ao longo da minha vida e por ser a minha força e escudo. Embora sobre uma dissertação seja publicado o nome daquele que realiza o estudo, não posso negar o facto de uma ajuda imensa ter sido prestada por várias pessoas sem cuja ajuda não teria sido capaz de completar este árduo empreendimento. Gostaria sinceramente de reconhecer que esta dissertação é o resultado de um esforço orquestrado.

"Orientação na direcção correcta é uma necessidade para qualquer forma de sucesso na vida".

É com imenso prazer que expresso a minha profunda gratidão ao meu professor, Guia & Professor e Chefe **Dr. AJAY KUBAVAT**, *M.D.S, Departamento de Ortodontia, Narsinhbhai Patel Dental College & Hospital, Visnagar. Dedicou muito tempo e esforço em ajudar-me com o meu trabalho. Estava sempre disponível quando eu precisava dos seus conselhos; para não esquecer a sua indispensável ajuda organizacional constante e orientação e papel em tempo útil ao longo da preparação desta dissertação. Estou-lhe muito grato pelos seus valiosos e implacáveis esforços em guiar-me para horizontes mais novos e ajudar-me a cada momento. Devo-lhe os meus sinceros agradecimentos por ser a fonte constante de inspiração para mim.*

Estou profundamente agradecido ao meu professor, um prodígio do conhecimento, Dr. Shirish Charan Shrivastava, *M.D.S. Professor, Departamento de Ortodontia, pelo seu encorajamento esmagador, apoio inabalável, ajuda atempada, e conselhos valiosos que me mantiveram motivado para me contentar com nada menos do que o melhor. Manifesto os meus sinceros agradecimentos pela sua orientação abrangente e benevolente e pela sua cooperação sem limites ao longo da minha preparação desta dissertação. O seu interesse, inesgotável orientação sincera e contribuição para este trabalho provou ser imensamente imenso e extremamente gratificante para mim.*

Ficarei para sempre em dívida e grato ao Dr. Manish Desai, *M.D.S Professor, Departamento de Ortodontia, pela sua incansável, encorajamento e orientação especializada ao longo do período desta dissertação.*

Ficarei para sempre em dívida e grato à Dra.Khyati Mahida, *M.D.S Reader, Departamento de Ortodontia, pela sua incansável, encorajamento e orientação especializada ao longo do período desta dissertação.*

Ficarei para sempre em dívida e grato ao Dr. Harshit Patel e ao Dr. Gunjan Shah, *M.D.S.* Professor Principal *do Departamento de Ortodontia, pela sua incansável, encorajamento e orientação especializada durante o período da presente dissertação*

As palavras parecem inadequadas para expressar a minha gratidão ao meu estimado pai Sr. Krushnkantbhai Upadhyay e à minha respeitada mãe Sra. Varshaben Upadhyay e Menina. Chandrikaben Upadhyay e o meu in-low Kalpeshbhai Barot & Pragnaben Barot e o meu irmão in-low Bhavy e o meu irmão Yogesvar bhai & bhabhi, Urja, Vedant, Abhishek bhai & Bhabhi, Dheemahi, Dherya, e Ashish bhai & Bhabhi pelo seu imenso apoio e fé e confiança inabaláveis nas minhas capacidades e foi o que me moldou para ser a pessoa que sou hoje.

Agradeço a ajuda e sugestões que me foram oferecidas pelos meus colegas de terceira idade Dr. Darshan sodha, Dr.Devang pandya, Dr.Nikunj prajapti, Dr.Vishwa patel, Dr.Harsha tolani e os meus colegas Dr.kishan patel, Dr.Nirali shah, Dr.Bhavan acharya, Dr.Vijay yogi e os meus juniores Dr.Manan shah, Dr.Jigarsinh solanki Dr.zalak patel, Dr.Mansi Mehta e

Dr.Yash raotod pelo seu apoio e encorajamento durante os meus anos em Visnagar e desejo-lhes tudo de bom para os próximos anos também.

*Estou imensamente grato ao meu Amigo, o meu noivo **Dr. Disha Barot,** pelo seu amor incondicional, cuidado e apoio contínuo e guiando-me em cada passo da minha vida. Ela está sempre disponível quando eu precisava dos seus conselhos e foi isso que me moldou para ser a pessoa que sou hoje, Muito obrigado.*

Estou imensamente grato ao Reitor Dr. J. R. Patel pelo seu apoio e orientação profissional sempre que necessário.

Estou agradecido ao Sr. Prakash Patel, Presidente, Narsinhbhai Patel Dental College & Hospital, Visnagar, pela sua ajuda e apoio moral.

Por último, mas não menos importante, agradeço a todos aqueles que, directa ou indirectamente, desempenharam um papel na conclusão bem sucedida desta dissertação.

Dr. PARTH UPADHYAY

INTRODUÇÃO

O tratamento ortodôntico sem extracções implica a correcção da má oclusão e melhora assim o perfil facial, a estética e o sorriso sem sacrificar o dente/tecto permanente. A decisão de extrair ou não dentes permanentes no planeamento do tratamento de um caso ortodôntico é um momento crucial para o clínico, especialmente quando se trata de casos limítrofes.

Uma tendência recente que influenciou a lógica do tratamento ortodôntico tem sido o regresso de uma tendência para a terapia de não-extracção. Inquéritos a ortodontistas americanos revelaram que aproximadamente 75% dos pacientes estão actualmente a ser tratados desta forma. Isto pode ser contrastado com uma época anterior durante a qual as modalidades de tratamento baseadas na extracção para resolver dentições com grande afluência de público eram promovidas. Mais recentemente, porém, o pêndulo **"extracção versus nenhuma extracção"** voltou a oscilar com a percepção de que a remoção dos dentes não garante a estabilidade ortodôntica.[1-3]

Historicamente, o tratamento ortodôntico e o equilíbrio de perfil eram considerados mantendo um complemento completo de dentes. Esperava-se que o espaço necessário para alinhar os dentes apinhados e a retracção para corrigir a protrusão fosse ganho com a 'expansão' utilizando aparelhos como o arco E, que simultaneamente expandiriam o maxilar e permitiriam o desenvolvimento do alvéolo à medida que os dentes fossem alinhados.

Várias preocupações foram levantadas com este método e filosofia de tratamento principalmente devido a perfis deficientes, oclusão instável, e recaída de apinhamento e efeitos periodontais iatrogénicos indesejáveis em muitos dos casos tratados. Em muitos casos, a má estética facial foi o resultado da protrusão bimaxilar que foi criada para abrigar a dentição completa sobre uma base de dentadura mal desenvolvida.[4]

Nos casos-limite, há sempre espaço para uma abordagem alternativa, em vez de seguir directamente uma abordagem de extracção. A extracção de pré-molares levou à prática do sacrifício de muitos dentes saudáveis, o que não era necessário em muitos casos. Alguns dos maus resultados do tratamento Non Ext[n] em Orthodonticsundesirable extraction resultaram na extracção de dentes:

1. Com caras; estas crianças cresceram com os chamados "perfis ortodônticos".
2. Grandes espaços escuros em corredores bucais.
3. A estabilidade do apinhamento dos incisivos inferiores nem sempre foi garantida após a extracção, uma vez que muitos outros factores influenciaram a estabilidade do resultado do tratamento.

Em 1907, Angle[6] escreveu: o melhor equilíbrio, a melhor harmonia, as melhores proporções da boca nas suas relações com outras características exigem que haja o complemento total dos dentes, e que cada posição dentária seja feita para ocupar a sua posição normal - oclusão normal. Desde que foi feita a declaração de Angle, tem havido um debate contínuo sobre os méritos da extracção versus tratamento sem extracção.

"Extrair ou não extrair" - durante 100 anos tem sido uma questão-chave para o planeamento do tratamento ortodôntico. Na Ortodontia, há duas razões principais para extrair.

1. Proporcionar espaço para alinhar os dentes restantes na presença de forte apinhamento.

2. Para permitir a movimentação dos dentes (normalmente, os incisivos devem ser retraídos) de modo a que a protrusão possa ser reduzida ou problemas esqueléticos de classe II ou classe III possam ser camuflados.

A alternativa à extracção no tratamento do apinhamento dentário é expandir os arcos; a alternativa para problemas esqueléticos é corrigir a relação maxilar modificando o crescimento ou a cirurgia.

Tratamento misto de dentição e abordagem não-extractiva

Há muito tempo que existe uma controvérsia para um tratamento de uma fase com tratamento de duas fases. As más oclusões podem ser corrigidas com sucesso com a terapia de Fase I e reduzir significativamente a necessidade de tratamento ortodôntico abrangente na dentição permanente. O tratamento ortodôntico de fase I é concebido para corrigir a má oclusão esquelética e dentária numa idade precoce, com 12 a 18 meses de tratamento. Após a Fase I do tratamento, há uma fase de supervisão de 18 a 30 meses para realizar a correcção alcançada e supervisionar a erupção dos restantes dentes permanentes. Uma boa gestão do paciente durante a fase de supervisão é a chave para manter o resultado da Fase I e minimizar o tratamento da Fase II. Se for necessária uma segunda fase de tratamento ortodôntico, o tempo de tratamento é normalmente limitado a 6 a 18 meses, dependendo da má oclusão, da cooperação do paciente e do padrão de crescimento. Neste caso, o tratamento ortodôntico com banda completa, extracções de pré-molares e/ou cirurgia de avanço mandibular não foram recomendados como resultado do excelente resultado do tratamento precoce. A redução de uma discrepância esquelética de Classe II, a redução de um grave overjet e a correcção do apinhamento mandibular podem ser conseguidas com sucesso com o tratamento precoce da dentição mista e permanecer estáveis durante a fase de supervisão-retenção do tratamento.[7]

Na nossa opinião, os benefícios de tratar na dentição mista precoce podem incluir o seguinte:

1)   Redução da incidência da extracção de pré-molares.

2)   Diminuição da extensão ou possível eliminação da necessidade de uma segunda fase de tratamento.

3)   Redução da necessidade de ortodontia cirúrgica.

4)   Aumento da estabilidade das alterações transversais e das dimensões A-P com tratamento

de Fase I.

5)   Aumento da estabilidade a longo prazo do alinhamento dos incisivos inferiores[6].

6)   Redução da incidência de reabsorção radicular.

7)   Redução da incidência de problemas de mucogingival.

8)   Redução da incidência de erupções das cúspides ectópicas.

Factores que influenciam a decisão de extracção

A decisão de extrair ou não extrair não deve ser uma decisão 'empírica', mas baseada em juízos sólidos derivados de uma análise minuciosa dos registos e cefalogramas:

1.   Necessidades de espaço no arco.

2.   Perfil do paciente, e possível espessura dos tecidos moles, postura e espessura dos lábios, forma e proeminência do nariz, etnia do sujeito, e mais importante, o crescimento restante do esqueleto craniofacial.

3.   O ângulo de crescimento activo remanescente e as alterações de idade do tegumento de tecido mole têm uma influência considerável na decisão de extracção. O crescimento do esqueleto facial e dos tecidos moles também mostra um grande dimorfismo sexual e deve formar uma grande consideração.

4.   Num caso de dentição mista, é imperativo que seja dada a devida consideração à relação molar, possível relação transversal da maxila/mandíbula (dentição), bem como ao tipo de crescimento/tipo craniofacial. ou seja, padrão de crescimento horizontal ou vertical.

5.   O 'espaço de margem' e a sua melhor utilização na obtenção de relações molares de classe I e resolução de aglomeração devem ser previstos com base na discrepância exacta 'tamanho do dente', potencial de crescimento e tendência de crescimento da criança.

6.   A presença de 3rd e 2nd molares e o seu caminho de erupção.

Nas últimas duas décadas, as estratégias de tratamento ortodôntico foram deslocadas para o tratamento sem extracções e vários métodos que antes não eram tão populares foram recentemente modificados para adaptação na prática actual. A distalização molar intra-oral é um desses exemplos.[8]

Modalidades de tratamento sem extracções

Uma criança com bases de classe I e perfil aceitável com requisitos mínimos de espaço para alívio de apinhamento ou protrusão ligeira pode possivelmente ser melhor tratada sem sacrifício de material dentário.

Métodos para ganhar espaço para resolver o apinhamento limitado e a protrusão:

1.   Utilização de espaços "lee way space" ou espaços "E

2.   Distalização molar.

(a)   Com forças extra-orais, por exemplo, arnês de cabeça

(b) Distalização intra-oral molar, por exemplo, terapia de não conformidade.[9]

3.   Expansão do arco: Desenvolvimento de arcos com dispositivos de expansão lenta como arcos de Quad helix ou Wilson. Expansão rápida com aparelhos colados ou com bandas.

4.   Redução interproximal da substância dentária.

5.   Aparelhos funcionais para corrigir discrepância sagital, desenvolvimento transversal e volume da cavidade oral. Aparelhos como o aparelho Frankel e o bloco duplo com expansão maxilar são utilizados.

6.   Utilização de parênteses auto-ligantes e gestão de casos de fronteira, por exemplo, sistema Damon.

Proclinação dos dentes sobre bases de dentadura para aliviar 2-3mm de apinhamento, dentro dos limites admissíveis de acomodação de tecido mole sem comprometer o suporte periodontal e a espessura das placas corticais labiais, especialmente no arco inferior.

CAPÍTULO 1

<u>HISTORIAL DE TRATAMENTO SEM EXTRACÇÃO</u>

A controvérsia surgiu quando os dentistas começaram a remover os dentes permanentes. Hunter[10] , o primeiro autor a registar, opôs-se-lhe com o argumento de que inibia o crescimento. No início do século XIX, a extracção dos primeiros pré-molares superiores era o método de rotina para tratar as más oclusões de Classe II Divisão 1, mas Delabarre advertiu (1818) contra as sequelas indesejáveis[11] . Ele disse: "É muito mais fácil extrair dentes do que determinar se é absolutamente necessário" - até mesmo bons conselhos.

Entre a publicação da sua sexta e sétima edições, Angle renunciou às extracções. As razões avançadas para esta inversão incluem a sua aceitação da lei de Wolff, que Angle interpretou como significando que um novo osso poderia ser cultivado após os dentes serem retirados das suas bases ósseas, e a sua crença de que a função adequada da dentição poderia manter os dentes nas suas posições correctas. Uma razão mais pessoal poderia ter sido o seu desapontamento com o resultado do seu tratamento de extracção dos pré-molares superiores da sua esposa, Anna, por protrusão. Mesmo assim, foi dito que ele o tolerou em privado. Case abriu uma lata de vermes quando compareceu em Chicago perante a reunião anual da National Dental Association em Julho de 1911, com o seu artigo, "A questão da extracção em ortodontia". A discussão que se seguiu irrompeu num debate em larga escala. Martin Dewey, assumindo o desafio para os não-extracionistas, desafiou a credibilidade do Case e ridicularizou-o como só Dewey poderia. O intercâmbio estendeu-se a todo o campo do pensamento ortodôntico, incluindo a regulação precoce, hereditariedade, crescimento ósseo, e evolução[11, 12] . Embora Case fosse apoiado por argumentos impressionantes de Matthew Cryer, um anatomista de renome, os seguidores de Angle ganharam o dia, e, durante os 30 anos seguintes, a extracção de dentes para fins ortodônticos desapareceu essencialmente da cena americana. Estes evoluíram (1947) para cursos formais de instrução, inicialmente chamados Curso de Tweed, e a partir destes desenvolveram a Fundação Charles H. Tweed para a Investigação Ortodôntica. O sucesso dos seus cursos atesta o facto de que os ortodontistas de categoria e perfil tinham muitas dúvidas sobre a abordagem adequada ao tratamento[14] . Mesmo antes de Tweed se desencantar com o dogma de Angle, o seu companheiro ex-aluno, Raymond Begg, estava a chegar à mesma conclusão.

Depois de regressar à Austrália, o Begg seguiu a filosofia de Angle de não-extracção durante 2 anos. Depois, como resultado dos seus estudos de atrito nos aborígenes, ficou convencido de que a aglomeração no homem moderno era o resultado da falta de desgaste interproximal. Consequentemente, em 1928, começou a extrair pré-molares. Estes estudos foram a base dos seus artigos clássicos, "Stone Age man's dentition"[15] (1954) e "Differential force in orthodontic treatment" (1961), no Begg and Tweed foram 2 dos 3 homens com maior influência na extracção em meados do século. O terceiro foi Robert H. W. Strang (18811982; Angle School, 1906), 1 do último do grupo de Angle a obter um diploma de medicina (1904). Como primeiro ortodontista em Connecticut, ensinou no seu consultório e em casa durante 22 anos e depois inaugurou um curso de educação contínua de 2 semanas na Universidade de Columbia que continuou até 1946. Após ter frequentado o curso de Tweed, tornou-se o principal defensor da técnica Tweed no seu ensino e escrita.

O seu Textbook of Orthodontia (1933) tornou-se um texto padrão; ele abraçou a inviolabilidade das larguras intercaninos e intermolares[16] . Outro defensor da largura intercaninos foi Hays N. Nance (1893-1964), que, tal como Tweed, obteve o seu diploma de dentista em 1919 e exerceu a medicina dentária geral no Arizona. Após 3 anos de associação com Albert Ketcham, instalou-se no sul da Califórnia. Em 1930, iniciou uma série de investigações que conduziram ao seu documento de referência, "Limitações do tratamento ortodôntico". Descobriu que as dentições tratadas voltavam às suas larguras intercaninos e intermolares originais[17] . Definiu o *espaço de margem* como o diferencial nas larguras de dentes entre os dentes decíduos e os dentes vestibulares permanentes. Este espaço é normalmente fechado pelo desvio mesial dos primeiros molares permanentes à medida que os dentes decíduos são substituídos e podem ser "reservados" com um mantenedor de espaço num paciente de extracção na fronteira. Isto levou à análise de Nance, a um interesse renovado no tratamento de dentição mista e a um aumento das extracções dos segundos pré-molares[18] . No início da década de 1960, mais de metade dos pacientes americanos submetidos a tratamento ortodôntico tiveram alguns dentes removidos[19] .

Extracção vs Não-Extracção - A Controvérsia de Longa Duração

Possivelmente nenhuma área da Ortodontia gerou mais controvérsia ou oscilações de pêndulo de opinião do que o tema das extracções. Durante mais de 100 anos, pouco depois de os profissionais terem reconhecido que o tratamento ortodôntico pode influenciar o perfil e a estética do paciente, a extracção de dentes em Ortodontia tem sido objecto de debate.

O pai da ortodontia, Edward Angle, gostava de dizer que os melhores resultados ortodônticos exigiam um "complemento total de dentes". Contudo, no seu próprio texto declarou que as extracções eram apropriadas se "os maxilares fossem pequenos e os ângulos de inclinação fossem demasiado grandes" e "colocar os dentes na linha de oclusão resultaria numa acentuada proeminência dentária e labial". Angle acreditava que o rosto do Deus grego Apolo continha todos os elementos essenciais de harmonia e beleza. Segundo Angle, a manutenção de um complemento pleno de dentes estabeleceria a melhor harmonia, e a natureza permitiria que isto acontecesse através do crescimento, desenvolvimento e função. Os anos 50 a 70 foram um período de transição na Ortodontia, à medida que os métodos de tratamento evoluíam, tal como os baby boomers cresciam até à adolescência. Proffit acompanhou as tendências de extracção e a taxa aumentou de 10% de todos os pacientes ortodônticos em 1953 para 76% em 1968, tendo depois baixado para 28% em 1994. Parte do aumento deveu-se ao trabalho do Dr. Begg da Austrália, que estudou crânios da idade da pedra e teorizou que a sua falta de apinhamento dentário se devia ao desgaste dos dentes de uma dieta grosseira, criando assim espaço. Charles Tweed[2] foi reconhecido como o maior ortodontista clínico do seu tempo. Ele acreditava que os métodos de Angle de nenhuma extracção eram insatisfatórios, criando muitos perfis faciais distorcidos e resultando em alinhamentos instáveis dos dentes. Tweed não estava satisfeito com o desequilíbrio facial encontrado na grande maioria dos pacientes que tinha tratado sem extracções, e os seus estudos clínicos levaram-no a tratar novamente mais de 100 dos seus pacientes não extraídos com extracções de pré-molares.

Principais razões para extrair dentes em Ortodontia:-

- Proporcionar espaço para alinhar os dentes restantes na presença de uma forte aglomeração.

- Para permitir a movimentação dos dentes, para que a protrusão possa ser reduzida ou os problemas esqueléticos de classe II ou classe III possam ser camuflados.

- Para melhorar a estética.

Mudança de visões de Indicação para Extracção

Final de 1800 - início da década de 1920

No final de 1800, houve uma atitude casual em relação à extracção.
Em 1902 Edward Angle expõe a sua filosofia de não extracção com base em três conceitos. Eram: -

A. Conceitos Oclusais :-

Ele acreditava que numa época em que os dentes podiam ser salvos por tratamento, a extracção

de dentes para fins ortodônticos parecia particularmente inadequado, especialmente se o paciente era inerentemente capaz de ter um

dentição. De acordo com Angle e Earl y orthodontists todos os humanos tinham o potencial para uma relação ideal de todos os 32 dentes naturais e, portanto, a extracção para fins ortodônticos nunca foi necessária. Ele acreditava que o funcionamento adequado das dentições seria a chave para

mantendo-se   na sua posição correcta e
se os dentes fossem colocados numa oclusão adequada, as forças transmitidas aos dentes

fariam crescer osso à sua volta, estabilizando-os assim na sua nova posição, mesmo que tivesse ocorrido uma grande expansão do arco. Mais tarde, ele nomeou o seu aparelho edgewise como "Aparelho de crescimento ósseo".

B. Arquitectura da Bone:-

Edward H. Angle ficou impressionado com a descoberta de que a arquitectura do osso responde às tensões colocadas sobre essa parte do esqueleto. Ficou impressionado com o fisiologista alemão Wolff demonstrou que as trabéculas ósseas foram dispostas em resposta às linhas de tensão no osso, exemplo a arquitectura interna da cabeça do fémur e o processo condilar da mandíbula.

Estes influenciaram Angle a propor 2 conceitos-chave:

1.   O crescimento do esqueleto poderia ser prontamente influenciado por pressões externas.

•   A etiologia dos problemas de classe II e classe III deve ser uma tensão anormal nas mandíbulas.

•   As estruturas esqueléticas eram tão adaptáveis que apenas os elásticos que ligavam a parte superior e inferior dos dentes podiam superar a relação inadequada do maxilar, estimulando o crescimento.

2.   A função adequada da dentição seria a chave para manter os dentes na sua posição correcta.

C. Estética Facial : -

A relação das dentições com o rosto, e com ele a estética da face inferior, variaria, mas para cada indivíduo a estética facial ideal resultaria quando os dentes fossem colocados em oclusão ideal. Independentemente do resultado do paciente ou não, por definição, a melhor aparência facial para ele seria alcançada quando os arcos dentários tivessem sido expandidos para que todos os dentes estivessem em oclusão ideal e, portanto, a extracção não seria necessária para a estabilidade ou estética.

"Se for produzida uma oclusão correcta, o resultado é estável, se o resultado não for estável foi culpa do ortodontista e não da teoria".

Para Angle "recaída" significava - oclusão adequada não alcançada.

"O Debate de Extracção de 1911"
(A controvérsia de longa data na História da Ortodontia)

A história desta batalha, que continua a reverberar até hoje, é um capítulo fascinante na história da Ortodontia. Além disso, é também uma janela intrigante para a mente dos homens inteligentes quando a ideologia substitui a racionalidade, quando a maquilhagem psicológica sufoca e dirige o discurso, e quando os homens abraçam posições e conceitos que não seguem totalmente.

Num artigo publicado em 1907 em *Itens de Interesse*, Ottolengui escreve sobre um artigo contribuído em "Dentofacial Relations" que "causou muita discussão". Esta publicação que emanou de um Simpósio intitulado "Symposium on Extraction, Second District Dental Society of New York", apresentou Calvin Case, líder da "Rational School" de Ortodontia e o aparente principal desafiador da "nova escola", Varney Barnes de Cleverland, Ohio.

Na reunião de 1911 da National Dental Association, Calvin Case apresentou um artigo intitulado "The Question of Extraction in Orthodontia", que foi seguido de discussão por Matthew H. Cryer, Martin Dewey, H. Clay Ferris, J.P. Buckley, G.F. Bowman, e Thomas P. Hinman. A transacção foi impressa a partir das transcauções, Associação Nacional de Dentistas para 1911, e do Cosmos Dental para Fevereiro, Março, e Setembro de 1912, Janeiro de 1913.

No seu artigo, Case prepara o palco entrando numa discussão de "causas", pois acredita que está "intimamente ligado" a uma discussão de extracções. Ele afirma que os escritos da "nova escola" (Angle) dizem que as causas da maloclusão são "locais", enquanto que Case afirma que elas "pelo menos em parte, decorrem da lei hereditária e de outras leis que regem o desenvolvimento de plantas e animais, e especialmente das leis que regem a mistura de tipos diferentes". A partir daqui, entra numa discussão da "teoria bíblica da Criação". Afirma: "Em nenhuma outra base senão na teoria bíblica da criação especial posso conciliar o ensinamento de que a natureza nunca põe dentes na boca de um indivíduo que não pertencem à sua fisionomia, etc. Embora eu não gostasse de destruir ou mesmo enfraquecer a crença teológica de qualquer pessoa que encontre conforto na sua religião, sinto que uma questão de tal importância exige toda a verdade do ponto de vista avançado da evolução".

Esta não é a primeira vez que o Case questiona esta linha de pensamento. Em 1905 escreveu "Mas porquê entrar num tal campo de dúvida, de perigo, e de possível fracasso, apenas para satisfazer um sentimento de que Deus não comete o erro de colocar na boca do indivíduo humano mais dentes do que os necessários para uma perfeita harmonia em todas as relações físicas e estéticas? Porquê ignorar a possibilidade e o frequente facto indubitável de que as inharmonias herdadas em estruturas contíguas sobre as quais não temos qualquer controlo nos impossibilitam de colocar todos os dentes no arco sem cumprir os desenhos de uma deformidade herdada? Na minha humilde estimativa, deveria ser o objectivo mais alto do ortodontista remover sem hesitação as porções das desarmonias anatómicas naturalmente produzidas que estão ao seu alcance, e que caracterizam a principal deformidade, em vez de tentar realizar em grau tão limitado os desenhos originais do Criador, quando ele formou um Apollo". (A referência Apollo aqui é um impulso muito sofisticado em Angle cujo conceito de beleza foi baseado nesta estátua).

No seu artigo de 1902, Angle afirma "que a minha convicção é que se conferirmos os maiores benefícios aos nossos pacientes do ponto de vista estético devemos trabalhar lado a lado com a natureza e ajudá-la a estabelecer as relações dos dentes como o Criador pretendia que fossem, e não recorrer à mutilação".

Case faz referência a este núcleo de pensamento de "nova escola" quando diz "Estes escritores não admitem, e chegam ao ponto de ridicularizar através de exemplos absurdos e falsos, a possibilidade de que a hereditariedade tenha tido alguma coisa a ver com as inharmonias que surgem nos tamanhos e malformações dos dentes e maxilares, ou em qualquer dos outros ossos do crânio. De facto, negam que tais inharmonias existam no estado natural ou normal - por outras palavras, que a união de tipos diferentes produz nos descendentes inharmonias nos tamanhos, etc., de ossos que estão tão intimamente relacionados como os dentes e maxilares e ossos associados".

Prosseguindo com a questão da extracção, parece que a lógica do Case pode ser afirmada através do seguinte: "A minha objecção a esta classificação (a classificação de Angle das más oclusões) surgiu do facto de a oclusão ou má oclusão dos dentes vestibulares não dar qualquer indicação da posição real da prótese em relação aos contornos faciais, o que, afinal, é a única base verdadeira do diagnóstico; por conseguinte, após determinar a má oclusão e classificá-la sob a cabeça oclusal, teria ainda de descobrir "qual é o problema", a fim de aplicar o tratamento adequado.

O caso chama a atenção para um caso que ele tratou, que resultou numa protrusão bimaxilar com que ele estava extremamente insatisfeito. Esperou um ano para ver se "o desenvolvimento do crescimento harmonizaria as relações". Eles não o fizeram e ele ficou feliz por os pais da jovem terem concordado na sua decisão de extrair os quatro primeiros pré-molares. Os resultados "não fazem plena justiça à beleza actual do rosto ou à oclusão dos dentes da paciente".

É esclarecedor ver o que o Case tinha a dizer sobre outra área de controvérsia entre a sua "escola racional" e a "nova escola" de Angle. O grupo de Angle acreditava que o osso poderia ser induzido por meios mecânicos a crescer para além do seu tamanho inerente, especialmente a mandíbula. O grupo de Angle acreditava no contrário. Case escreveu que "A correcção da afirmação de que a mandíbula crescerá até um tamanho harmonizador dependerá inteiramente do facto de ter sido atrofiada no desenvolvimento normal do crescimento, o que é bastante improvável, a menos que assumamos o absurdo de que a mesma causa ao mesmo tempo produziu o desenvolvimento excessivo da mandíbula superior. Malrelações deste carácter apontam directamente para a hereditariedade. A alegação e a inferência recentemente repetida de que a mandíbula pode ser feita para crescer através de estímulos artificiais *para além do* seu tamanho inerente não está de acordo com qualquer lei de desenvolvimento orgânico".

Re - Introdução da Extracção em meados do século 20 [th]

Na década de 1930, a recidiva após tratamento sem extracções era frequentemente observada. Nesta altura, pouco depois da morte de Angle, um dos seus últimos alunos, Charles Tweed, decidiu retirar-se com extracção alguns dos seus pacientes que tinham sofrido uma recaída. Quatro primeiros dentes pré-molares foram removidos e os dentes anteriores foram alinhados e retraídos. Após o tratamento, Tweed observou que a oclusão era muito mais estável. A dramática apresentação pública de casos tratados consecutivamente com extracção de pré-molares por Tweed causou uma revolução no pensamento ortodôntico americano e levou à reintrodução generalizada da extracção na terapia ortodôntica no final da década de 1940.

Independentemente de Tweed mas simultaneamente, outro dos estudantes de Angle, Raymond Begg na Austrália, concluiu também que o tratamento de não-extracção era instável. Tal como Tweed, ele modificou o aparelho concebido por Angle que estava a utilizar (no seu caso, o arco de fita) adaptando-o para o tratamento de extracção e produzindo aquilo a que agora se chama Appliance Begg.

A aceitação da extracção e a rejeição das ideias de Angle foram facilitadas por um clima intelectual em que as limitações da adaptação humana, tanto social como física, foram enfatizadas.

No início da década de 1960, mais de metade dos pacientes americanos submetidos a tratamento ortodôntico tinham extraído alguns dentes, normalmente mas nem sempre os primeiros pré-molares. Uma vez que o conceito aceite era que o tratamento ortodôntico não podia afectar o crescimento facial, a extracção era considerada necessária para acomodar os dentes a discrepâncias na posição do maxilar, bem como para superar o apinhamento causado pelas discrepâncias entre dentes e maxilares, e era feita para uma ou ambas as finalidades.

Tendências recentes para a Não-Extracção

As taxas de extracção têm sempre variado entre médicos e regiões, pelo que nenhum exemplo específico de alterações no padrão de extracção pode ser tomado totalmente como típico. A experiência na clínica ortodôntica da Universidade da Carolina do Norte, no entanto, mostra bem o tipo de mudança ao longo do tempo que tem ocorrido amplamente. No seu início, nos anos 50, o tratamento na clínica foi fortemente influenciado por atitudes como a de Angle. Nos anos 60, a visão Tweed/ Begg tinha sido aceite, e as taxas de extracção tinham aumentado drasticamente. Desde então até ao início dos anos 90 houve um declínio contínuo nas taxas de extracção, que se estabilizou ou aumentou ligeiramente recentemente.

Porquê o declínio nas taxas de extracção mais recentemente??

A experiência tem demonstrado que a extracção de pré-molares não garante necessariamente a estabilidade do alinhamento dentário, e pode-se argumentar que se os resultados não forem muito estáveis de qualquer maneira, não há razão para sacrificar os dentes. Também se pode argumentar que mesmo que os casos de extracção sejam frequentemente instáveis, os casos não extraíveis seriam piores. Nada remotamente como um ensaio clínico aleatório de extracção versus tratamento não extractivo de apinhamento de Classe 1 alguma vez foi feito, e simplesmente não existem bons dados que realmente permitam comparar os resultados da extracção e do tratamento não extractivo em pacientes de grupos semelhantes.

Além disso, os dentistas perceberam que os padrões de atractividade facial são largamente determinados culturalmente, e mudam com o tempo. Neste ponto, o público em geral prefere frequentemente lábios mais cheios e proeminentes do que os padrões ortodônticos das décadas de 1950 e 1960. A aparência facial em "casos limite" é geralmente considerada melhor sem extracções tanto pelo dentista como por outros.

A mudança de aparelhos com bandas completas para aparelhos em grande parte ligados facilitou a expansão dos arcos, eliminando a necessidade de espaço nas bandas. Na década de 1980, foi afirmado que os problemas da articulação temporomandibular (DTM) podiam ser atribuídos à extracção dos primeiros pré-molares superiores, e embora esta associação tenha sido refutada, durante algum tempo também afectou as taxas de extracção, pelo menos por alguns médicos.

Conclusão

A controvérsia sobre o papel da extracção continua porque não existem bons dados para resolver a questão. Actualmente, é possível encontrar todos os matizes de opinião e prática relativos à extracção. Estes vão desde a rejeição absoluta da possibilidade de uma necessidade de extracção, apoiada por argumentos que parecem ser tomados palavra por palavra da época de Angle, até uma rejeição das possibilidades de expansão do arco e orientação do crescimento, juntamente com uma percentagem elevada e contínua de extracção.

CAPÍTULO 2

<u>DIAGNÓSTICO E PLANEAMENTO DO TRATAMENTO</u>

Os avanços na mecanoterapia e as mudanças nos conceitos de tratamento reduziram a necessidade de extracção em grandes discrepâncias. Mesmo assim, extracionistas e não extracionistas ainda debatem os melhores meios de tratar uma má oclusão ortodôntica com apinhamento. Os dogmas têm sido educados, mas a maioria tem-se revelado inadequada. Os dogmas contra o tratamento não extractivo incluem o seguinte:

• Os molares superiores não podem ser distalizados fisicamente, especialmente se os segundos molares superiores já entraram em erupção.

• Os arcos não podem ser expandidos em qualquer direcção.

• A largura inferior dos caninos não pode ser aumentada.

• A retenção a longo prazo é necessária para a estabilidade.

No entanto, foram estabelecidas várias directrizes para o tratamento sem extracção, que limitam a sua utilização aos casos que envolvam o seguinte[20] :

• 8 mm ou menos de apinhamento

• Dentes posteriores com ponta gravemente mesial e lingual (arcos apertados)

• Sem requisitos de estabilidade ou estética

• Paciente cooperativo

• Paciente em crescimento (porque têm mais espaço e crescimento com que trabalhar)

Numa fase ou noutra, a ortodontia é geralmente um procedimento de gestão do espaço, particularmente durante a correcção de uma má oclusão de Classe I ou de Classe II. Os ortodontistas utilizam o espaço disponível ou criam espaço para corrigir as más oclusões. Existem dimensões anteriores, posteriores, laterais e verticais da dentição e das suas estruturas de suporte. Se o equilíbrio muscular for normal, o clínico deve tentar respeitar estas dimensões. O clínico ortodôntico não deve ser um extraccionista ou um não extraccionista. Pelo contrário, o clínico deve utilizar capacidades de diagnóstico diferencial e capacidade artística para chegar ao resultado de tratamento mais apropriado para cada paciente.

Porque a ortodontia envolve a gestão do espaço, os clínicos devem <u>compreender a fundo o conceito de dimensões da dentição (ou dentadura). O diagnóstico e o tratamento</u> são de quatro dimensões. Há uma dimensão ou limite anterior, uma dimensão ou limitação posterior, uma dimensão vertical e uma dimensão lateral ou transversal.

<u>A Dimensão Anterior</u>

Tweed[21, 22] definiu o limite anterior da dentição para a especialidade de Ortodontia. Ele desenvolveu o triângulo facial diagnóstico e demonstrou que se poderia melhorar o equilíbrio facial, bem como a estabilidade, se os dentes anteriores mandibulares proclinados fossem verticalizados sobre o osso basal. Tweed sabia que um paciente que tivesse um ângulo baixo do plano mandibular de Frankfurt poderia não precisar de tanta verticalização dos incisivos inferiores como o paciente com o ângulo superior do plano mandibular de Frankfurt. Mesmo no paciente com o "ângulo baixo", os incisivos mandibulares não devem ser empurrados para a frente da sua posição original se o equilíbrio muscular for normal. Portanto, para o paciente com equilíbrio muscular normal, as extracções são frequentemente necessárias para que o limite anterior da dentição seja respeitado na presença de apinhamento anterior e/ou protrusão significativa.

A Dimensão Posterior

A zona posterior da boca e o espaço disponível na zona posterior da boca são ignorados por muitos clínicos. Os dentes são levados de volta para esta área com pouca reflexão sobre a quantidade de espaço disponível para eles. Merrifield[23], Richardson[24], e Leygard[25] deram à especialidade algumas orientações muito boas sobre quanto espaço está realmente disponível. Observe a película de raio-X cefalométrica, transformada em 8 meses em tratamento de um paciente cujo tratamento foi iniciado sem extracção. Os segundos molares são irremediavelmente afectados. Este paciente não pode ser tratado sem extracção se a área posterior da boca for para ser respeitada. A película de retirada do paciente após a remoção do segundo pré-molar e do terceiro molar confirma a erupção e função do segundo molar. Fotografias de pré-tratamento e pós-tratamento confirmam que o equilíbrio facial foi protegido e que a discrepância posterior foi abordada.

A Dimensão Vertical

Se a dimensão vertical for aumentada na zona posterior da boca, é criada uma face mais longa. Também pode haver mais exposição gengival no sorriso. Além disso, se os dentes posteriores maxilares forem movidos para distal para corrigir as más oclusões de Classe II quando não há espaço disponível, existe um efeito de "cunha aberta" na dimensão vertical anterior que cria uma face mais longa. Merrifield[26] descobriu que por cada 1 mm de expansão vertical na área molar, ocorreu um aumento de 1,3 mm na altura facial anterior.

Os pacientes que precisam de extracções mas que são tratados sem elas são muitas vezes expandidos verticalmente. O ponto B desce e volta. A má estética facial é o resultado. Excepto em pacientes com mordidas profundas que têm um fraco desenvolvimento vertical, é crucial preservar a dimensão vertical se a estabilidade, bem como o equilíbrio e harmonia facial, forem os objectivos finais.

A Dimensão Lateral

A expansão lateral é tocada em muitos círculos. A expansão lateral funciona se se acreditar na retenção permanente. Estranho estudou a expansão lateral e concluiu que ela devia ser evitada a todo o custo. Estudar o artigo de 1981 de Little, Wallen, e Riedel. As dentições que apresentaram mais recaídas foram, na maioria dos casos, as que tinham sofrido a expansão canina mais mandibular.

No mundo de hoje, os ortodontistas ouvem falar muito sobre a expansão na dentição mista. Little, Riedel, e Stein[27] publicaram um artigo sobre o aumento do comprimento do arco mandibular na dentição mista. Eles relataram que a expansão precoce do comprimento do arco foi um fracasso 87% do tempo. Considerem o chamado paciente "limítrofe". Paquette, Beattie, e Johnston[28] estudaram uma amostra de pacientes "limítrofes" tratados sem extracção. Uma amostra estatisticamente semelhante foi tratada com extracção dos primeiros pré-molares. Os autores concluíram que não havia nada de errado com a extracção no paciente "borderline". Na amostra de extracção, os dentes que foram extraídos eram os primeiros pré-molares, mas provavelmente estes pacientes tinham problemas no meio do arco e poderiam ter sido melhor tratados com a extracção de segundos pré-molares. O diagnóstico diferencial é a chave.

O diagnóstico diferencial tem impacto na estética facial. Uma directriz universal e simples para o equilíbrio da face inferior é que a linha do perfil bissegue o meio do nariz. Os ortodontistas podem influenciar a relação da linha do perfil com o nariz com o tratamento. Se os lábios forem salientes, a linha do perfil ficará fora do contorno nasal. O objectivo deve ser reduzir a protrusão e mover a linha do perfil para dentro do nariz. A extracção seleccionada para incisivos mandibulares verticais é uma forma de o conseguir se o padrão esquelético for normal. Contudo, se a linha do perfil de pré-tratamento estiver "no nariz", o objectivo deve ser o de manter o equilíbrio e harmonia facial. Se este paciente com uma multidão dentária tivesse sido tratado sem extracção de pré-molares, o resultado teria sido uma protrusão facial. Os segundos pré-molares foram removidos. As palavras-chave são diagnóstico diferencial.

Luppanapornlarp e Johnston[29] tinham alguns comentários interessantes sobre a extracção e a sua relação com o perfil facial. Discutiram os efeitos da extracção sobre o perfil e fizeram a seguinte declaração: Não se deve inferir, contudo, que os perfis de extracção eram demasiado "planos" na recolha. Em vez disso, foram os pacientes não extraídos que tendiam a ter caras côncavas, enquanto que os pacientes extraídos tinham mais frequentemente aquilo a que nenhum defensor da extracção poderia chamar um "perfil agradável, completo e agradável".

O diagnóstico diferencial tem impacto na estética facial. Uma directriz universal e simples para o equilíbrio da face inferior é a de que a linha do perfil bissectar o meio do nariz[30, 31] Os ortodontistas podem influenciar a relação da linha do perfil com o nariz com o tratamento. Se os lábios forem salientes, a linha do perfil ficará fora do contorno nasal. O objectivo deve ser reduzir a protrusão e mover a linha do perfil para dentro do nariz (Fig.). A extracção seleccionada para incisivos mandibulares verticais é uma forma de o conseguir se o padrão esquelético for normal.

Contudo, se a linha do perfil de pré-tratamento estiver "no nariz", o objectivo deve ser o de manter o equilíbrio e harmonia facial. Se este paciente com uma multidão dentária (Fig.1) tivesse sido tratado sem extracção de pré-molares, uma protrusão facial teria sido o resultado. Como o médico decide quando extrair e quando não extrair é um assunto que deve depender das necessidades do paciente. Todos os ortodontistas preferem não ter dentes removidos. Afinal, os ortodontistas são dentistas que são treinados para salvar dentes. Mas muitas decisões diagnósticas exigem que os dentes sejam removidos para preservar a dentição e alcançar os objectivos amplamente aceites de estética, saúde, função e estabilidade.

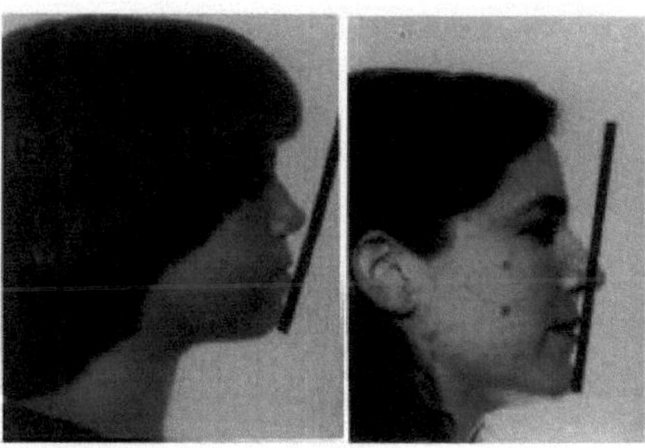

Figura. 1 Linha do Perfil

Planeamento do tratamento

Uma abordagem não extractiva que se divide em duas fases: uma fase de ganho de espaço e uma fase de utilização do espaço (consolidação). As correcções de classe II e os principais movimentos dentários são realizados na primeira fase, e o escalonamento completo e o detalhamento final são realizados na segunda fase[32].

Os objectivos da primeira fase são (1) **distalizar o** corpo dos molares **superiores de** modo a que o paciente ocluia numa "super" (ou seja, sobrecorrecção) oclusão de Classe I; (2) conseguir um espaçamento generalizado através do alargamento e crescimento dentoalveolar; e (3) corrigir a inclinação molar, rotação, e mordida cruzada.

PLANEAMENTO E SEQUÊNCIA DO TRATAMENTO

Como foi dito anteriormente, a abordagem do tratamento está dividida em duas fases. Os objectivos da primeira fase, ou ganho de espaço, são aumentar o espaço e transformar a má oclusão original numa má oclusão "super Classe I" com amplo espaço tanto na arcada superior como na inferior[9]. A rotação molar, inclinação e mordida cruzada são corrigidas, e a curva de Spee é nivelada. Na segunda, ou utilização do espaço, fase, obtêm-se as seis chaves de Andrews para a "oclusão normal", com algumas modificações conforme descrito. O overbite, o overjet, e todas as malposições dentárias são corrigidas. Os espaços são fechados, e uma boa ancoragem é mantida durante todo o período de tratamento. O objectivo final é uma oclusão mutuamente protegida com orientação canina e incisal.

Esta abordagem é a mais adequada para tratar as más oclusões de Classe I e II com apinhamento superior e inferior. Os melhores pacientes são aqueles que estão a crescer e que se encontram na fase final da dentição mista (ou seja, mesmo antes da esfoliação dos segundos molares decíduos). Esta fase oferece várias vantagens:

- Pode-se tirar vantagem da margem de manobra, ou "E", do espaço.
- O crescimento facial está no seu auge.
- Os tecidos respondem melhor às deformações mecânicas e remodelam-se mais rapidamente.
- Como a boa cooperação é um factor essencial, mais pode ser obtido antes de o paciente se tornar social e academicamente activo.

Com um timing adequado, o tratamento pode ser concluído em 24 a 30 meses. É de notar que os procedimentos apresentados neste sistema são viáveis e aceitáveis para crianças e adultos. Espera-se uma resposta menor e mais lenta geralmente em adultos, mas os resultados finais podem ser igualmente satisfatórios.

Sequências de fases

A sequência de tratamento mais frequentemente utilizada na fase de ganho de espaço é a seguinte:

Arco superior

- Correcção da mordida cruzada, bem como rotação, distalização e torque dos molares superiores com uma ou mais barras palatinas.
- Distalização molar com uma placa removível e força extra-oral apropriada.
- Criação de uma super relação molar de Classe I.

Arco inferior

- Instalação de um pára-choques labial no primeiro ou segundo molares inferiores.
- Realização da posição vertical e rotação dos molares inferiores.
- Reactivação constante do pára-choques labial para permitir o crescimento dentoalveolar lateral espontâneo e o nivelamento da curva de Spee.
- Instalação de elásticos de classe III dos molares superiores para ganchos caninos no pára-choques labial para aumentar a força de elevação nos molares inferiores.

A sequência de tratamento mais frequentemente utilizada na fase de utilização do espaço é a seguinte:

Arco superior

- Remoção da placa amovível
- Criação de uma unidade de ancoragem posterior

- Intrusão e retracção dos dentes anteriores superiores com a mecânica apropriada
- Encerramento de espaços residuais
- Detalhamento do arco e oclusão

- Correcção de rotações e malposições dentárias
- Nivelamento completo da curva de Spee
- Encerramento de espaços residuais
- Detalhamento do arco e oclusão

FASE I: FASE DE GANHO DE ESPAÇO
Arco Superior

O espaço é ganho no arco superior através da utilização de três aparelhos: a barra palatina, o arnês, e a placa distalizadora removível. A barra palatina corrige a constrição maxilar, rotação, distalização e torque do primeiro e segundo molares superiores; também os controla verticalmente. As forças extrabucais são utilizadas para controlar as raízes e a dimensão vertical dos molares. As acções combinadas da força extra-oral e da placa criam um sistema de duas forças que permite o movimento distal corporal dos molares superiores. O espaço é ganho na dimensão sagital, bem como na dimensão transversal. Premolares e caninos seguem os molares numa posição mais distal e lateral. Todo o arco superior alarga-se e muda espontaneamente a sua forma. O sobrejacto diminui frequentemente porque a ponta dos dentes anteriores superiores se inclina lingualmente numa posição melhor, e/ou a mandíbula, libertada de um arco superior apertado, reposiciona-se e cresce para a frente.

Os objectivos da fase de ganho de espaço são conduzir os molares a uma relação de "super Classe I" e criar diátemas em toda a volta para corrigir o sobrejacto e a sobremordida e obter uma boa relação canina.

Arco inferior

O ganho de espaço no arco inferior é conseguido com o pára-choques labial. O alargamento dentoalveolar ocorre através de uma combinação de crescimento e alargamento dos arcos dentários e do osso alveolar induzido pela interacção do pára-choques da língua e do lábio. O pára-choques labial é um escudo inferior e por isso é considerado um aparelho funcional. Se usado correctamente e durante um período de tempo apropriado, este aparelho pode alterar os factores neuromusculares que determinam a forma e dimensão da arcada inferior, criar espaço pelo crescimento dentoalveolar lateral, e permitir a redução espontânea do apinhamento inferior e da curva de Spee. Por estar em frente dos incisivos inferiores, por último mas não menos importante, o pára-choques labial transmite a força labial inferior aos molares inferiores, permitindo a obtenção de posicionamento e rotação vertical.

Os objectivos da primeira fase da abordagem de não-extracção de Cetlin no arco inferior são realizar a rotação e o posicionamento vertical dos molares, nivelar a curva de Spee, encorajar o crescimento lateral do arco, e criar espaço para alinhar todos os dentes.

FASE II: UTILIZAÇÃO DO ESPAÇO
(CONSOLIDAÇÃO) FASE

Após todos os objectivos de tratamento da fase de ganho de espaço terem sido atingidos, são utilizados aparelhos multibandas para alinhar todos os dentes e detalhar a oclusão. Os objectivos desta segunda fase são (1) corrigir a sobremordida e o sobressalto, bem como a rotação e angulação de todos os dentes, e (2) fechar os espaços. Qualquer aparelho fixo pode ser utilizado, embora um aparelho de fio recto seja geralmente aconselhado porque o controlo do molar e do espaço é crucial nesta fase, o arnês, e o pára-choques labial são geralmente mantidos para controlar a ancoragem.

CAPÍTULO 3

PRESERVAÇÃO DO ESPAÇO DE MARGEM

Em 1947, Hays Nance ensinou-nos que existe uma diferença entre o espaço ocupado pelos caninos e molares decíduos em ambos os arcos e o espaço necessário para os caninos e pré-molares permanentes sucessionários. A partir do material de G. V. Black de 1902, Nance aprendeu que a quantidade média em excesso do arco mandibular era de 3,4 mm. Ele rotulava este diferencial de tamanho benéfico como "espaço de margem". O espaço máximo de margem que mediu a partir de casos na sua prática era de 8 mm e o mínimo era de 0 mm.

A gestão do espaço continua a desempenhar um papel importante na prática ortodôntica. Em 1887, Davenport[33] descreveu a perda de espaço resultante da perda prematura de dentes decíduos. As causas da perda de dentes podem ser cárie dentária profunda, traumas ou danos iatrogénicos, e ausência congénita.[34] Cerca de 51% dos primeiros molares decíduos perdidos prematuramente e 70% dos segundos molares decíduos perdidos prematuramente causam perda de espaço e efeitos subsequentes, tais como malposição ou impacção de um dente permanente nesse quadrante[35], inclinação do primeiro molar permanente, e apinhamento na arcada dentária.[36, 37] É um facto bem estabelecido que o comprimento da arcada se perde durante a transição da dentição mista para a dentição permanente, particularmente na arcada mandibular. Uma estimativa é que a perda média da arcada mandibular é de 1,8 mm. Uma vez que esta redução, bilateralmente, representa 3,6 mm de perímetro do arco.[38]

A avaliação global do espaço durante a dentição mista é altamente indicativa do estado futuro do arco. A condição apresentada durante a dentição mista será, em elevado grau, mantida na arcada dentária permanente. Por esta razão, um estado não ideal da arcada dentária adulta pode ser antecipado, e muitas condições indesejáveis podem ser resolvidas durante a transição da arcada dentária primária para a permanente.

O tamanho dos dentes e o tamanho alveolar são os factores primários que determinam o estado da arcada dentária permanente. Se o tamanho do dente e o tamanho da arcada não forem equilibrados, o efeito sobre a arcada dentária permanente é o apinhamento ou espaçamento. O apinhamento é a característica mais comum da má oclusão da arcada dentária. Só quando o tamanho combinado dos dentes permanentes é equilibrado com o tamanho da área apical alveolar é possível uma arcada dentária ideal. Na dentição de transição (mista), Tratamento Não Externo Em Ortodontia é possível controlar a dimensão da arcada e assim o resultado seria o tamanho do dente mesiodistal será equilibrado com o tamanho da arcada alveolar em vida posterior.

O padrão de arcada dentária mais favorável é aquele em que o espaço de margem é excessivo (ou seja, o tamanho combinado de caninos e pré-molares não irrompidos é menor do que o espaço disponível na arcada). Se o espaço de folhagem for deficiente, o resultado previsível é um apinhamento da arcada dentária. As alterações de crescimento médio na arcada dentária não serão suficientemente grandes para compensar as deficiências de folhagem. Quando o tamanho do dente mesial-distal combinado excede o tamanho da arcada alveolar, ocorrem ajustes compensatórios, o que resulta no apinhamento da arcada dentária, curva excessiva de Spee, ou inclinações axiais desviantes do dente. O espaçamento dentário resulta quando o tamanho da arcada alveolar excede o tamanho mesial-distal combinado dos dentes. A alteração de um arco apinhado para um arco idealmente alinhado não é possível sem a criação de espaço extra para resolver o apinhamento. Consequentemente, um plano de tratamento competente da arcada dentária deve especificar a forma como o espaço será clinicamente criado e que leva à abordagem de extracção. Na dentição mista, um mecanismo para ganhar espaço para o alinhamento é preservar o espaço de margem, que pode chegar aos 4,3 mm.

Embora alguns autores tenham concordado que a perda prematura de dentes decíduos tem consequências prejudiciais para a oclusão, alguns investigadores contestaram o uso indiscriminado de mantenedores de espaço e sugeriram que a migração dentária para o espaço deixado pela extracção depende de factores tais como se o dente foi perdido ou extraído, se o dente extraído foi um primeiro ou segundo molar decíduo, a arcada dentária envolvida, a fase de formação do sucessor permanente, a relação oclusal dos molares permanentes, e a sequência de erupção do dente no paciente.[39, 40]

Na dentição mista, as alterações de desenvolvimento no arco, incluindo o espaço de margem, podem proporcionar espaço para alinhamento. De acordo com Moyers et al[41] , tanto quanto 4,8 mm de espaço podem ficar disponíveis à medida que os caninos e pré-molares permanentes substituem os seus sucessores primários.

Doguni S[42] demonstraram que a preservação do comprimento do arco para libertar o espaço de margem para o alinhamento dos incisivos tem proporcionado espaço adequado para resolver o apinhamento dos incisivos em muitos casos.

<u>Método de preservação da margem de manobra ou espaço "E" para resolução de aglomeração no arco inferior</u>

As abordagens para preservar o comprimento do arco principalmente em período de dentição mista são 1) arco linguístico 2) pára-choques labiais 3) arco transpalatal 4) arco palatino de Nance

<u>1) Arco linguístico</u>

Este tipo de mantenedor de espaço é utilizado para preservar o espaço criado pela perda múltipla de molares decíduos e também ajuda a evitar a deriva de molares, ajudando assim a manter o perímetro do arco. O arco lingual é o aparelho mais eficaz para a manutenção do espaço em arco inferior.

<u>Indicação</u>

Este tipo de mantenedor de espaço é utilizado apenas no arco mandibular, neste tipo de mantenedor de espaço ou primeiro ou segundo molar decíduo são enfaixados se a perda precoce de dentes decíduos anteriores ou primeiros molares permanentes (em caso de erupção) são enfaixados em caso de perda precoce de molares decíduos.

<u>Fabrico</u>

Bandagem de molares com material de banda de aço inoxidável e fio espesso de aço inoxidável soldado à superfície lingual da banda em ambos os lados do mesmo arco, de tal forma que deve contactar a superfície lingual de todos os incisivos mandibulares. Os arcos linguais utilizados clinicamente são geralmente construídos com 0,036 em fio de aço inoxidável e foram tornados completamente passivos.

<u>Vantagem</u>

Manter o espaço do dente e o espaço da margem.

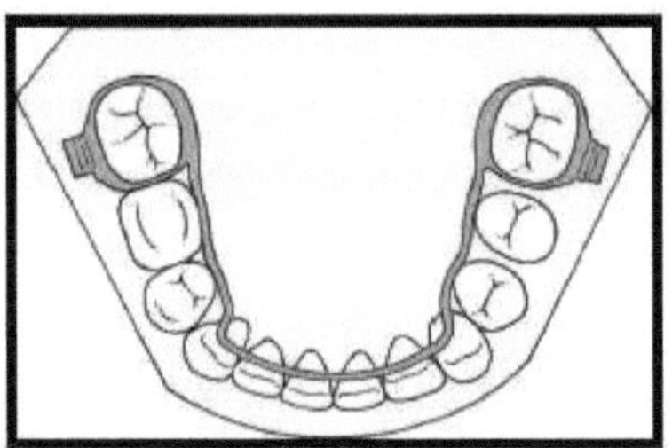

Figura .2 Arco linguístico

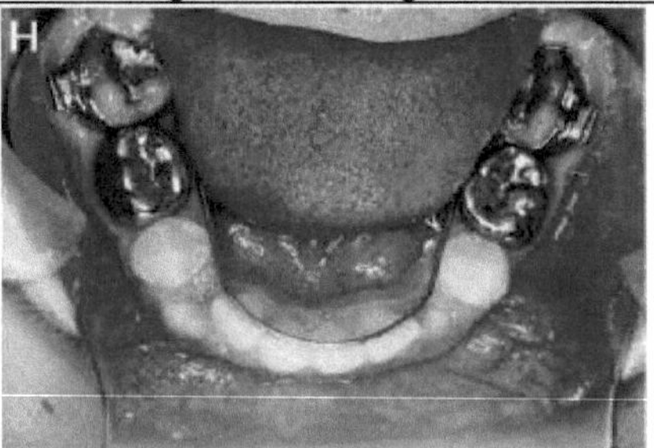

Figura.3 pré-tratamento

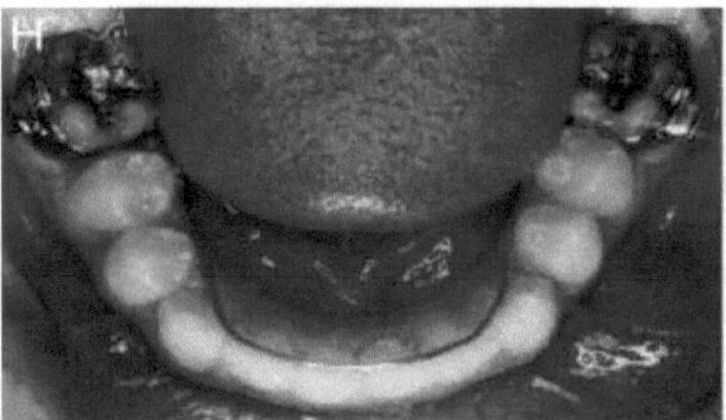

Figura.4 pós-tratamento após 18 meses

- **Desvantagem**

- É necessário o devido cuidado para manter a higiene oral em relação aos primeiros molares. O paciente está bem informado para manter as probabilidades de aumento da incidência de cáries.

- Pode resultar na descalcificação do material dentário sob as bandas.

Estudos clínicos relacionados com o arco lingual

O cantor observou que o comprimento do arco foi mantido durante a transição da dentição mista para a dentição permanente com a utilização de um arco linguístico passivo.

As larguras interpremolar e intermolar também aumentaram após a colocação do arco lingual. O aumento da largura interpremolar foi antecipado porque os aumentos da largura interpremolar ocorrem normalmente ao longo do desenvolvimento dentário, uma vez que os pré-molares substituem os molares primários.

Os aparelhos de arco lingual utilizados nos 107 pacientes com apinhamento dos incisivos inferiores foram eficazes na manutenção do comprimento do arco durante toda a transição da dentição mista para a dentição permanente. A perda do comprimento do arco foi de apenas 0,4 mm e o espaço de margem foi essencialmente preservado. Os arcos linguísticos foram concebidos para serem passivos com a intenção de preservar o comprimento do arco, evitando o movimento mesial esperado dos molares permanentes e/ou a inclinação linguística dos incisivos durante a transição da dentição mista para a dentição permanente.

Sobre o momento certo do tratamento para preservar o comprimento do arco, os resultados dos estudos do arco lingual indicam que o momento do tratamento para resolver o apinhamento poderia ser na fase terminal da dentição mista, porque as alterações que afectam sensivelmente as dimensões do arco ocorrem normalmente neste momento. Uma excepção importante é a perda precoce de um canino primário. Isto requer intervenção imediata para controlar tanto o comprimento do arco como a simetria.

Nestas condições, o canino oposto é removido, e é colocado um arco lingual. Se for necessário um aumento do comprimento do arco até 1 mm, um pára-choques labial pode ganhar este espaço no prazo de 6 meses após a erupção dos primeiros pré-molares[43].

A perda dos segundos molares decíduos teve um efeito maior nos arcos dentários em comparação com os primeiros molares decíduos. Estes resultados indicam a necessidade de uma indicação judiciosa para os mantenedores do espaço. Sugere-se que tais aparelhos só devem ser indicados em casos de perda prematura dos segundos molares decíduos e devem ser instalados nos primeiros 3 meses após as extracções[44].

A questão é se podemos utilizar espaço de margem para compensar dentes anteriores apinhados.

Interpretando mal Nance, muitos pensavam que 3,4 mm de "espaço de margem" tinha de ser perdido, mas não era isso que Nance estava a recomendar. Ele encorajou a medição exacta do comprimento do arco disponível e exigiu comprimentos de arco para determinar a margem de manobra para cada paciente. Ele recomendou um arco lingual passivo quando o espaço de margem era igual ou maior do que o grau de apinhamento anterior.[45]

Duas questões são importantes.

Primeiro, quão estável é o alinhamento após a terapia do arco lingual? Apenas 1 investigação na literatura examina esta relação. Dugoni et al relataram que o alinhamento dos incisivos mandibulares em 76% dos pacientes tratados com sucesso apenas com um arco lingual na dentição mista foi considerado estável 9 anos após a retenção. O índice médio de irregularidade neste grupo foi de 2,65 mm, o que é considerado aceitável. Isto contrasta com o índice de irregularidade de 6,06 mm determinado por Little et al em pacientes que sofreram um aumento de mais de 1 mm no comprimento do arco durante o tratamento da dentição mista.

Segundo, qual é o destino dos terceiros molares, quando a migração mesial normal durante a transição da dentição mista para a dentição permanente é impedida por um arco linguístico? Actualmente, não dispomos de dados para responder a esta pergunta. Contudo, há indicações de que as taxas de impacte dos terceiros molares são mais elevadas quando se comparam tratamentos de não-extracção e extracção.[46] A colocação do arco lingual é uma abordagem de não-extracção, e pode resultar numa taxa mais elevada de impacte dos terceiros molares.

2) Pára-choques labiais:

O pára-choques labial é basicamente um aparelho ortodôntico funcional fixo que funciona alterando o equilíbrio entre as bochechas, os lábios e a língua e transmitindo forças dos músculos periorais para os molares onde é aplicado.

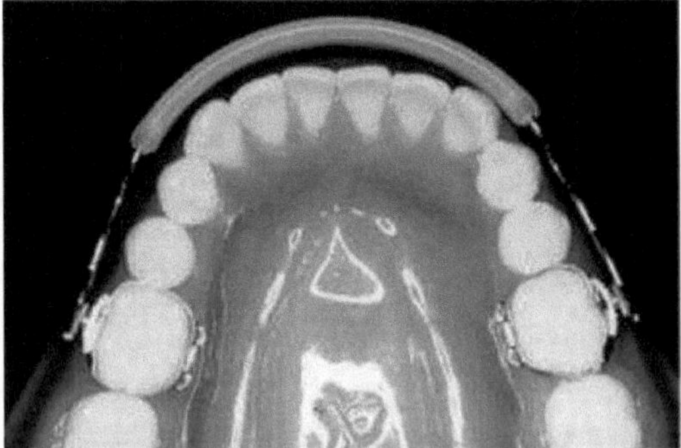

Figura 5 Pára-choques labiais

Indicação:
1) Utilizado para manter ou ganhar espaço no arco inferior
2) Usado como ancoragem molar

3)   Usado para tratar o hábito de chupar lábios
4)   Usado para tratar o hábito de morder os lábios
Fabrico

O pára-choques labial pode ser executado ou feito à medida. Dois laços são feitos e localizados mesialmente a cada molar. Fixados a bandas nos molares. O desgaste de 24 horas é obrigatório. O pára-choques labial deve manter a bochecha e o lábio afastados da área dentoalveolar inferior. Deve ser mais largo bucalmente e mais plano anteriormente. Pode ser fixo (soldado) ou removível. O fio foi ajustado para estar a 3 a 5 mm de distância dos dentes pré-molares e caninos ao nível coronal para manter a bochecha afastada dos dentes. O arco anterior do pára-choques do lábio foi ajustado verticalmente ao nível da margem gengival e foi mantido a 1,5 a 2 mm de distância dos dentes incisivos mandibulares.

Vantagem Eficaz para manter, assim como ganhar comprimento de arco

Desvantagem

No caso de aderência do paciente ao pára-choques labial removível é necessária

Estudos clínicos relacionados com a utilização de pára-choques labiais

O seu mecanismo de acção é análogo ao que tem sido atribuído aos chamados aparelhos funcionais "tissueeborne" na remoção da influência da função muscular na posição dentária, aliviando a pressão dos tecidos moles labial e vestibular da dentição mandibular. [47, 48, 49]

William S. Osborn[50] confirma que o pára-choques labial pode ser utilizado para ganhar espaço nos arcos dentários mandibulares. É necessário um ajuste adequado do aparelho na região dos incisivos quando o movimento anterior dos incisivos não é desejado. O movimento posterior dos molares mandibulares foi considerado mínimo. Portanto, as alterações previstas no perímetro do arco resultaram de alterações na largura do arco e do movimento anterior dos incisivos.

Contudo, tendo em conta a filosofia principal da mecânica do pára-choques labial, as forças do músculo mentalis e da língua são traduzidas para os molares mandibulares e os dentes incisivos. Estas forças permitem a inclinação distal dos molares e a inclinação labial dos dentes incisivos, aumentando subsequentemente o comprimento do arco mandibular.[51]

John J. Hodge e Ram S. Nanda[52] concluíram que

5)   O pára-choques labial com um escudo acrílico produziu forças de repouso significativamente mais elevadas do que o pára-choques labial de fio.

6)   A posição do pára-choques labial afectou significativamente a quantidade de força produzida nos molares. As forças foram maiores com o pára-choques labial na posição anterior de 4 mm em comparação com a posição de 2 mm e na posição gengival de 4 mm em comparação com o meio da coroa clínica.

3)   Arco transpalatal

Um componente integral da terapia com aparelhos fixos é o arco transpalatal. Foi introduzido por Robert A. Goshgarian[53] em 1972 no Illinois. Cetlin e Ten hove utilizaram o TPA (arco transpalatal) como parte de uma terapia sem extracções (1983).

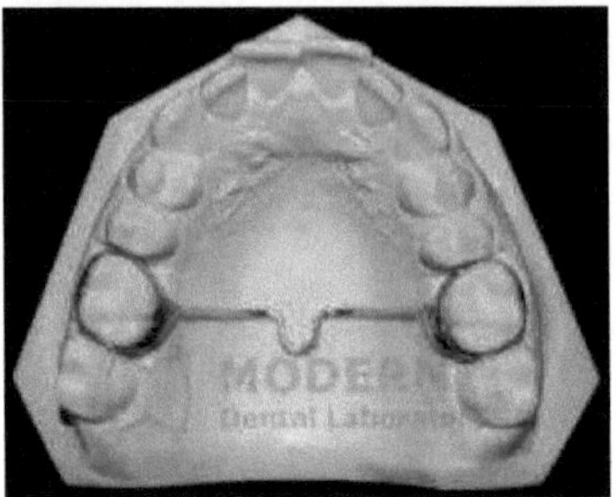

Figura. 6 Arco transpalatal

Indicação.

1)   Durante o tratamento de dentição mista para controlar os molares, evitando a deriva mesial

2)   Como um dispositivo eficaz de manutenção de ancoragem durante o tratamento ortodôntico activo

3)   Actuar como aparelho ortodôntico activo para correcção molar anteroposterior ou transversal

4)   **Fabrico**

Dois tipos de TPA utilizados na prática clínica

1)   Removível

2)   Fixo ou soldado

1)   TPA amovível

O arco transpalatal como o nome implica, extensão de um primeiro molar maxilar ao longo do contorno do paladar até ao molar do lado oposto. Bainha lingual ligada ao aspecto lingual de cada banda molar na mesma altura ocluso-gengival e na mesma posição mesiodistal que o tubo bucal do lado oposto da banda. Estas bainhas recebem o terminal duplo - sobre 0,036" do arco transpalatal. Ao dobrar - sobre as extremidades do arco, forma-se uma inserção rectangular de 0,036" x 0,072" para controlar a posição molar em todas as dimensões.

Um TPA amovível pode ser fabricado por um clínico à beira da cadeira, utilizando o seguinte método. Após a cimentação da banda, a largura do TPA é medida com uma régua de plástico flexível. A distância do bordo oclusal da bainha de um lado do arco até ao bordo da bainha do outro lado é determinada, mantendo uma folga palatina de 1,5-2,0mm. O contorno palatino é dado por um clínico à beira da cadeira. O clínico deve colocar uma compensação no arco na zona gengival para evitar o impacto do tecido. Duas extremidades do TPA são colocadas em bainhas linguísticas.O TPA deve ser fixado através de ligação bilateral.

2)   Arco Transpalatal Fixo

Este tipo de arco transpaltal é constituído por arame de aço inoxidável 0,036" ou 0,040" e apresenta a soldadura dos fios palatinos à superfície lingual das bandas molares.

Para o fabrico, as bandas molares são montadas no arco maxilar. É feita uma impressão em alginato e as bandas são removidas dos dentes, colocadas na impressão e fixadas. Depois desse modelo de trabalho é vertido utilizando gesso de paris. O TPA pode então ser formado a partir de fio SS de 0,036" ou 0,040", com uma folga de 1,5-2 mm na zona palatina. As curvas em ângulo recto são colocadas no arco para que o fio siga o contorno lingual das bandas molares. Depois de fixar o TPA no local, é utilizada solda de fusão baixa para fixar o TPA construído às bandas. As bandas são removidas do modelo de trabalho e todo o aparelho é alisado, polido e desinfectado antes de ser fixado intra-oralmente.

Vantagem

* Manter o espaço do dente e o espaço da margem.
* Controla a posição molar nos três planos.
* Fabrico fácil

<u>Problemas clínicos</u>

* Ocorre irritação dos tecidos moles.
* Possibilidade de produzir ulceração da língua num curto período de tempo.
* A TPA pode ficar incrustada no tecido palatino e deve ser removida para permitir a cura
* Com TPA Removível há possibilidades de afrouxamento se o método de ligação adequado não for seguido.

4)   Arco palatino de Nance

Nance palatal space maintainer consiste em duas bandas molares com componente de fio de arco palatino e botão acrílico ou palatino. É utilizado apenas no arco maxilar.

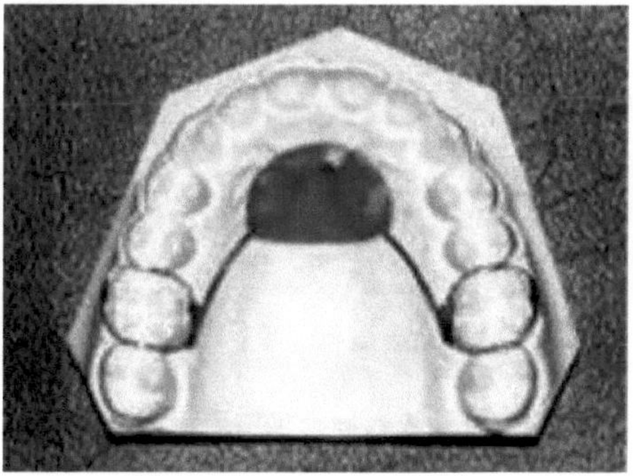

Figura.7 nance arco palatino

<u>Indicação</u>

◻ Perda do segundo molar primário na maxila. Contrapartida ao arco lingual inferior DPara prevenir a migração mesial dos molares maxilares

<u>Fabrico</u>

Ambas as extremidades do arco palatal são soldadas às faixas de ambos os lados do mesmo arco e a sua porção anterior é feita para ficar embutida na porção acrílica ou botão palatino ou botão de nance. Os componentes do fio são de aço inoxidável 0,036".

<u>Vantagem</u>

Manter o espaço do dente e o espaço da margem.

<u>Desvantagem</u>

1) É necessária uma higiene meticulosa do botão acrílico

2) Este tipo de mantenedor de espaço não pode ser utilizado em doentes alérgicos ao acrílico.

O espaço de margem, juntamente com as alterações de desenvolvimento que normalmente ocorrem quando o comprimento do arco é preservado durante a transição da dentição mista para a dentição permanente, proporciona espaço adequado na maioria dos pacientes para resolver o apinhamento na dentição mista. A solução ocorre durante e após a transição. Isto indica que um tempo adequado para iniciar um tratamento activo para corrigir o apinhamento, na maioria dos casos, é a fase tardia de desenvolvimento da dentição mista.[54]

CAPÍTULO 4

DISTALIZAÇÃO MOLAR

As más oclusões de classe II podem ser corrigidas através de combinações de restrição ou redireccionamento do crescimento maxilar, movimentos distais da dentição maxilar, movimentos mesiais da dentição mandibular, e melhoramento ou redireccionamento do crescimento mandibular. Para estabelecer uma relação molar de classe I e criar espaço nos segmentos bucais para os caninos, ou pré-molares, em modalidades de tratamento sem extracções, a vitalização do primeiro molar maxilar é o objectivo.

A distalização molar é um dos protocolos de tratamento que pode ser considerado de grande valor em casos com bom perfil facial sem necessidade de extracções. A vitalização molar ajuda a alcançar uma relação molar de Classe I, estabelecendo assim as chaves para uma oclusão normal. A distalização molar também proporciona espaço para uma maior retracção ou de apinhamento das antenas.

O termo distalização significa, o deslocamento de uma estrutura para uma posição mais posterior do que aquela que se encontra no início do tratamento. Os sistemas de aparelhos concebidos para produzir o movimento distal dos primeiros molares e segmentos bucais estão disponíveis desde há um século. Tradicionalmente, aparelhos orais extra de um ou outro tipo têm sido utilizados há muitos anos. A tracção extra-oral pode ser aplicada ao arco superior em associação com aparelhos fixos ou removíveis, mas o objectivo em todos os casos é mover os molares superiores distalmente para proporcionar espaço para o alinhamento de incisivos ou redução de sobressaliência. No entanto, nós ortodontistas de hoje temos a sorte de ter mais técnicas e aparelhos intrabucais nas nossas mãos para ganhar espaço, isto é, distalizando molares.

De acordo com Moyers (1988)[55] as modalidades de tratamento sem extracções para casos de Classe II resultaram quando a má oclusão é devida ao agravamento dos sintomas dentários e tem um desequilíbrio anterior posterior e vertical do esqueleto, o que requer uma distalização dos molares superiores para alcançar uma relação molar e canina de Classe I. Vários aparelhos têm sido defendidos para a distalização de molares na arcada superior. As áreas de particular preocupação durante a distalização de molares são a inclinação dos molares e o movimento anterior dos dentes de ancoragem. Se o primeiro molar for inclinado para trás em vez de ser movimentado, não só criará problemas oclusais como poderá não proporcionar ancoragem suficiente para distalizar os dentes anteriores a <u>ele.</u>

A distinção dos molares pode assumir uma série de formas.

1. O movimento distal directo dos molares superiores ou inferiores, como na correcção de uma Classe II ou Classe III dentária;

2. A distalização indirecta dos molares superiores como consequência do deslocamento para baixo e para trás da maxila na correcção ortopédica de um esqueleto de ClasseII.

3. Uma combinação de 1 e 2 com movimento molar posterior dentro do corpo da maxila, enquanto a própria maxila está a ser deslocada para baixo e para trás na base craniana.

Diferentes modalidades de tratamento têm sido sugeridas para distalizar os dentes molares superiores para corrigir a má oclusão de Classe II e para criar espaço na arcada dentária maxilar.[56] A tracção extraoral convencional tem sido utilizada com sucesso para corrigir a má oclusão de Classe II, restringindo o crescimento frontal da maxila e para distalizar os molares superiores para corrigir discrepâncias dentárias. Os efeitos do aparelho extrabucal cervical no complexo craniofacial têm sido avaliados por numerosos estudos experimentais e clínicos. O vector de força deve idealmente passar perto do centro de resistência do dente para que o movimento translatório puro tenha lugar. A má oclusão de classe II é uma das mais difíceis de tratar, e a ancoragem estacionária é um dos principais factores que determinam o sucesso do tratamento. Os aparelhos extrabucais convencionais são utilizados rotineiramente para estabelecer o máximo de ancoragem.

A distalização dos molares pode ainda tomar outra forma como na utilização do crescimento para ganhar comprimento de arco. Neste caso, os molares são meramente mantidos no espaço enquanto os dentes anteriores e o corpo da mandíbula se traduzem para baixo e para a frente com o crescimento. A sobreposição pós-tratamento mostra uma distalização dos molares quando, de facto, os molares são provavelmente mantidos no espaço dentro do canal dentário enquanto o maxilar se move para a frente com o crescimento, ganhando, assim, o comprimento necessário do arco[57]

Apesar do seu sucesso na movimentação dentária, todas estas modalidades como a inclusão de protectores de cabeça, mecânica Wilson com elásticos de Classe II, e aparelhos amovíveis têm a grande desvantagem de uma forte dependência do paciente para cumprir e seguir instruções. Muitos pacientes rejeitam o desgaste do arnês devido a preocupações sociais e estéticas,[58] Em muitos casos, a falta de cooperação resulta em perda de ancoragem, e resultados de tratamento insatisfatórios. A dificuldade na utilização do desgaste do arnês motivou muitos investigadores a desenvolver a mecânica da distalização intra-oral dos molares. Assim, foram introduzidos aparelhos que minimizaram a dependência do paciente e foram controlados pelo médico. A procura de um aparelho que exigisse uma adesão mínima do paciente passou da utilização de ímanes repelentes, molas de bobina comprimidas, o aparelho de pêndulo e agora para os mais recentes aparelhos suportados por implantes.

Dependendo do modo de acção e do tipo de ancoragem, todos estes aparelhos podem ser classificados em duas categorias. Os aparelhos não conformes intermaxilares, que derivam a sua ancoragem de forma intermaxilar, actuam tanto nos arcos maxilares como nos arcos mandibulares para avançar a mandíbula, por exemplo, o aparelho Herbst, o jasper jumper, a mordida ajustável, a mola eureka, etc. Aparelho de não conformidade intramaxilar

que derivam a sua ancoragem de forma intramaxilar, actuam apenas no arco maxilar para mover molares distalmente, por exemplo, pêndulo, jacto distal, ímanes repelentes, Jones jig, implantes palatinos.

Uma das abordagens básicas de distalização intra-oral molar é a barra transpalatal Goshgariana. É um aparelho que ganha comprimento de arco por rotação, expansão e distalização dos molares e geralmente não depende da adesão do paciente.[9] Outras vantagens incluem a capacidade de mover os dentes em três dimensões e eliminar efeitos secundários indesejáveis sobre a dentição adjacente. Goshgarian apresentou inicialmente o aparelho como um meio de rotação e expansão dos dentes molares superiores e na forma passiva como um aparelho de ancoragem ou estabilização.

Os aparelhos de distalização intra-oral normalmente não requerem a cooperação do paciente, mas podem ter efeitos secundários indesejáveis.[62] Como estes aparelhos normalmente derivam a sua ancoragem dos pré-molares superiores, a mesialização dos pré-molares e a protrusão dos incisivos acompanham a distalização dos molares superiores. A fim de eliminar a perda de ancoragem e maximizar a ancoragem, estes aparelhos podem ser utilizados com ancoragem de implantes. Recentemente, foi introduzido na literatura um número cada vez maior de relatórios[59] sobre sistemas de distalização suportados por implantes. Normalmente derivam a sua ancoragem de parafusos ortodônticos colocados no palato anterior.

A distalização dos molares pode ser conseguida através da utilização de ímanes de terras raras repelentes. Blechman introduziu pela primeira vez a terapia de força magnética no ano 1983, o "sistema de distalização de molares magnéticos" (MDS) gerou uma força máxima de 225 gm resultando numa arquitectura óssea normal, com "sem reabsorção radicular" e "sem efeitos secundários adversos". Blechman e Steger observam que as forças magnéticas geram "movimento dentário rápido sem aumento da mobilidade ou desconforto normalmente associado a uma força convencional e íman também diminuíram acentuadamente a reabsorção radicular".

Independentemente da abordagem adoptada pelos autores, o leitor deve ponderar várias questões ou questões antes de considerar qualquer um destes aparelhos para utilização: (1) quais são os efeitos secundários específicos que podem ser esperados quando se utiliza um determinado aparelho? (2) Existem tipos específicos de pacientes que seriam melhor tratados por uma ou outra abordagem? (3) Qual o comprimento do arco que pode ser criado por um determinado aparelho? (4) Quando é o momento adequado para utilizar estes aparelhos? E (5)

Que tipo de cooperação é necessária por parte do paciente para utilizar um determinado aparelho?

Factores que afectam a distalização molar
<u>Efeitos Secundários</u>

Quais são os potenciais efeitos secundários quando se utiliza um aparelho deste tipo? Nas nossas tentativas de distalizar os dentes molares, que mais pode acontecer? Os incisivos queimaram como resultado do tratamento? Enquanto alguns dos artigos tentaram abordar especificamente estas questões (Drs. Joseph e Butchart), outros apenas sugerem que se trata de uma preocupação. Os Drs. Dietzand Gianelly sugerem meios de identificar e gerir clinicamente este problema.

Se a mandíbula deve ser utilizada como unidade de ancoragem, ocorreu alguma coisa nesse arco? Claramente, um exame cuidadoso desses aparelhos (Drs. Lai, Rana e Becher), mostra que é esse o caso. Efeitos secundários podem também ocorrer utilizando mesmo os aparelhos mais simples, como o aparelho da cabeça e o arco transpalatal Goshgariano (TPA) (Drs. Haas e Cisneros). Em suma, como muitos cientistas físicos sabem, os efeitos secundários são um facto da vida, especialmente em ortodontia [60]

<u>Tipo de caso</u>

Uma vez aceite a realidade de que os efeitos secundários ocorrem, fica então com a consideração do caso individual (paciente) em mãos e das suas necessidades. Para além da questão da correcção molar, o que mais precisa de ser melhorado? Assumindo que o arco inferior tem comprimento de arco suficiente, pode a dentição mandibular ser ligeiramente mesializada? Se for este o caso, então o Herbst ou BDA pode ser o aparelho de eleição. Se não for este o caso, qualquer um dos outros pode ser adequado à prescrição. Excepto, como no caso do ACCO e do Pendulum, não se pode permitir a queima dos incisivos superiores, e então o arnês ou o TPA goshgariano seria o tratamento de escolha.

<u>Comprimento do arco</u>

Outra consideração importante nesta discussão é quanta distalização é necessária. Obviamente, a TPA de Goshgarian tem uma aplicabilidade limitada e deve ser utilizada quando não são necessários mais de 2 a 3 mm de correcção. A partir daí, parece ser livre de utilizar qualquer um dos outros aparelhos, observando os efeitos secundários, para realizar o trabalho. Poder-se-ia provavelmente esperar que a maior quantidade de correcção fosse alcançada através do uso do arnês e dos aparelhos Herbst, depois, muito provavelmente, seguido de perto pelo ACCO, Pendulum, e por último, o Wilson BDA.

<u>Cooperação</u>

Este factor tem provavelmente impulsionado a ortodontia moderna mais do que qualquer outra questão social. O paciente ortodôntico contemporâneo cria um desafio que persistirá durante algum tempo e, à medida que os adolescentes de hoje se tornarem os pais de amanhã, poderemos ver toda uma nova dimensão de desafios de gestão da prática ainda por vir. Em muitas áreas, este factor praticamente erradicou a utilização de aparelhos para a cabeça. Ofereço um pouco de verylittle

Solace aqui aceita dizer que "se se vive pela espada, morre-se pela espada". Invariavelmente, os aparelhos que menos necessitam de cooperação vêm com efeitos secundários que têm de ser considerados e, embora aceites como potenciais compromissos no tratamento de pacientes hoje, no século XXI.

<u>Tempo de tratamento</u>

Embora este factor não tenha sido bem coberto em nenhum dos artigos, é um factor de considerável importância. Quantas vezes é que o paciente cresceu favoravelmente como resultado do seu tratamento? Independentemente da resposta, os mistérios do crescimento e desenvolvimento dentofacial ainda não foram plenamente realizados. Embora possa haver pouco consenso quanto à melhor altura para iniciar a distalização molar, parece haver algum consenso quanto a quando poderá ser demasiado tarde para iniciar a correcção, ou seja, após a erupção do segundo dente molar permanente. Talvez um bom momento para iniciar a distalização de molares seja na dentição mista tardia. Parece haver algum potencial para um efeito sinergético, uma vez que as transições da dentição de primário para permanente, porque clinicamente, os pré-molares e caninos em erupção parecem muitas vezes seguir os molares à medida que são movidos para distal. Certamente, aparelhos como o ACCO e o pêndulo, que requerem algum componente anterior de ancoragem, podem diluir estes resultados?

<u>Tipo de força</u>

As forças contínuas movem os dentes mais rapidamente do que as forças intermitentes. [61] Como exemplo, Armstrong[62] converteu rotineiramente relações molares de Classe II para Classe I em 3 a 4 meses com força oral extra contínua na dentição mista. Por outro lado, quando o mesmo sistema de força foi colocado em pessoas na dentição permanente inicial, ele advertiu que a "resposta clínica . . . não justificava o uso de força extra-oral contínua". Em resumo, um tempo favorável para mover molares distalmente parece ser a dentição mista, antes da erupção dos segundos molares; um sistema de força eficiente para mover molares distalmente é uma força de acção contínua.[63]

Critérios de diagnóstico para a distalização de molares maxilares

Os critérios de distalização variaram muito entre os clínicos, mas alguns dos critérios mais comuns são;

< ■ Classe II ou relação molar de ponta a ponta.

37

< ■ Maxillary molarprotrusion.

< ■ Multidões ligeiras ou moderadas.

< ■ Boas posições do segundo molar maxilar.

< ■ Padrão esquelético de classe I.

< ■ Perfil recto e divergência recta.

< ■ Desenvolvimento vertical esquelético normal (a proporção facial deve estar dentro dos limites normais).

< ■ Desenvolvimento transversal normal (sem mordeduras cruzadas, etc.).

< ■ Bom drapeado de tecido mole.

< ■ Ângulo de plano mandibular baixo a moderado (hypodyvergent).

< ■ Boa expectativa para a cooperação dos doentes.

Os critérios de diagnóstico para a distalização foram descritos mais detalhadamente por **Michel Langlade**[64] foram os seguintes;

O primeiro passo consiste em confirmar o diagnóstico de uma posição molar maxilar avançada.

1. Verificar a posição da relação cêntrica (e o estado vertical).

Antes de considerar a relação molar em termos de má oclusão dentária ou esquelética, é desejável verificar o estado da ATM. Todos os registos devem ser correlacionados, ou seja, cefalometria, axiografia funcional, e exames radiológicos (RM, TAC).

Mesmo em tenra idade, podem ser observadas algumas relações molares e caninas de classe II, unilaterais ou bilaterais, por vezes com uma mudança de linha média. O ortodontista é por vezes tentado a usar um arnês e após a correcção não compreende porque é que a classe II teve uma recaída. Na maioria das vezes, a RM e o registo pantográfico condilar mostram uma dimensão vertical reduzida, com uma possível compressão condilar da almofada retrodiscal.

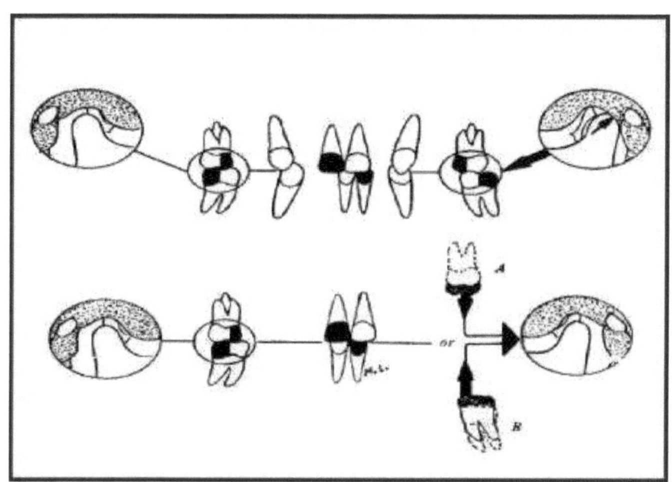

Figura. 8 POSIÇÃO CONDILAR E RELAÇÃO MOLAR

Tal situação, geralmente assintomática, a análise frontal, com uma comparação da posição normal e corrigida da ATM, pode ser útil para decidir que molar deve ser extrudido e não distendido.

Korn advertiu contra o uso de força extraoral em pacientes com doenças meniscais não diagnosticadas que são clickers fronteiriços com um "clique de fim a fim". Korn mostrou que a distalização pode empurrar para trás o molar maxilar causando mais contactos dentários posteriores e depois mover o côndilo para trás para uma posição mais posterior, agora com um "trueclick".

A mandíbula assume então a sua posição normal, mas o menisco está agora demasiado adiantado.

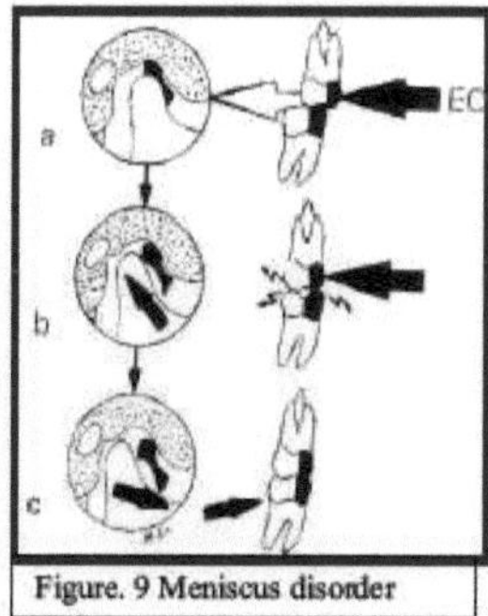

Figura. 9 Desordem meniscal

1 Verificar a relação transversal;

Durante a distalização do molar maxilar, por vezes, cria-se situação de borda a borda ou de mordida cruzada. Neste caso clínico, a força oral extra tem tendência para agravar a mordida cruzada se o arco interior não for expandido.

A maioria dos autores identificou a oclusão unilateral da mordida cruzada posterior apenas em termos de relação transversal dos molares maxilares. Em termos de análise cefalométrica tridimensional, axiografia, e exames funcionais, a verdadeira situação clínica pode ser reconhecida.

Desde 1988, o presente autor utiliza uma classificação internacional de mordida cruzada baseada no molar responsável (maxilar ou mandibular) com um numeral 1, 2, ou 3 expressando correcção transversal por grau de dificuldade:

0: Normal
1:   De borda a borda
2:   Correcção de uma cúspide
3:   Completo salto de mordida

Com esta classificação é possível estabelecer a verdadeira situação patológica, o que indica concretamente a solução terapêutica adequada. Por exemplo, todas as mordidas cruzadas de terceiro grau devem ser corrigidas com uma placa de mordida no arco antagonista do lado da mordida cruzada (Fig. 10).

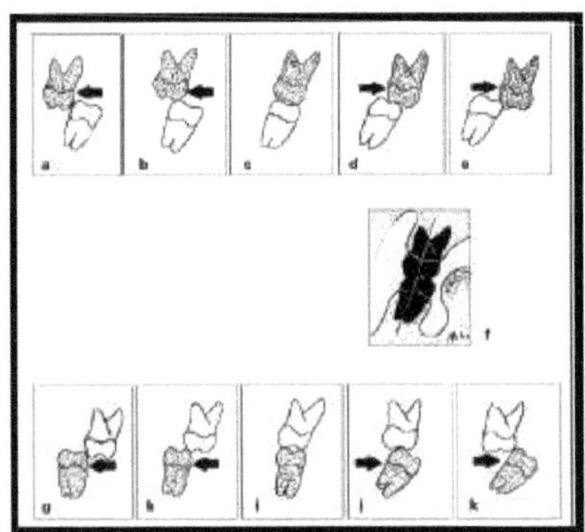

Figure 10 Classification of crossbite

2 Verificar a relação Sagittal.
(1) O plano vertical pterigóides (PTV)/relação molar pterigóides e
(2) O prognóstico da convexidade.

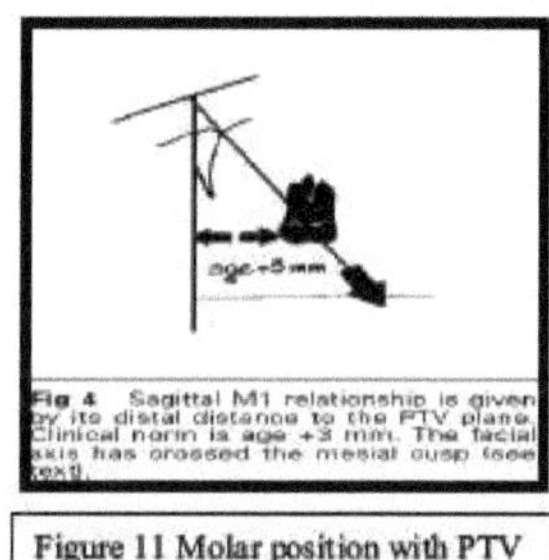

Figure 11 Molar position with PTV

De acordo com Ricketts, a posição normal do molar maxilar (M1) é dada pela face distal do molar ao PTV. A norma clínica é a idade + 3 mm, e o desvio clínico é de 3 mm.

Em boas relações esqueléticas e dentárias de Classe I, o eixo facial cruza normalmente a cúspide mesial de M1. No entanto, a análise dos molares superiores não deve ser apenas estática, mas também dinâmica. Se a distância M1/PTV for inferior à medida normal, a possibilidade de distalização é baixa e as possíveis extracções dependerão do potencial de crescimento e da presença do 3º molar. Portanto, a análise da arcada dentária posterior deve incluir a medição mesiodistal de todos os molares para determinar o espaço posterior disponível na maturidade.

Para determinar uma convexidade positiva, o clínico deve diferenciar entre uma maxila para a frente e uma mandíbula para trás; a análise cefalométrica é útil para este fim. A idade do paciente também deve ser considerada, para determinar qual será a convexidade positiva com o tempo e o crescimento. Por exemplo, uma convexidade de +4 mm aos 8 anos de idade pode ser completamente diferente na maturidade, de acordo com o padrão facial (fig. 5). Em algumas situações clínicas limítrofes, a previsão de crescimento a longo prazo poderia ser útil. Isto poderia permitir ao clínico saber se, por exemplo, a força extra-oral e/ou a distalização são indicadas.

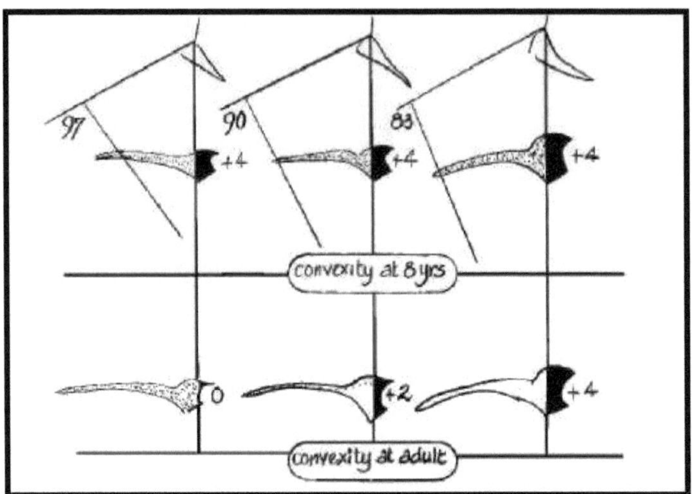

Figura 12 convexidade em idades diferentes

A evolução a longo prazo da convexidade depende da tipologia do paciente. Uma convexidade de +4 mm aos 8 anos de idade não vai resultar na mesma alteração dos padrões braquifaciais, mesofaciais, ou dolicofaciais.

Indicações da Distalização Molar

1) Em casos de patterncncncases esqueléticos de classe I.

2) Em casos de angulações baixas e médias do plano mandibular.

3) Em doentes com discrepância ligeira do comprimento do arco.

4) Recuperar a perda de espaço devido à deriva mesial de 1st molares após a perda prematura de decíduas.

5) Relação molar de classe II devido à protrusão dentoalveolar maxilar.

6) Relação molar de classe II devido a cúspides impactadas/altamente colocadas em laboratório.

7) Casos de Subdivisão de Classe II que requerem movimento molar distal unilateral.

8) Relação molar de classe II devido à erupção ectópica de 1st /2nd bicúspide.

9) Perda de ancoragem durante o tratamento ortodôntico activo.

10) Primeira molares superiores mesialmente inclinados.

Contra-indicações para a Distalização Molar:

1) Um fim ou uma relação molar completa de Classe II devido ao retrognatismo mandibular.

2) Perfil retrognático (esquelético de classe II com maxila ortognática e mandíbula retrognática).

3) Mordida aberta esquelética e dentária.

4) Em angulações altas do plano mandibular.

5) Altura facial anterior excessiva (Forma Dolicofacial).

6) Graves discrepâncias de comprimento de arco.

Classificação das abordagens de distalização molar

1. Localização do aparelho

■ Extra-oral

■ Intra-oral

2. Posição do aparelho na boca

■ Bucal

■ Palatal

3. Tipo de movimento dentário

■ Movimento corporal

■ Movimento de basculante

4. Localização do aparelho
■ Extra-oral
■ Intra-oral
5. Posição do aparelho na boca
■ Bucal
■ Palatal
6. Tipo de movimento dentário
■ Movimento corporal
■ Movimento de basculante
4. Cumprimento necessário por parte do paciente
■ Conformidade máxima
■ Mínimo ou Não cumprimento
5. Tipo de aparelho
■ Removível
■ Fixa
6. Arcos envolvidos
■ Intra-arquitetura
■ Inter-arch
7. Aparelhos utilizados
■ Maxillary
■ Mandibular

Várias modalidades para distalizar os molares

O clínico moderno dispõe de numerosos métodos para corrigir as más oclusões de Classe II. Nenhum método, material ou aparelho em particular é superior a outro no tratamento de tipos semelhantes de oclusopatias. O clínico procura constantemente os melhores meios possíveis para a entrega da força para mover os dentes para a relação correcta, ao mesmo tempo que considera também as necessidades do paciente.

Os aparelhos tradicionalmente utilizados para distalizar molares podem ser divididos em duas categorias: extra-orais e intra-orais.

A. Aparelhos Extraorais:

Um aparelho extraoral típico inclui arcos faciais que se ligam a tubos nos primeiros molares superiores e a cabeceiras que se ligam directamente aos fios do arco ou a auxiliares ligados aos fios do arco. Estão disponíveis aparelhos para a cabeça de vários tipos.

1. Chapéus de tracção alta
2. Chapéus e artefactos de protecção da cabeça puxados a direito
3. Chapéus cervicais ou de tracção baixa

B Aparelhos intra-orais:

Um grande número de aparelhos intra-orais também tem sido defendido para efeitos de distalização molar. Estes aparelhos podem ser removíveis ou de tipo fixo e podem ser categorizados em dois grupos.

I. Interarch:
1. Bar Atkinson Buccal
2. Yoke Tandem
3. Arco de Distalização Bimétrica 3 Dimensional

II. Intra-arquitetura:
A. Arco Maxilar:
i) **Aparelho amovível:**
1. Aparelho Cetlin
2. ACCO (aparelho acrílico occipital cervical)
3. Aparelho ACCO modificado
4. Tala de distalização molar removível
5. Arco Distalizante Molar
6. Aparelho Amovível Segmentado para Distalização(RMD)
7. Recuperador de espaço em C
ii) Aparelho Fixo
1. Laço K
2. Aparelho de pêndulo e suas modificações.
3. Jones jig
4. Jacto distal e suas modificações
5. Arco de distalização molar (MDB)
6. Aparelho Intraoral de Distalização Corporal Molar (IBDA)
7. Fio de NiTi super elástico
8. NiTi Coil Springs
9. Ímanes
10. Aparelho de primeira classe para a distalização molar
11. Arco transpalatal
12. Aparelho Denholz (pára-choques labiais)
13. Aparelho palatino Nance
14. Aparelho de Nance modificado para distalização molar
15. Lokar Molar Distalizer
16. Distalix Appliance
17. Pistonappliances fixos
18. Distalizador Lingual Greenfield
19. Sistema de Distalizador Linguístico
20. "Aparelho "Novo Distalizador

21. Tratamento Crozat
22. Aparelho de crickett
23. Distalização com Microimplante
24. Distalização com braço de Alavanca e Mini Implantes
25. Distalização com suporte de implantes palatais.
26. ZAS (Zygomatic Anchorage System)
27. SAS (Skeletal Anchorage System)
B. MandibularArch
1. Pára-choques labiais
2. Aparelho de Franzulum.
3. Modificação do aparelho Distal Jet.
4. Aparelho Unilateral de Frozat
5. Distalização apoiada por implantes.
6. SAS (Skeletal Anchorage System)

(A) <u>Aparelhos Extraorais:</u>

<u>Equipamento da cabeça</u>

Andrew J. Haas[65] afirmou que os casos em que o aparelho Kloehn é claramente superior a todos os outros aparelhos e técnicas, e porque é que pode ser o aparelho mais significativo e versátil desenvolvido na história ortodôntico-ortopédica. De acordo com **Andrew J. Haas**, o aparelho Kloehn não tem nenhum par em relação a ele:

1. Correcção do esqueleto de classe II;

2. Correcção dentária de classe II sem perda de ancoragem mandibular;

3. Lenta expansão da base apical tanto na dimensão transversal como anteroposterior (A-P);

4. Como ancoragem para ganhar comprimento de arco mandibular;

5. Para ancoragem para corrigir a sobremordida anterior;

6. Produzir um tratamento de crescimento-simulado em adultos, incluindo o fornecimento de ancoragem num caso de extracção de retracção máxima;

7. Usado directamente para o arco inferior é eficaz

(a) Para tratamento interceptivo de Classe III,

(b) Para conter o avanço da arcada dentária inferior, e

(c) Para mover os dentes vestibulares posteriormente.

Benefícios indirectos:

8. Como resultado do alargamento da base apical maxilar,

(a) Uma expansão da arcada dentária mandibular é induzida espontaneamente,

(b) Pode aliviar o deslocamento mandibular posterior e lateral,

(c) Pode promover a saúde da articulação temporomandibular (TMJ),

(d) Pode promover a respiração nasal,

(e) Pode promover o crescimento da musculatura orofacial até ao potencial genético total.

Como consequência dos benefícios directos e indirectos, obtém-se um resultado de tratamento totalmente relacionado com o crescimento, em equilíbrio com os músculos mastigatórios e orofaciais, levando assim a uma estabilidade incomparável.

Em relação ao esqueleto Classe II, uma força cervical pesada de 24 a 32 oz (800 a 1.500 g) por lado pode alterar o ângulo ANB de 6° a 8° num período de 1 ano.

Se o diagnóstico indicar que a dentadura inferior tem uma relação boa a ideal com a sua base, é preciso questionar a utilização destes dispositivos quando a estabilidade a longo prazo deve ser o nosso objectivo. O aparelho de Kloehn para o arco cervical não tem nenhum par para retrair ou segurar a dentadura superior no espaço, enquanto a mandíbula não perturbada avança com o crescimento.

Esqueleticamente, quando as maxilas e as bases da dentadura são de Classe I, e existe um padrão de dentadura de Classe II devido ao facto da dentadura superior ser para a frente, pode-se argumentar que o uso de engrenagem cervical poderia interferir com o crescimento maxilar. Neste caso, não seria desejável alterar o crescimento maxilar num padrão esquelético de Classe I. Contudo, a arte cervical de Kloehn pode ser utilizada nesta situação. Uma vez que forças ortodônticas de baixa taxa causam apenas alterações dentoalveolares, a força da engrenagem cervical de Kloehn pode ser variada conforme a situação o exigir.

Como já foi referido, ao tratar um esqueleto grave de Classe II, como em forças de 24 a 48 oz ou mais são geradas, enquanto que se for necessária a impedância do desenvolvimento anterior maxilar são indicadas forças de 16 a 24 oz. Se apenas for necessária uma força dentoalveolar (com pouco ou nenhum efeito no crescimento maxilar), então forças de 6 a 10 onças serão eficazes.

O potencial do aparelho cervical Kloehn para inibir o movimento para a frente do maxilla, para redireccionar o crescimento anteroposterior e para promover o crescimento transversal, anteroposterior,
e crescimento vertical, parece apropriado referir-se ao aparelho cervical Kloehn como o

regulador de crescimento Kloehn (KGR).

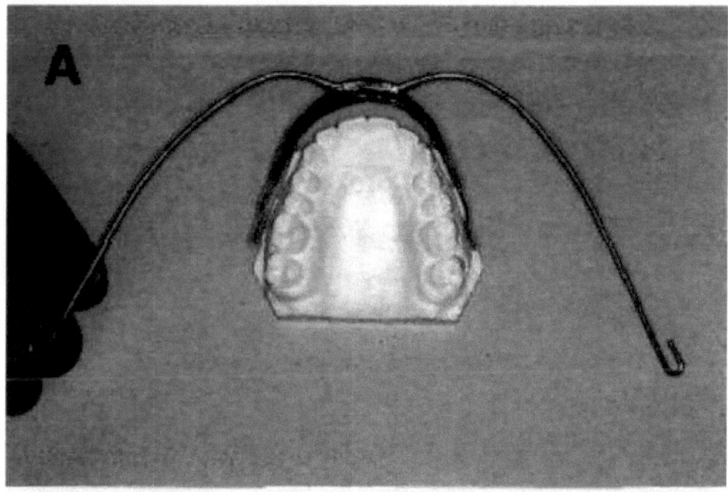

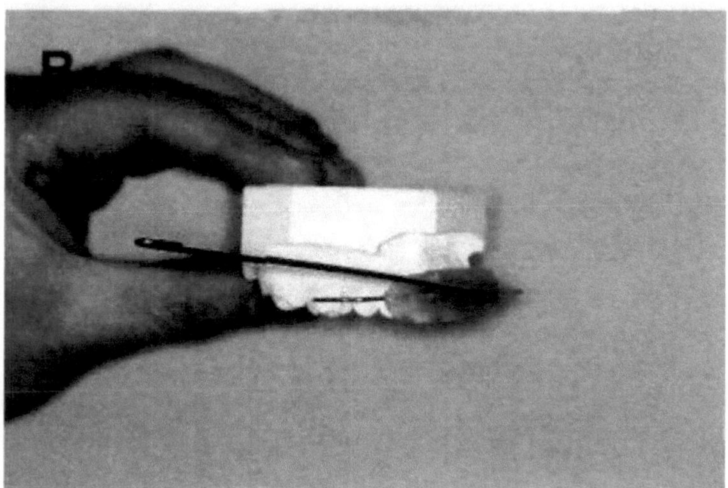

Figura.13 Chapéus e artefactos de protecção da cabeça

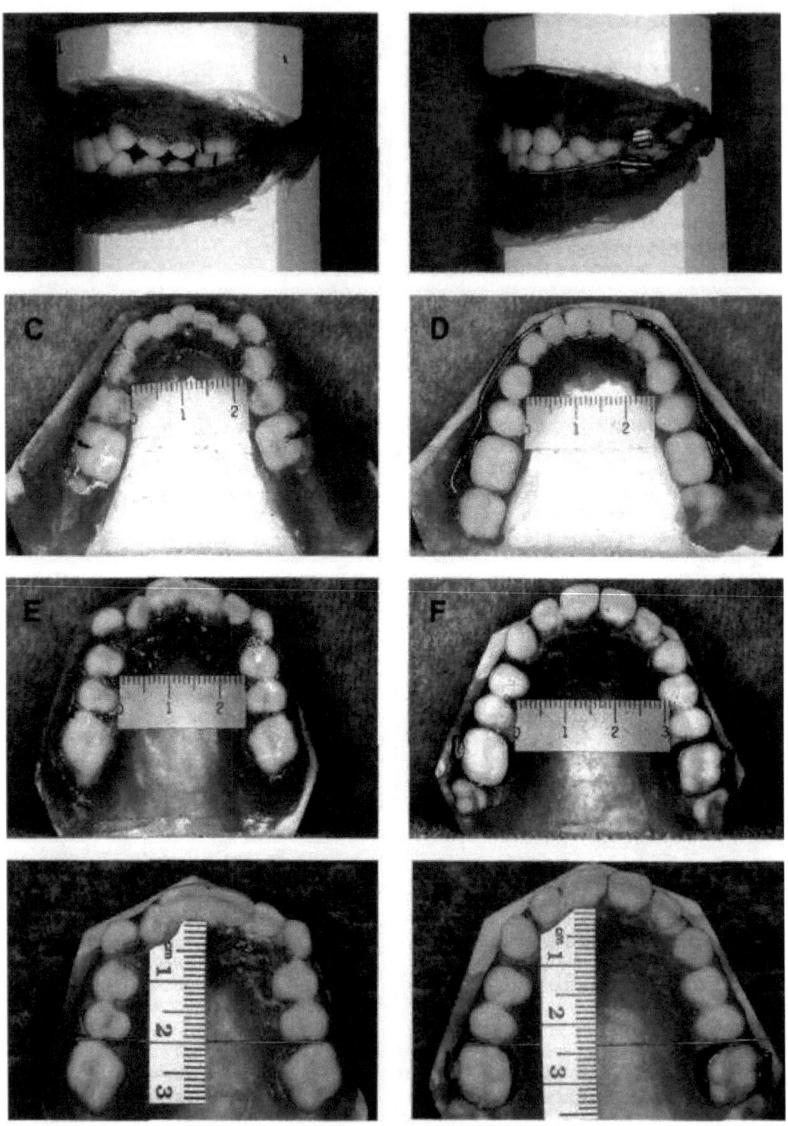

Figura 14. Distalização com aparelho de cabeça

As alterações numa montagem simulada de cera que ocorrem em 14 meses utilizando o crescimento para criar espaço nas dimensões anteroposterior e transversal (A-H).

A razão por detrás deste tratamento é o reconhecimento de que a face total cresce (ou desloca) para baixo e para a frente, transportando todas as estruturas nessa direcção. Se os dentes bucais superior e inferior forem mantidos no espaço, todas as outras estruturas continuam a mover-se para baixo e para a frente, especialmente as de particular interesse, o corpo dos maxilares e o

incisivos. O crescimento é, portanto, o mecanismo pelo qual o espaço é criado ao longo dos arcos, antes dos molares.[66]

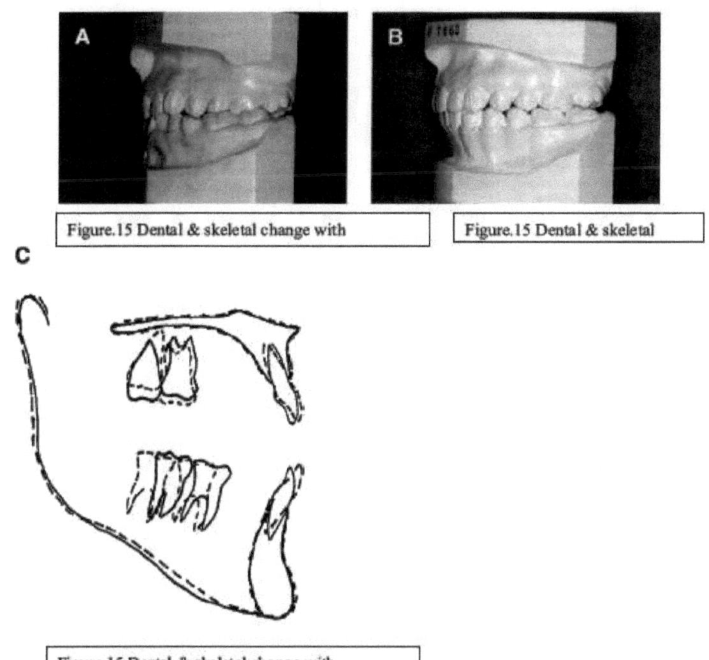

Aparelho Interarch:
1) Atkinson Buccalbar

Em 1959 JAMES J. GUERRERO[67] disse que o aparelho ideal para mover molares posteriormente é a **barra bucal de Atkinson.** É utilizada com a quantidade mínima de força elástica de duas onças da classe II. Este aparelho irá mover os segmentos bucais posteriormente, quer os segundos molares estejam presentes ou não. A mecânica da barra vestibular é a acção de alavanca longa que coloca uma maior força no molar superior com muito pouca força na unidade de ancoragem. Preparação de ancoragem no arco inferior que é molar a molar 0,040 polegada de arco lingual ajustado de modo a tocar a área mais baixa do esmalte nos quatro incisivos. Este arco é suportado por bandas nos primeiros pré-molares com esporas oclusais para segurar o arco de forma gengival.

2) TandemYoke

Os módulos de arco bimétrico são concebidos para facilidade de inserção e remoção. Consistem em secções finais de 0,040 polegadas, que proporcionam rigidez e apoio, os ganchos intermaxilares e uma barra de arco anterior de 0,022 polegadas de cromo verdadeiro para flexibilidade. Estes são utilizados em várias combinações para produzir numerosas funções ortodônticas em coordenação com o sistema de arco interno 3D. Controlam os contra momentos de nivelamento, distorção do arco, e chicotada com o torque da raiz lingual. Produzem movimento distal rápido, sem fricção, 24 horas por dia dos molares sem aparelho para a cabeça.

O tubo molar bucal combina tubo rectangular de 0,018 x 0,025 polegadas ou

0,22 X 0,028 polegadas com o tubo redondo de 0,045 polegadas no gengival. Esta posição é a chave para uma distalização bem sucedida dos molares superiores com uma inclinação mínima. A disposição dos tubos do arnês comummente utilizados é satisfatória, mas há preferência por tubos mais longos, o que permitirá uma maior variedade de funções do arco sem a necessidade de alterar o tamanho do arco. Este sistema biométrico pode ser utilizado com uma grande variedade de aparelhos, incluindo aparelhos pré-ajustados.

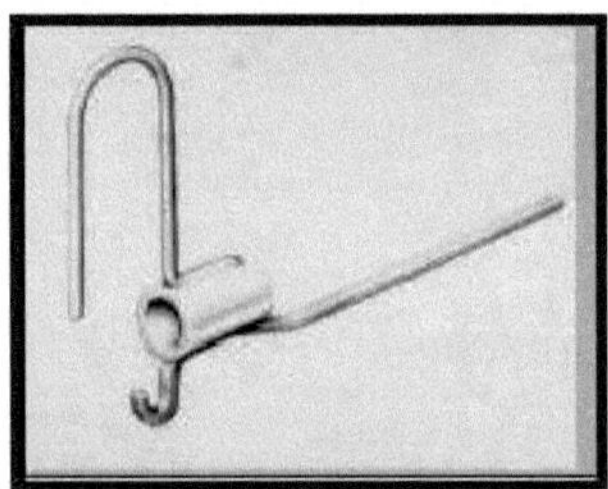

Figura 16 Iogueira tandem com retractror

O Yoke Tandem com retractor consiste num tubo redondo de 0,045 polegadas que desliza com liberdade na secção final de 0,040 polegadas do arco redondo bimétrico. Emprega um retractor padrão de 0,018 polegadas que é ajustado para necessidades variáveis ou simplesmente removido. Anexado ao tubo de 0,045 polegadas está uma secção edgewise com um gancho intermaxilar e uma extensão offset para controlo da rotação. A secção à beira pode ser de 0,018 polegadas ou 0,022 polegadas, dependendo da escolha do tamanho do suporte para tratamento completo.[68]

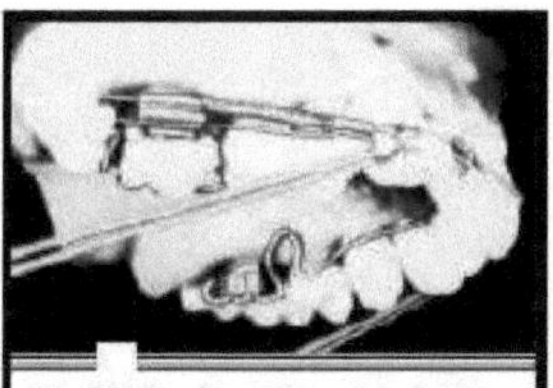

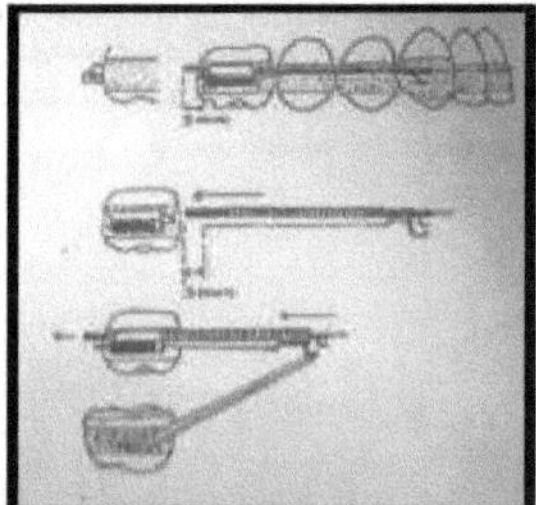

Figure.17 Tandem yoke with coil spring

O *Yoke Tandem* com mola helicoidal de 0,045 polegadas é utilizado para o movimento distal do molar com tracção intermaxilar. A mola helicoidal é cortada à medida para utilização entre o Yoke e o tubo bucal. A activação elástica comprime a mola helicoidal e o não desgaste do elástico apenas liberta o *Yoke Tandem* para se rebater para uma posição neutra, sem reacção nos dentes anteriores.

Os elásticos são usados durante 12 horas por dia para distalização, após o que são removidos e o arnês é aplicado no tubo externo para apoio distal contínuo e movimento à noite, período durante o qual a mola da bobina assume uma posição neutra. É activada novamente durante o dia com elásticos intermaxilares. Esta combinação de sistema de força produz uma distalização de 24 horas do molar para um movimento máximo efectivo. Reduz a necessidade de o paciente usar o arnês durante o dia e reduz" o problema de ancoragem.

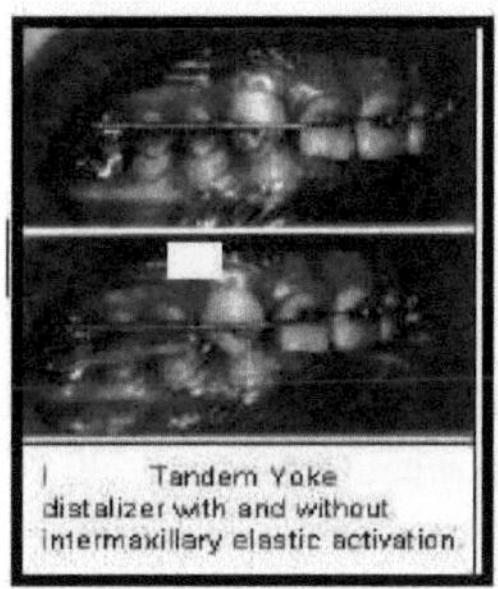

Figura .18 Distalizador de canga tandem

A presença e a posição dos segundos molares superiores devem ser determinadas antes de se distenderem. A distalização prematura pode desviar os segundos molares para uma posição de impacto bucal. Os primeiros molares podem ser distalizados numa idade mais precoce, se houver evidência radiográfica de espaçamento. Caso contrário, é preferível que os segundos molares estejam em contacto com os primeiros molares antes de se distalizar os primeiros molares. Se os segundos molares não forem contraídos pelos terceiros molares, os segundos molares movem-se com grande facilidade à frente do primeiro molar com o sistema de força do jugo tandem aplicado aos primeiros molares. A velocidade e facilidade de distalização modular é severamente reduzida pela banda bicúspide e segundo molar. Devem ser evitadas até à distalização molar.

3] Arco Bimétrico Distalizante 3D e Arco lingual mandibular 3D

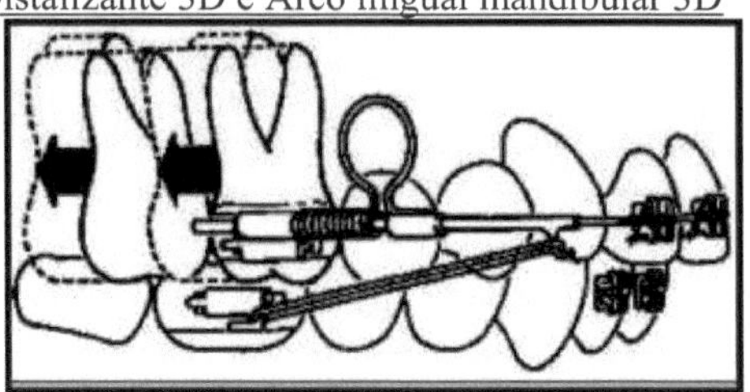

Wilson em 1978[69] introduziu o conceito de "ortodontia modular" e o método de rápida distalização molar, que é um dos aspectos da ortodontia modular. Esta abordagem de tratamento da distalização dos molares superiores foi concebida utilizando um arco de distalização biométrica 3D e um arco lingual mandibular 3D com elásticos de classe II. O arco distalizador biométrico de Wilson (fig. 1) tem uma secção anterior de 0,022" e uma secção posterior de 0,045" que cabe no tubo do aparelho extrabucal. Uma bobina de 5 mm de comprimento, aberta, é inserida entre os batentes ajustáveis Omega e o tubo bucal. As molas da bobina foram comprimidas a 3 mm para produzir uma activação e movimento de 2 mm.

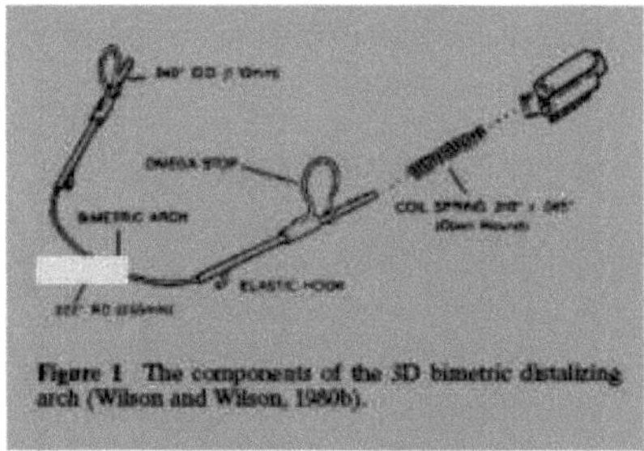

Figura .20 componente do distalizador

A força resultante move os molares maxilares para distal. A força anterior recíproca sobre os incisivos é compensada por um suporte elástico de classe II. Estes, por sua vez, reagem com um vector de força mesial molar inferior, que é controlado pelo Arco Lingual 3D com um desenho para resistência de ancoragem. Isto é complementado pelo torque da raiz molar bucal e resistência cortical para satisfazer as necessidades de ancoragem acrescidas.

A componente vertical da força elástica é controlada através do princípio da redução da carga elástica, no qual a força elástica é reduzida para níveis fisiologicamente aceitáveis. A ancoragem mandibular e a redução da carga elástica controlam os contra momentos reactivos e produzem uma distalização relativamente livre de fricção, rápida dos molares, sem arnês e com preservação da integridade do arco mandibular.

O movimento distal ocorre rapidamente com este sistema que, no essencial, coloca todo o arco mandibular que foi estabilizado por um pesado arco rectangular e os seis dentes anteriores maxilares contra os molares superiores.

Em muitos casos de classe II div II, a distalização até ao fim da posição permite que a mandíbula bloqueada posteriormente avance imediatamente para uma posição molar de classe I. Os elásticos de classe II permitem a libertação funcional de qualquer potencial de crescimento mandibular. É possível um aumento significativo da largura inter-bicúspide com o arco distalizante biométrico actuando continuamente como um restritor muscular de 24 horas. Este arco deve ser ajustado sem os dentes vestibulares e de modo a evitar o impacto nas bochechas. A pressão da língua com o movimento resultante dos dentes vestibulares é mais eficaz durante a dentição mista tardia e a dentição permanente precoce.

Este sistema não é recomendado para pacientes com síndrome da face longa ou onde a extrusão de molares posteriores é a causa da maloclusão.

Vários estudos avaliaram os efeitos dentários produzidos por este aparelho. Dentro de uma certa variabilidade, os resultados mostraram a inclinação distal da coroa dos molares superiores, queima e extrusão dos incisivos superiores. Extrusão dos primeiros molares mandibulares, queima dos incisivos inferiores, escalada do plano oclusal posterior e inferior.

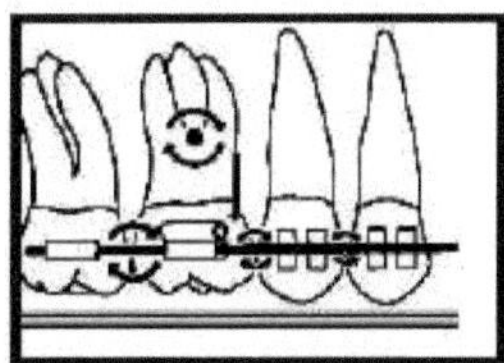

Figura 21 movimento e contra movimento a partir do strapup total

Muse *et al.,* também encontraram um movimento mesial dos primeiros molares mandibulares e um comprimento total reduzido do arco inferior. A presença de segundos molares superiores irrompidos não se correlacionou com a taxa de movimento dos primeiros molares superiores, magnitude de movimento, ou quantidade de inclinação. A variabilidade dos resultados acima mencionados pode ser atribuída ao pequeno tamanho da amostra, às diferenças nos módulos elásticos de classe II e na programação, e à diferença na liga das molas abertas da bobina.

Em comparação com o arnês e o aparelho ACCO, o aparelho Wilson produz menos desconforto e requer menos adesão do paciente.

<u>Desvantagem:</u>

1. Perda de ancoragem anterior superior e inferior.

2. Inclinação do molar superior e inferior e canelamento do plano oclusal posterior e inferior.

APARELHOS INTRA-ARCO
1) O Aparelho Cetlin

Este aparelho foi desenvolvido pela Cetlin9 no ano de 1982. DESIGN DA APLICAÇÃO O aparelho envolve uma combinação de força oral extra sob a forma de um arnês e uma força intra-oral sob a forma de um aparelho removível.

Para superar as desvantagens causadas pela inclinação dos molares, o aparelho Cetlin utiliza um aparelho removível intra-oral para inclinar as coroas distalmente e depois uma força oral extra para erguer as raízes. Assim, o aparelho intra oral notável pode ser chamado o movedor de coroas enquanto que a força oral extra, o movedor de raízes.

Anchorage

A ancoragem para aparelho amovível é por adaptação adequada ao palato um escudo acrílico em torno dos quatro incisivos maxilares e um fecho Adams modificado nos primeiros pré-molares

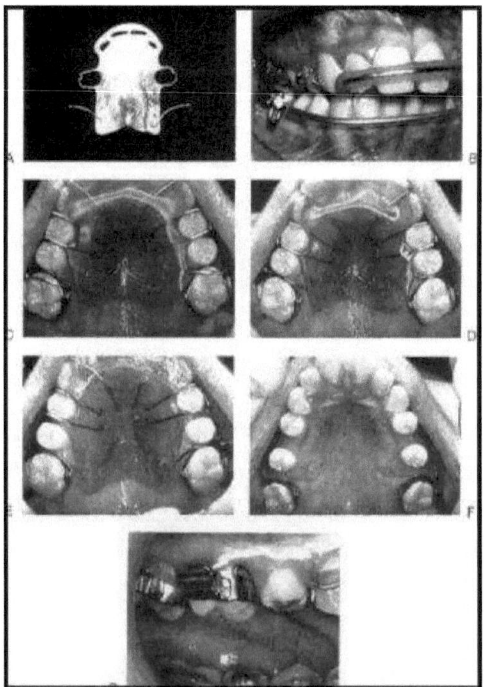

Figura 22.Cetlin aparelho

<u>A Força Oral Extra</u>

O aparelho oral extra é um protector de cabeça que é inserido no tubo molar. O arnês é normalmente cervical ou de alta tracção, dependendo da consideração habitual do padrão esquelético.

<u>O Aparelho</u>

O aparelho amovível é usado 24 horas por dia. O aparelho também contém um plano de mordedura para desengatar os molares (para auxiliar os rápidos movimentos molares).

A Força Aplicada

No aparelho removível, a mola é activada apenas 1 -5mm, medida ao longo da oclusal do molar e fornece força sobre os molares de apenas 30 gms. As molas são colocadas o mais longe possível da gengiva para minimizar a inclinação da coroa e para causar movimento molar sem irritação.

O aparelho amovível exerce uma força que move as coroas molares para longe com relativa facilidade.

O aparelho extra da cabeça oral, por outro lado, exerce uma força de 150gm por dente e é utilizado para controlar a posição da raiz. O arnês é usado 12-14 hrs por dia.

Ao utilizar um arnês cervical, o arco exterior é elevado para produzir um 'casal de forças' apropriado que fará com que as raízes se movam para longe.

2) Aparelho acrílico occipital cervical (ACCO)

A distalização molar simétrica ou assimétrica é facilmente realizada utilizando um aparelho removível, o aparelho acrílico occipital cervical (ACCO). O movimento ocorre à taxa de aproximadamente 1 mm por mês com considerável variação individual. O movimento molar é principalmente basculante, requerendo alguma correcção em excesso para permitir uma posterior correcção para cima. [70]

A distalização molar pode ser realizada de várias maneiras. Uma técnica utiliza um aparelho removível, o ACCO, (acrónimo de acrílico occipital cervical), desenvolvido pelo Dr. H Margolis.[71]

O aparelho consiste numa secção palatina acrílica, fechos Adams modificados nos primeiros pré-molares, um arco labial através dos incisivos para retenção e molas de dedos contra os aspectos mesiais dos primeiros molares.

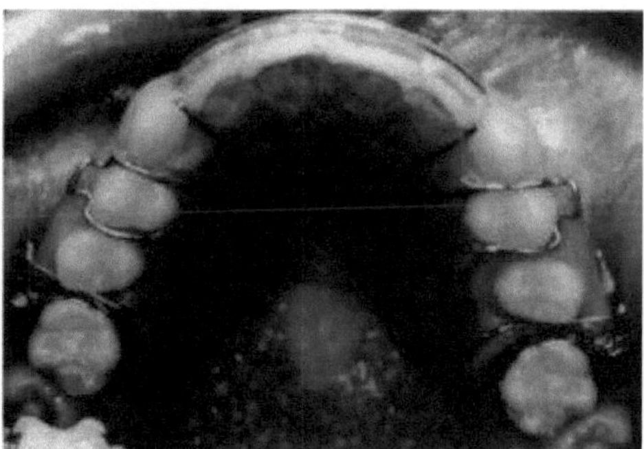

Figura 23 ACCO

As molas dos dedos, que são activadas numa direcção posterior aproximadamente a metade de uma largura de cúspide, podem ser feitas de arame redondo ou rectangular e quando activadas não aplicar mais do que 100 a 125 g de força. Como uma mola de dedo não pode aplicar um casal de forças, os molares inclinam-se distalmente. Uma placa de mordida de 1 mm é adicionada ao acrílico palatino para desocultar ligeiramente os dentes posteriores, facilitando o movimento distal dos molares. O aparelho destina-se a ser usado 24 horas por dia, excepto durante as refeições.

Este aparelho é uma modificação do desenho original da Margolis.1 na sua configuração original, o arco labial foi dobrado para incluir hélices entre os incisivos laterais e centrais.[71] um arnês de tracção recta ou Northwest (Everett Shapiro, Brookline, MA) foi inserido nos hélices e foi usado à noite em conjunto com o aparelho.

<u>Vantagens</u>

O aparelho tem várias vantagens. Em primeiro lugar, aplica uma força de acção constante que, na experiência dos autores, aumenta a taxa de movimento molar. Esta visão é corroborada pela observação de que forças contínuas movem os dentes mais rapidamente do que forças intermitentes[61] Em segundo lugar, os pacientes aceitam prontamente o aparelho porque é intraoral e relativamente confortável de usar. A cooperação dos pacientes é boa, desde que o aparelho se ajuste correctamente. Outra vantagem significativa é que fornece um método eficaz para distalizar os molares assimetricamente. Se for necessário um movimento distal unilateral dos molares, as molas são colocadas apenas desse lado. Se bilateral, mas assimétrico

é necessário movimento distal, as molas podem ser activadas e desactivadas adequadamente. Uma vez que o cumprimento é necessário, é mais adequado para pacientes cooperativos na fase de dentição mista, na qual os segundos molares superiores ainda não entraram em erupção.[71]

<u>Desvantagens</u>

Há algumas desvantagens na utilização do ACCO. Primeiro, como indicado, as molas dos dedos do aparelho inclinam as coroas dos molares distalmente, em oposição a movê-los corpóreos. No entanto, a inclinação é menor quando as molas dos dedos estão mais próximas do centro de resistência dos molares.

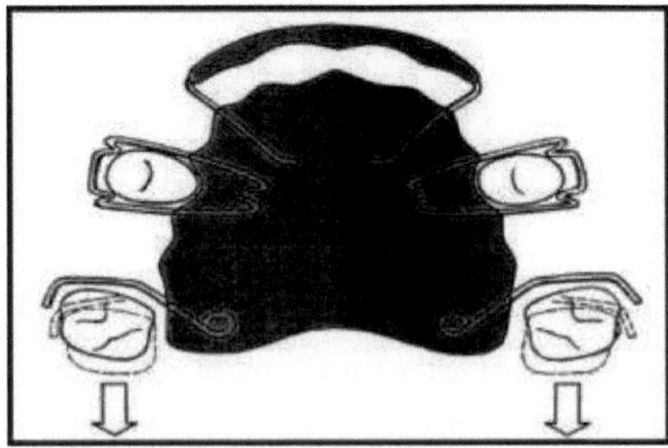

Figura 24 Movimento molar ACCO

<u>Fabrico</u>

Alguns aspectos da construção do ACCO devem ser enfatizados. Primeiro, é necessário colocar uma quantidade adequada de cera no modelo de trabalho distal às molas dos dedos para criar um espaço no acrílico de modo a que as molas possam ser activadas sem colidir com os tecidos palatinos. Geralmente, a cera estende-se até à distal do molar. Segundo, deve ser criado espaço no modelo entre a mesial do primeiro molar e a distal do segundo pré-molar (ou segundo molar primário) para que a mola do dedo possa ser sentada na margem gengival, colocando-a mais perto do centro de resistência do molar. Haverá menos inclinação à medida que o molar se move distalmente quando a mola do dedo se aproxima mais do centro de resistência do molar. Em terceiro lugar, é aconselhável aliviar o acrílico entre o segundo bicúspide ou segundo molar decíduo e o primeiro molar para permitir a deriva distal espontânea do segundo bicúspide.

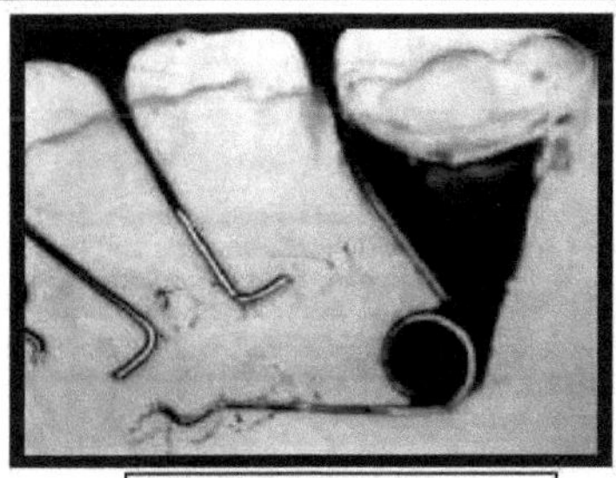

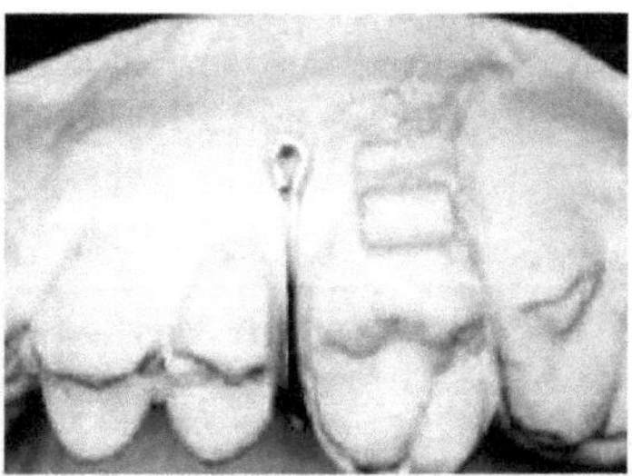

Antes da inserção do aparelho, os separadores são inseridos entre o segundo pré-molar e o molar durante pelo menos 1 semana. O espaço criado é essencial para encaixar confortavelmente o aparelho porque permite que a mola do dedo assente de forma gengival, como foi construído no modelo. Se o aparelho for inserido durante a . Mola molar encerada no modelo. Fase de dentição mista de desenvolvimento, pode ser feito um espaço entre o segundo molar primário e o primeiro molar, reduzindo o aspecto distal do segundo molar decíduo.

Se não houver espaço, a força da mola que repousa no cume marginal tenderá a deslocar o aparelho oclusivamente. O aparelho não assentará completamente porque a mola do dedo não pode entrar entre o pré-molar e o molar. Quando o ACCO não encaixa correctamente, a cooperação sofre frequentemente porque o paciente se sente desconfortável com as molas que descansam sobre a superfície oclusal. Além disso, se o paciente não for devidamente instruído sobre a colocação correcta das molas, os espaços criados pelos separadores serão perdidos.

<u>Taxa de movimento</u>

Por loff e Darendeliler[72] notou 1,02 mm por mês com a utilização do aparelho Pendulum.

Extrapolando estes dados, a taxa de movimento dos molares com o ACCO seria comparável. Além disso, os autores consideram que a presença ou ausência dos segundos molares influencia a taxa de movimento, na medida em que os primeiros molares se movem mais rapidamente quando os segundos molares ainda não estão em erupção, sendo a razão óbvia que apenas um dente por lado é movido para longe.

<u>Perda do Ancoradouro</u>

A perda de ancoragem é constantemente avaliada quando se utiliza o ACCO. O over jet é medido imediatamente após a colocação do aparelho e registado no mesmo

maneira em cada visita. Nenhum esforço é feito para apoiar o ancoradouro dos incisivos a menos que o sobrejacto aumente em mais de 2 mm. Se a perda de ancoragem exceder 2 mm, pode ser aconselhável remover a proa labial do aparelho, fixar os incisivos, e colocar um fio seccionado de modo a que 100 g de elásticos Classe II possam ser colocados.

Para controlar a força de reacção da ancoragem do arco inferior dos elásticos pode ser controlada utilizando um pára-choques labial. Quando não existem segundos molares presentes, a expectativa dos autores é que o aumento do sobrejacto, na maioria das vezes, não exceda 2mm. Quando os segundos molares estão presentes e é necessário mais de 4 mm de movimento molar, o overjet aumentará mais de 2 mm na maioria dos pacientes, particularmente se a discrepância entre o molar maxilar e o mandibular for superior a 3 mm. Uma vez que a perda problemática de ancoragem ocorre mais frequentemente quando os segundos molares estão presentes, uma modificação do ACCO consiste em construir o aparelho com duas molas de dois dedos, uma para cada molar.

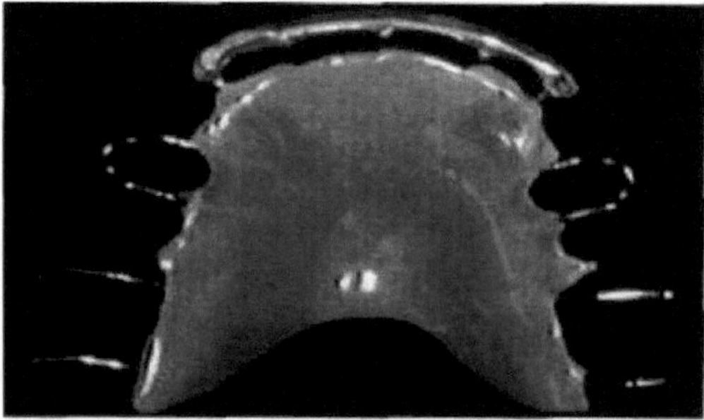

Figura 27 DESIGN ACCO

Em resumo, o ACCO oferece um meio removível de aplicar forças de acção constante para distalizar os molares. Pode ser modificado para mover primeiro e segundo molares em tandem, bem como produzir movimento assimétrico quando necessário. O movimento é em grande parte basculante, exigindo uma sobrecorrecção para realizar a correcção dos molares subsequentes. A ancoragem é principalmente palatal, com apoio do segmento incisivo. É prontamente aceite pelos pacientes e parece produzir um movimento molar de aproximadamente 1 mm por mês.

Aparelho ACCO modificado

B.Guliano Maino e Paloa Mura *et al.*[73] , em 2006 introduziram uma versão modificada do aparelho ACCO. A segunda geração de ACCO foi alterada para proporcionar um controlo adicional de ancoragem e vantagens no tratamento multi-braçado. A principal diferença é que o fecho Adams que envolve cada primeiro pré-molar termina numa hélice embutida na placa acrílica. Quando a extremidade distal do fecho é cortada, este torna-se uma mola de dedo utilizada para distalizar o primeiro pré-molar.

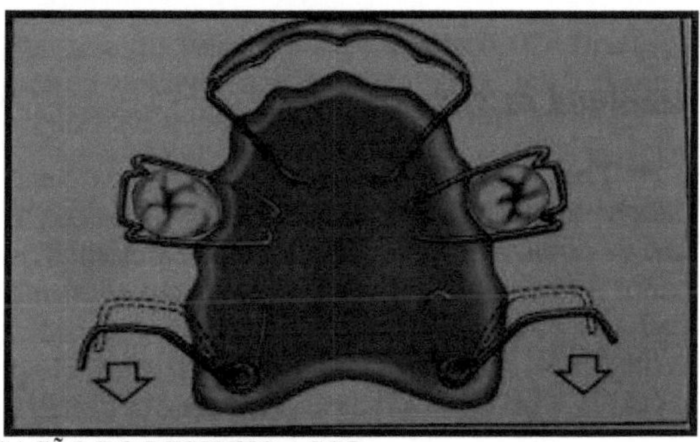

Figura 28. MODIFICAÇÃO DO DESENHO ACCO

Com o aparelho ACCO original, a distalização terminou quando o primeiro molar tinha sido sobrecorrigido para uma super relação de Classe I e o segundo pré-molar se tinha desviado para longe. Com o aparelho modificado, o tratamento continua até que ambos os pré-molares sejam de Classe I e que alguma distalização canina espontânea tenha ocorrido.

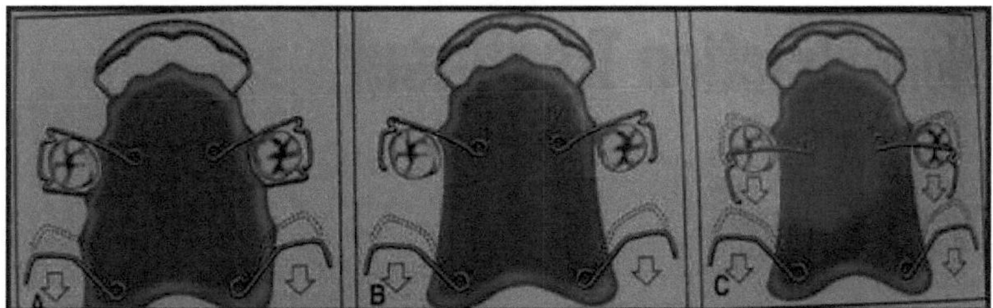

Figura 29 MOVIMENTO MODIFICADO DE ACCO MOLAR MODIFICADO

Vantagens sobre a mecânica convencional:

1. Movimento dentário mais rápido, devido à eliminação da fricção entre a ranhura do braquete e o fio do arco.

2. Evitar a perda de ancoragem dos molares superiores que está normalmente associada à retracção dos pré-molares.

3. Limitação do desgaste elástico de Classe II às fases canina e de retracção dos incisivos, reduzindo assim os efeitos secundários indesejáveis no arco mandibular. Isto é particularmente significativo em casos hiper divergentes. Nos quais é imperativo minimizar o

efeito extrusivo dos elásticos, muitas vezes utilizando elásticos curtos que não afectam os molares.

4. O ACCO modificado em conjunto com o arnês de tracção elevada assegura o controlo vertical ao longo de todo o processo de distalização.

5. Resistência ao crescimento mandibular no sentido anti-horário em pacientes bracicefálicos com mordidas profundas, meios do plano de mordida anterior e tracção cervical.

6. Em casos hipodivergentes, é aconselhável obter a relação molar Super Classe I o mais cedo possível, mesmo que ocorra a inclinação da coroa. Durante a retracção subsequente dos pré-molares, as raízes molares podem ser erguidas ajustando a altura do arco facial do arnês para que passe acima do centro de resistência do molar. Assim, durante o tempo necessário para a distalização corporal dos molares, o primeiro e o segundo pré-molares são também distalizados.

7. Distalização assimétrica, até e incluindo os primeiros pré-molares, sem afectar as posições dos dentes restantes.

8. Ajustes rápidos e simples por parte do clínico.

Aparelho de distalização Interarch
1) K-Loop
O aparelho baseado nos princípios de Burstone foi concebido pelo **Dr. Varun Kalra**[74] **(1995)** para conseguir movimento corporal ou inclinação controlada ou não controlada dos molares, conforme requerido pelo caso. Ao alterar a relação momento/força, o médico pode conseguir movimento corporal, inclinação controlada ou incontrolada, conforme requerido pela caixa.

Um aparelho eficiente, mas simples, provoca uma distalização molar sem grande perda de ancoragem
mesmo após a erupção dos segundos molares.

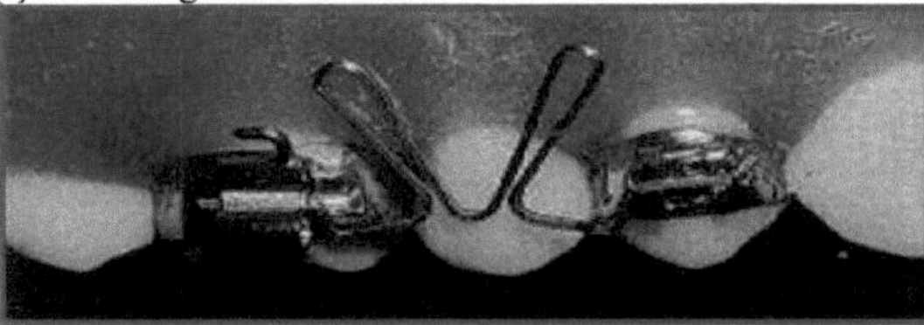
Figura 36 K-loop

Componentes:
1. 0,017" x 0,025" fio TMA Kloop.
2. Botão de Nance para resistir à ancoragem.

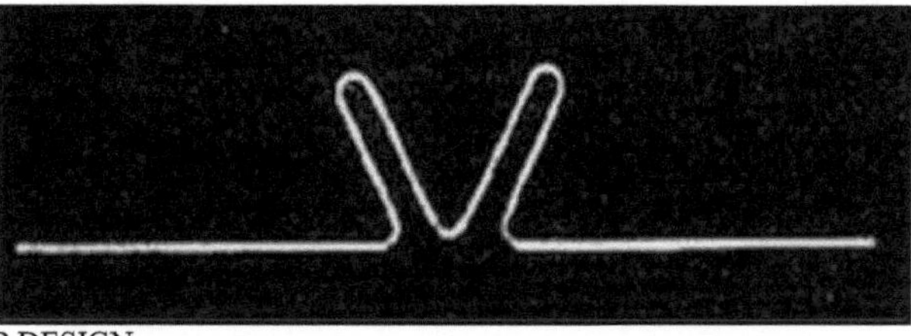

Figura 37 LOOP DESIGN

O laço K é feito de fio CAN (TMA) de 0,017 x 0,025 polegadas, que pode ser activado duas vezes mais do que o aço inoxidável antes de sofrer deformação permanente, e o laço feito de TMA produz menos de metade da força de um feito com aço inoxidável.

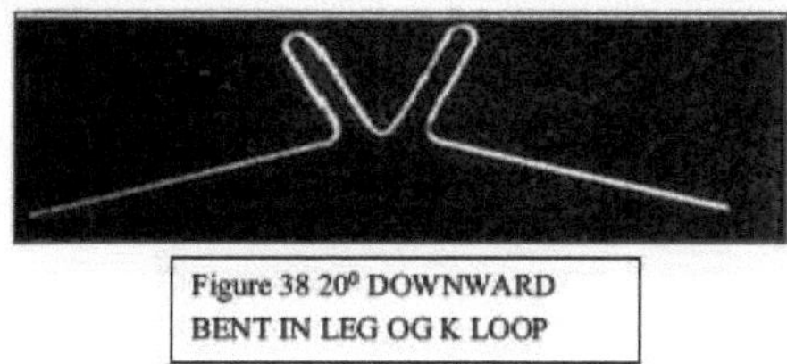

Cada laço deve ter 8 mm de comprimento e 1,5 mm de largura. As pernas de k são dobradas 20^0 e inseridas no tubo molar e no suporte pré-molar. O fio é marcado na mesial do tubo molar e na distal do suporte do pré-molar. As paragens são dobradas 1 mm para a distal

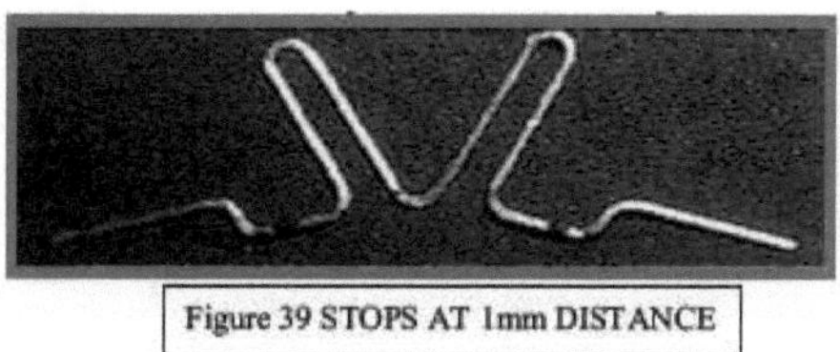

marca distal e 1 mm mesial para a marca mesial. Cada paragem deve ser bem definida e ter cerca de 1,5 mm de comprimento. Estas curvas ajudam a manter os aparelhos afastados da dobra mucobucal permitindo uma activação de 2 mm do laço k. As 20^0 curvas nas pernas do aparelho produzem momentos que neutralizam os momentos de inclinação criados pela força do aparelho e estes momentos são reforçados pelo momento de activação, à medida que o laço é apertado no seu lugar.

Assim, o molar sofre um movimento de translação em vez de tombar. O movimento radicular continua mesmo depois de a força se ter dissipado. Se não for desejada uma força extrusiva ou intrusiva contra o molar, é importante centrar o laço k entre 1st molar e o pré-molar.

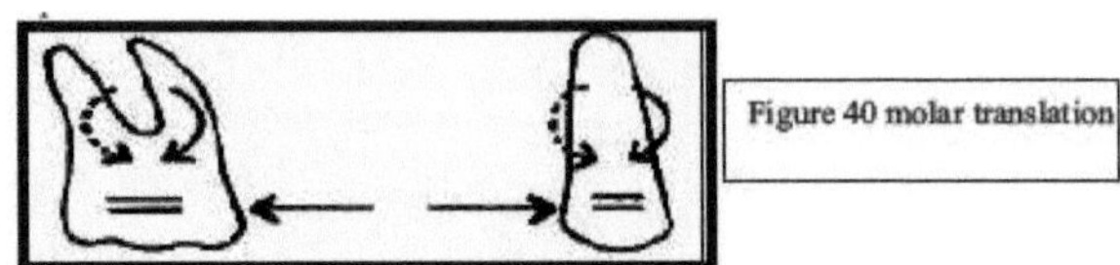

Para movimento molar adicional o aparelho é reactivado 2 mm após 6-8 semanas. O laço é fácil de remover do tubo molar, uma vez que a extremidade distal do fio não é dobrada. Se o aparelho for aberto na sequência apropriada, a reactivação manterá a mecânica original. Na maioria dos casos, uma reactivação que produza um total de até 4 mm de movimento distal é suficiente.

O botão Nance palatal, mantido no lugar por fios que se estendem a partir de bandas nos 1st pré-molares ou 1st molares decíduos é o principal responsável pela prevenção do movimento anterior de 1st pré-molares. O botão deve ser suficientemente grande para proporcionar uma ancoragem adequada e evitar o impacto do tecido, mas deve ser mantido longe dos dentes, tal como os molares, os pré-molares experimentam uma força de translação em vez de uma força de inclinação

O que acrescenta mais resistência ao movimento anterior. Os pré-molares movem-se aproximadamente 1 mm para a frente durante 4 mm de Distalização molar; isto é semelhante à perda do ancoradouro

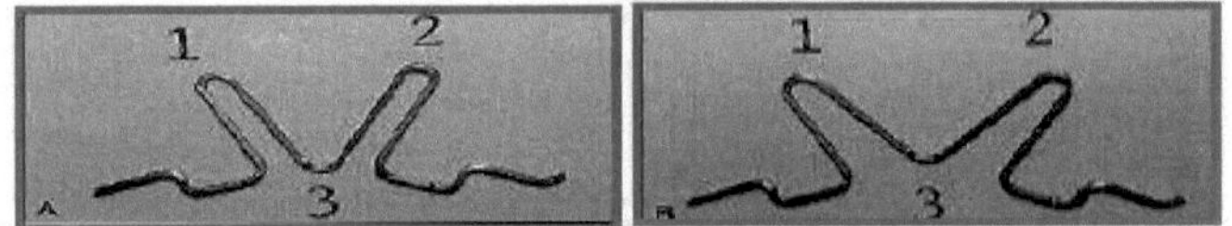

Figura 41 Desenho k-loop

em ímanes e uso de mola de bobina NiTi. Se, o ancoradouro necessário pode ser reforçado com arnês de cabeça.

<u>Biomecânica</u>

As curvas de 40° de empena no K-loop produzem momentos que neutralizam os momentos de inclinação criados pela força do aparelho. Além disso, à medida que o laço é apertado no lugar, estes momentos são reforçados pelo momento de activação. Inicialmente, a activação de 3mm da mola produz cerca de 175 gramas de força. A relação momento/força no molar e primeiro pré-molar é de cerca de 6:1. No entanto, à medida que a mola se desactiva, a força diminui, mas os momentos permanecem activamente constantes. À medida que a força se dissipa, resulta num aumento dramático da relação momento-força de cerca de 5000:1. Assim, o molar sofre mais um movimento de translação do que de inclinação.

É importante centrar o K-loop entre o primeiro molar e o primeiro pré-molar se uma força extrusiva ou intrusiva sobre o molar não for desejada.

Vantagens:

Φ Simples mas eficiente.

< ■ Controla o momento de forçar a razão para produzir o movimento corporal, a inclinação controlada ou não controlada, conforme desejado.

< ■ Fácil de fabricar e de colocar.

Φ Higiénico e confortável para o doente.

< ■ Requer mínima cooperação por parte do doente.

Indicações de Utilização

1. A mola distalizadora K-loop molar é mais frequentemente utilizada na dentição permanente precoce. No entanto, por vezes, também pode ser utilizada na dentição mista.

2. Os aparelhos de distalização molar parecem ser os mais adequados para o tratamento de más oclusões dentárias de Classe, com movimento mesial do molar, resultando em pré-molares ou caninos bloqueados.

3. Deve ser dada especial atenção ao reforço da ancoragem do molar após a sua distalização.

4. As taxas unilaterais de distalização tributam menos o ancoradouro; por conseguinte, é de esperar um maior ganho líquido na distalização molar nestes.

2) PendulumAppliance

Isto foi introduzido pelo ***Dr. Hilger***[75] em 1992. É um aparelho híbrido que utiliza um grande botão acrílico Nance no palato para ancoragem, juntamente com uma mola TMA de 0,032" que fornece uma força leve e contínua aos 1st molares superiores sem afectar o botão palatino. Assim, o aparelho produz uma força ampla, oscilante ou pêndulo de força desde a linha média do palato até aos molares superiores.

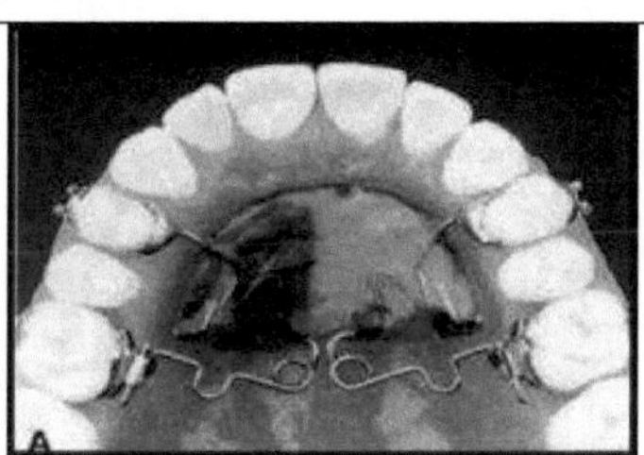

Figura 42 Aparelho de pêndulo
Fabrico:
1. Parte activa
2. Parte de âncora passiva

Desenho do aparelho:

Parte activa:

Composto por molas pêndulo direito e esquerdo, formado por um fio 0,032 TMA, consiste num fio de inserção molar curvo, um pequeno laço de ajuste horizontal, uma hélice fechada e um laço para retenção no botão acrílico.

As molas estendem-se de forma tão próxima do centro do palato quanto possível para maximizar o seu raio de acção, para permitir a inserção mais fácil de molas em bainhas palatinas molares e para reduzir a força para um alcance aceitável. As molas são também montadas o mais próximo possível dos aspectos distais do botão Nance, que ainda permite o acesso ao acrílico para polimento. A irritação da língua durante a deglutição é minimizada através da extensão da extremidade distal das molas ao botão. A bainha lingual nos molares superiores deve ser de 0,036 polegadas, para que o fio 0,032 encaixe frouxamente.

<u>Componente passiva:</u>

A porção anterior do aparelho pode ser retida de várias maneiras, Primeiro aparelhos que foram feitos; o botão Nance foi mantido no lugar com repouso oclusal sobre os molares decíduos ou o primeiro e segundo bicúspides.

O segundo método de retenção é a banda dos primeiros bicúspides superiores ou primeiros molares decíduos, soldar um fio de retenção às bandas, e utilizar estes dentes como ancoragem anterior principal para o aparelho. O repouso ligado oclusivamente nos segundos pré-molares superiores ou segundos molares decíduos acrescenta ainda mais estabilidade ao botão de lança, estes pontos podem ser removidos mais tarde no tratamento para permitir que os segundos pré-molares derivem para longe.

O botão de Nance deve ser o maior possível para evitar qualquer impacto de tecido. Deve estender-se até cerca de 5mm dos dentes, para evitar a manga altamente vascular do tecido perto dos dentes e para permitir uma higiene adequada.

A mola pendular produz uma força leve e contínua sobre o maxilar 1st molares. A mola também pode ser ajustada para expandir e rodar o maximo de 1st molares. O arame de inserção de 0,032" re-curvado molar encaixa na bainha lingual de 0,036" na banda máx. 1st molar. É vital que este fio possa ser torcido durante o ajuste e activação da hélice, o que poderia afectar negativamente os molares maxilares.

Devido à natureza das molas do pêndulo que são de comprimento constante, o comprimento máximo. Os molares têm uma tendência para se deslocarem lingualmente quando distalizados. Para compensar esta deficiência é prudente abrir o laço de ajuste horizontal utilizando um alicate de bico de pássaro, que alonga as molas do pêndulo e ajuda a evitar o movimento lingual indesejado. Este laço de ajuste horizontal acrescenta alguma flexibilidade ao fio, o que também facilita a inserção da mola do pêndulo nas bainhas linguísticas.

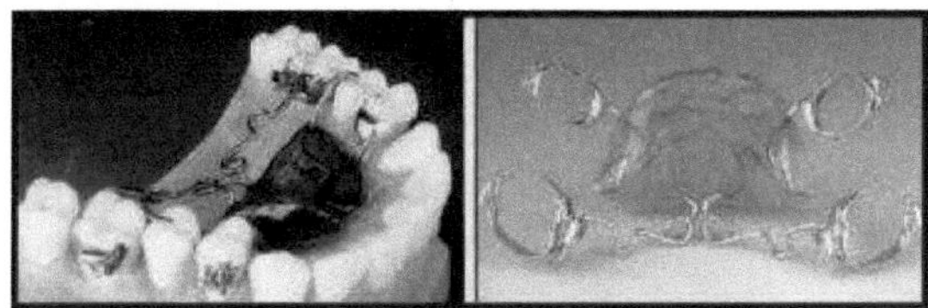
Figura 43 Aparelho de pêndulo

Fabrico de aparelhos:

Os primeiros pré-molares e molares são soldados em 1st fio de aço inoxidável molar permanente 0,036" adoptado no lado lingual do pré-molar e é soldado às bandas, duas molas pendulares com fio TMA 0,032" adaptado ao longo do paladar. No seu ponto de fabrico deve haver uma folga de cerca de 3 mm entre as molas na linha média, caso contrário, após a activação total a mola tende a sobrepor-se à mola não deve fazer com o palato em nenhum ponto e deve ser mantida bem afastada.

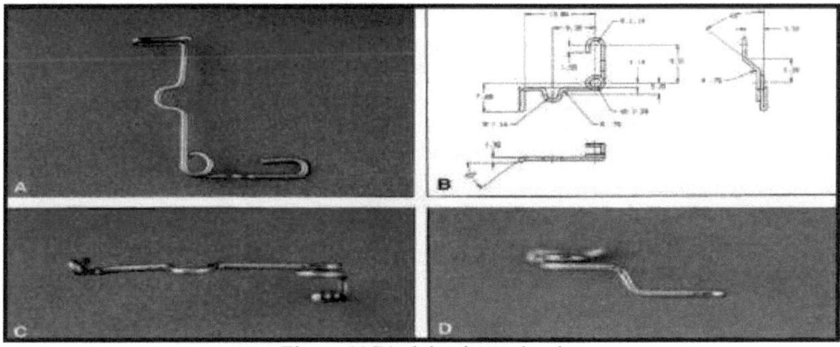
Figura 44 Pêndulo vista oclusal

AO vista cclusal da mola Pendulum, com pequeno laço de ajuste horizontal a meia distância. B. Dimensões da mola Pendulum de tamanho médio em mm (o vão real depende da largura palatal). C. Vista distal da mola; a porção recurvada que cabe na bainha lingual é orientada verticalmente. D. Vista lateral da mola; nota de porção retentiva, permitindo que a mola seja colocada mais oclusivamente e reduzindo as forças extrusivas.

Durante a fabricação das molas pendulares deve ser evitada a manipulação excessiva do arame. As molas devem ser feitas para se deitarem umas às outras e para a linha média. As molas horizontais devem ser verificadas quanto ao seu assento adequado nas bainhas linguísticas e devem ser feitas para a bainha lingual para a bainha lingual. Depois de todos os segmentos serem feitos, devem ser adequadamente estabilizados e um botão acrílico deve ser feito com uma resina auto-polimerizável.

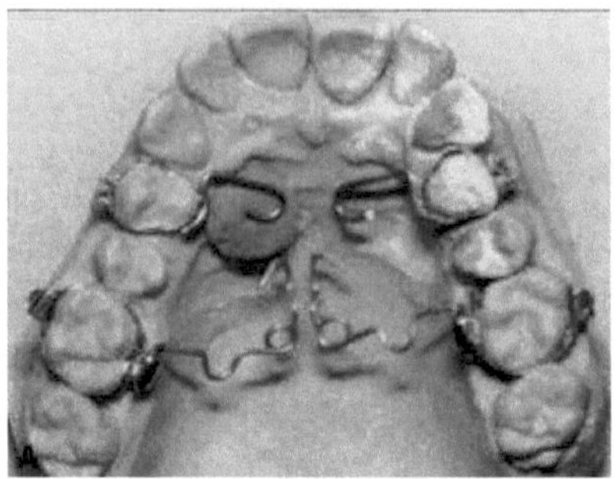
Figura 45 botão palatal deve ser mantido a 2 mm de distância do tecido mole

O botão palatal deve ser mantido a 2 mm de distância do tecido mole e deve ser grande. É polido e depois são cimentadas bandas pré-molares seguidas de molares. Para ajustes e colocação de laços na bainha lingual, é utilizado o alicate utilitário Weingart.

Activação: Embora as molas pendulares possam ser activadas intra-oralmente, é muito mais eficiente activá-las previamente antes da colocação do aparelho. Se for necessário um movimento molar distal significativo, as molas devem ser activadas paralelamente à linha média do palato (perpendicular ao corpo do aparelho). Isto parece ser uma activação excessiva, mas cerca de um terço dela perde-se na colocação, e a pressão restante é facilmente tolerada pelo paciente.

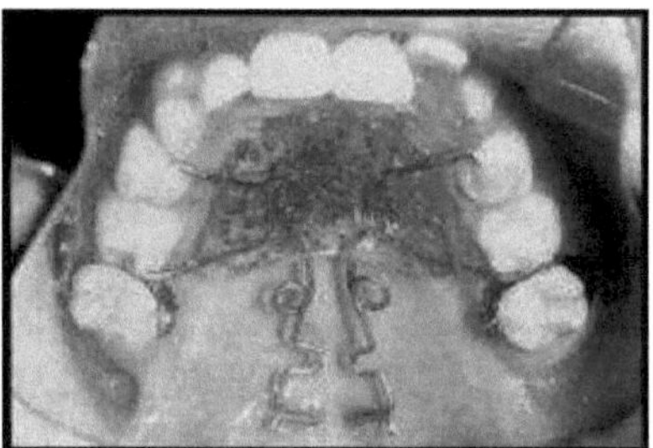
Figura 46 Activação do pêndulo

O aparelho é activado utilizando um alicate de bico de pássaro, mantendo o bico redondo no interior e o bico quadrado no exterior; as molas são abertas e feitas paralelamente à linha média. Durante a activação deve ter-se o cuidado de evitar a abertura ou o alargamento da bobina. Uma vez colocado o aparelho, cada mola pendular é antecipada com a pressão dos dedos, a extremidade mesial do laço recurvo é agarrada com um alicate Weingart, e a mola é sentada na bainha lingual.

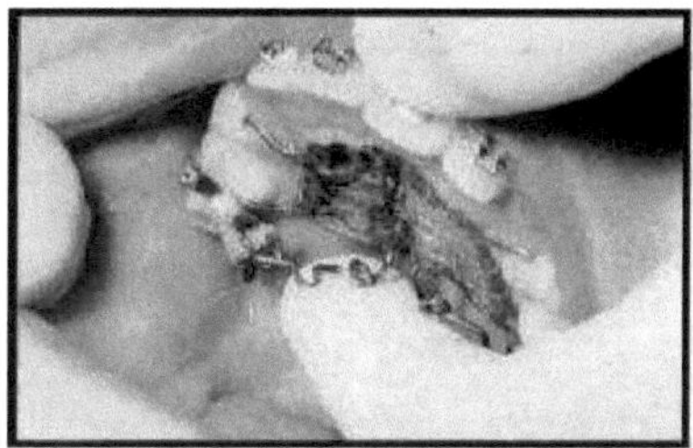
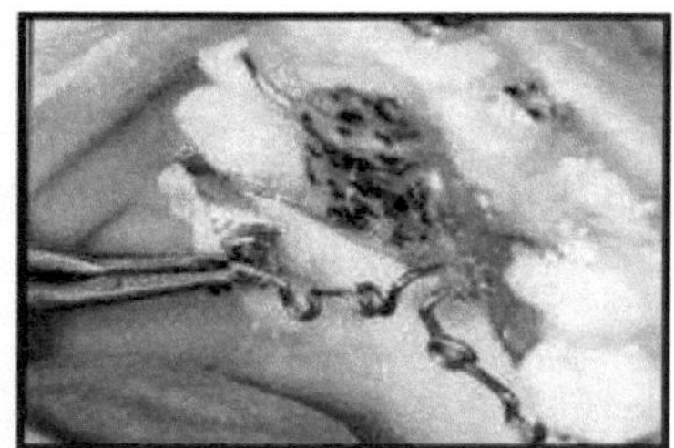

Figura 47 Inserção activa do braço com

O pequeno laço de ajuste horizontal permite alguma compressão lingual da mola durante a colocação. Se a rotação molar tiver sido incorporada na porção recorrente da mola, pode ser mais fácil agarrar a base desta porção com o alicate.

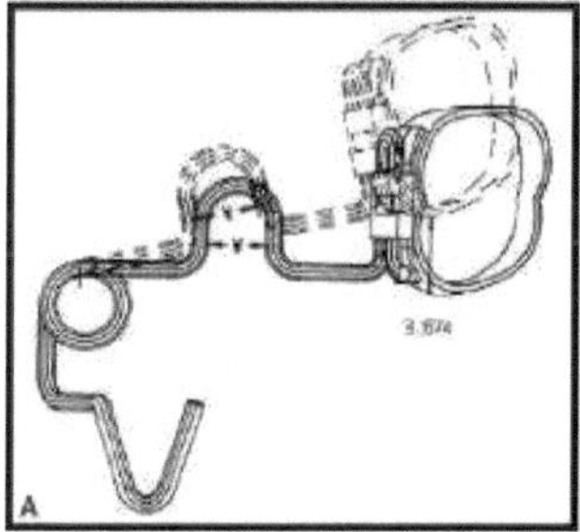
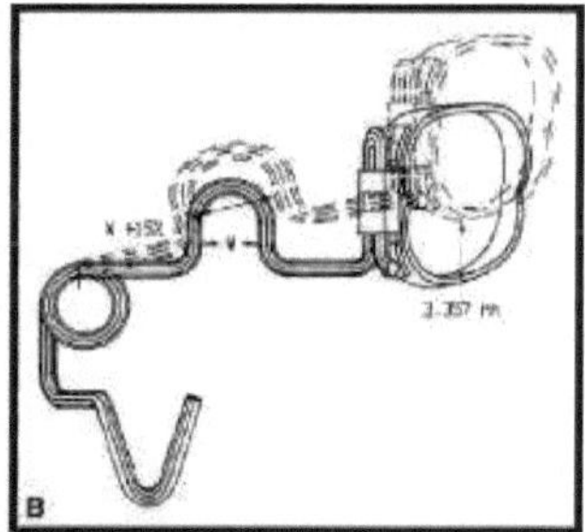

Figura 48 Movimento distal dos molares com ajustamento em U loop.

Como o molar é conduzido para longe, move-se num arco em direcção à linha média do aparelho, por outras palavras, em direcção à mordida cruzada. Esta tendência pode ser contrariada abrindo ligeiramente o laço de ajustamento para aumentar a expansão e a rotação do molar. A ponta da raiz distal também pode ser produzida ajustando este laço horizontal na mola Pendulum. A inclinação da parte recorrente da mola no laço provoca um movimento distal mais directo dos molares.

Reativação:

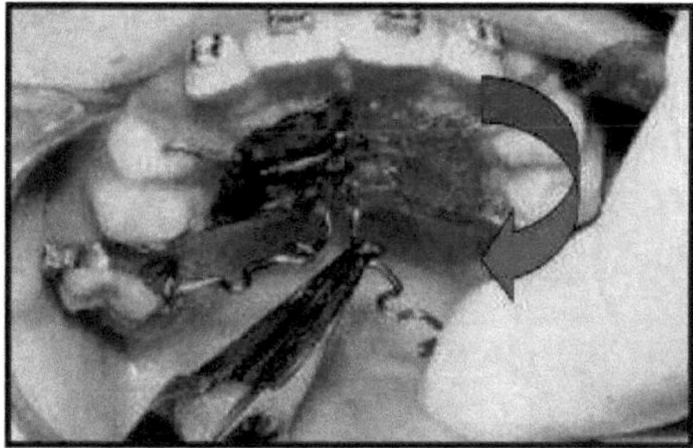

Figura 49 Reativação do pêndulo

O doente deve ser visto de três em três semanas para que a pressão da mola possa ser verificada. A reactivação é feita após a remoção do aparelho, segurando a hélice com um alicate de bico de pássaro e a mola é reactivada empurrando-a distalmente para a linha média.

É reinserida na bainha.

<u>Estabilização:</u>

1. A porção de nance é removida e o aparelho fixo superior completo é colado. Um arco superior de utilidade retém os molares com os incisivos como ancoragem. Os segmentos bucais são então retraídos, geralmente com corrente elastomérica, para consolidar os espaços que foram abertos.

2. Após a remoção do aparelho pendular, é colocado imediatamente um botão de Nance (Insta Nance) mais pequeno e mais fácil de limpar, que é colado.

3. Todo o arco superior é colado / bandado e é colocado um arco contínuo com um arco mesial de ómega loops para o tubo superior de 1st molar.

4. Um arnês é usado durante alguns meses, enquanto os segmentos bucais se deslocam para longe.

<u>Critérios de diagnóstico:</u>

1. Capacidade de abertura da mordida anterior, que é um problema do tipo Dolicofacial, que pode prevenir através de protectores de cabeça direccionais, extracção conservadora, ligações palatinas.

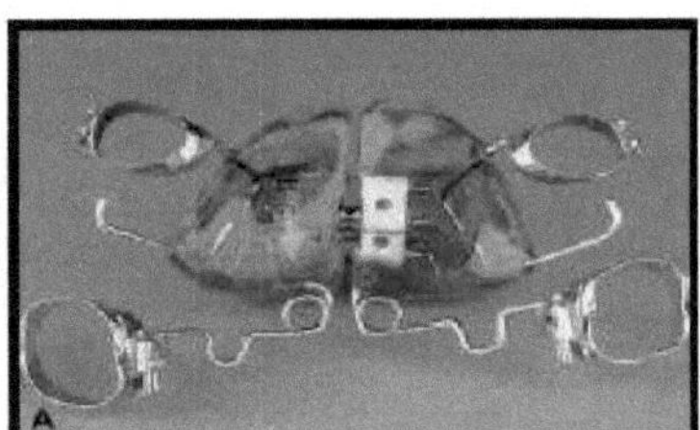

Figure 50 Pendex appliance

2. Se a expansão for necessária, o macaco palatino médio pode ser incorporado no centro da porção de nance - a força "***PENDE-X***" produzida é de 200 a 250Gms.

3. O aparelho de pêndulo pode ser utilizado para recuperar espaço perdido através da deriva mesial dos primeiros molares superiores, quer devido à perda precoce dos segundos molares decíduos, quer devido à impacção dos primeiros molares sob o contorno distal da coroa dos molares decíduos.

Limitação do aparelho Pendulum:

1. Torque ou rotação dos molares: se a hélice não for ajustada correctamente, a mola pendular pode ser distorcida e pode resultar numa rotação ou torção indesejável dos molares.

2. A acumulação de alimentos e placas sob o acrílico palatino causa uma ligeira inflamação dos tecidos. Isto não limita a utilização deste aparelho.

3. O laço de hélice activado das molas do pêndulo provoca a geração de forças anteriores recíprocas contra o acrílico palatino e o palato com um acrílico palatino maior, as forças

geradas são espalhadas por uma área mais ampla com o mínimo de irritação do tecido palatino.[76]

Também se verificou que o aparelho de pêndulo é um método fiável para distalizar os molares superiores à custa de uma perda moderada de ancoragem. As vantagens do aparelho residem na sua dependência mínima da adesão do paciente, facilidade de fabrico, activação única, ajuste das molas se necessário para corrigir posições molares transversais e verticais menores, e aceitação do paciente. O movimento médio dos molares superiores foi de 3,4 mm com uma inclinação distal de 8,4 graus. No entanto, houve um movimento mesial de 2,5 mm do primeiro pré-molar, o que representa alguma perda de ancoragem, pelo que, por cada milímetro de movimento do molar distal, o pré-molar moveu-se mesialmente 0,75 mm.

Várias modificações do Pendulum Appliance:

1. MPendulum[77]

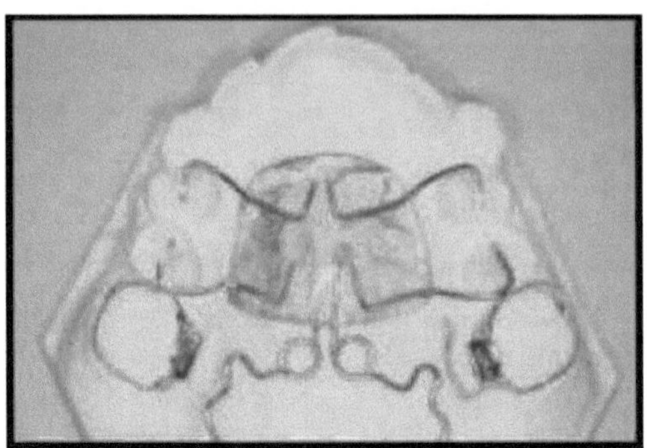

Figura 51 M Pêndulo

Nesta modificação do aparelho pendular, os loops horizontais são invertidos para permitir a distalização corporal dos molares. . Uma vez ocorrido o movimento distal dos molares, o laço pode ser activado simplesmente através da sua abertura. A activação produz uma elevação bucal e/ou distal das raízes molares e, assim, um verdadeiro movimento corporal em vez de uma simples inclinação ou rotação. As curvas de pré-ativação dadas antes da colocação intraoral são também de 40 a 45 graus em vez de 60 graus como na pendularidade convencional ou na pendularidade de Hilger.

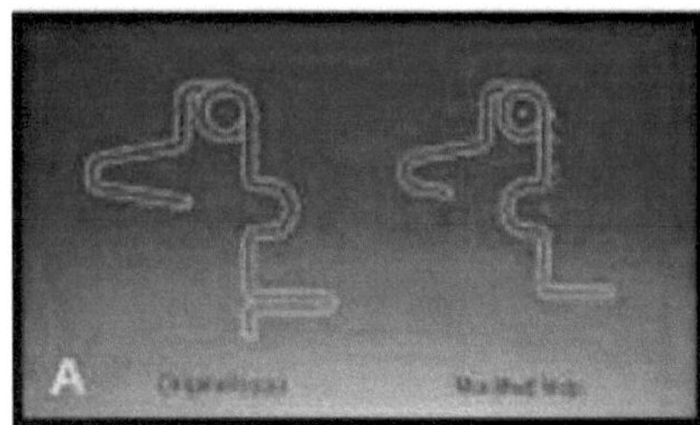
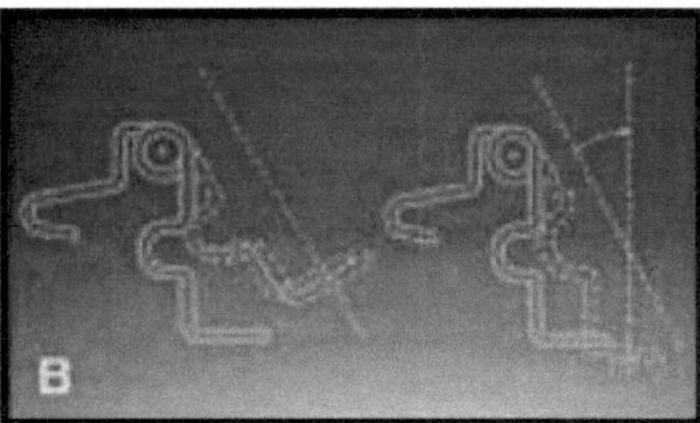

Figura 52 Curvas de pré-ativação

As molas Pendulum são activadas a cerca de 40-45° com um alicate Weingart, resultando em cerca de 125g de força em cada lado. Esta activação é repetida até se obter a desejada distalização dos molares.

O laço invertido não deve ser ajustado até que a mola se tenha desactivado após cada fase de distalização. Um ajuste passivo das extremidades distais das molas Pendulum nas bainhas linguísticas, sem força distal aplicada às coroas molares, permitirá a inclinação para trás das raízes molares. As extremidades terminais das molas M-Pendulum são rectas, em vez de em loop como no aparelho original.

As molas Pendulum devem ser activadas principalmente através de uma flexão erótica das extremidades distais, como com uma barra palatina convencional. Após a distalização estar completa, as extremidades terminais das molas devem ser desactivadas para permitir um encaixe passivo nas bainhas molares linguais.

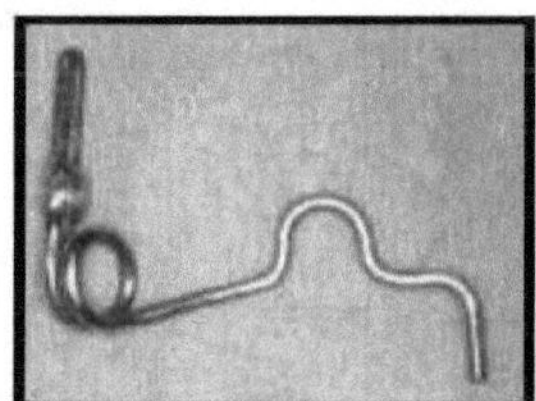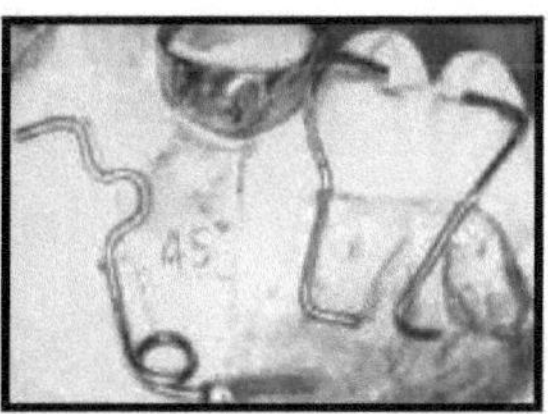

Figure 53 Removable arm of modified

2. Pêndulo modificado com braços amovíveis[78]
Uma outra modificação do aparelho M- Pendulum foi feita utilizando braços TMA removíveis que podem ser reactivados fora da boca.

Fabrico e Activação
O aparelho modificado é fabricado da seguinte forma:
Duplicar sobre dois comprimentos de 7-9mm de fio TMA de .032" para formar baionetas. Fixar cada baioneta a um braço M-Pendulum, quer usando um soldador a laser, quer enrolando fio de ligadura .010" à volta do braço e soldando a unidade juntamente com fio de prata e uma mini-chama. Incorporar cada baioneta no acrílico macio que será utilizado para formar o botão Nance, produzindo bainhas nas quais se inserem os braços amovíveis. Activar os braços conforme desejado no molde de trabalho.

Colocar o aparelho na boca, inserindo as extremidades terminais dos braços nas bainhas da banda molar lingual. Os braços removíveis podem ser reactivados durante o tratamento sem desossar e voltar a ligar os restos oclusais do botão Nance. O movimento distal molar pode então ser controlado com maior precisão do que abrindo os laços horizontais na boca. O Pêndulo convencional ou M-Pêndulo produz cerca de 5mm de distalização em três a quatro meses.

Com os braços removíveis, o movimento distal pode ser continuado a uma taxa de cerca de 1,5mm por mês durante o tempo necessário.

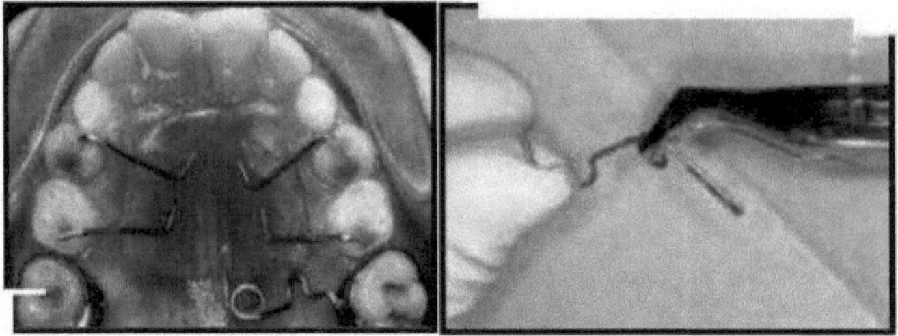

Figura 54 Distalização unilateral
<u>Vantagens</u>
<   ■ Redução dramática do tempo de cadeira.

<   > Princípios biomecânicos sólidos, produzindo resultados mais precisos e previsíveis.

<   ■ Substituição fácil das molas Pendulum sem pré-fabrico de todo o aparelho.

3)Aparelho de pêndulo modificado para controlo de ancoragem anterior[79]

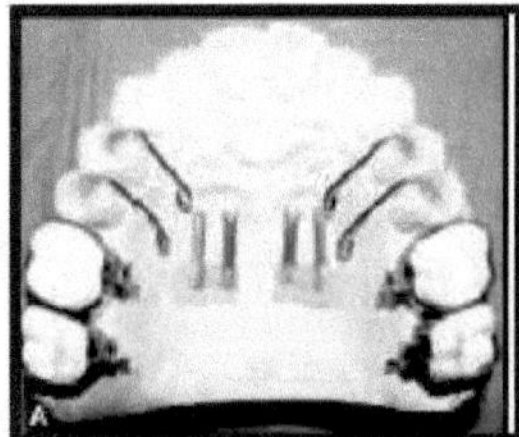
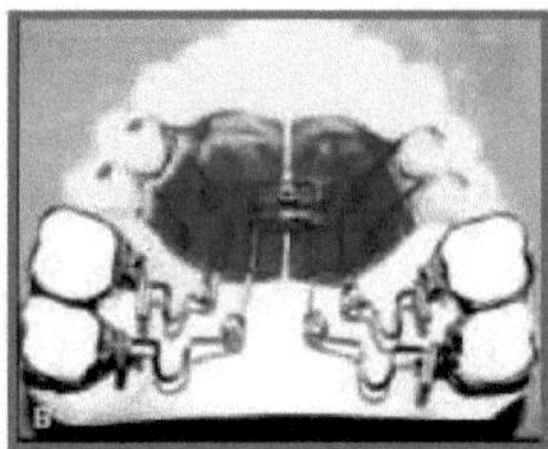

Figura55 Aparelho de pêndulo modificado para controlo de ancoragem anterior

Em caso de sobrejacto extremo ou quando a ancoragem é crítica, como por exemplo com apoio periodontal reduzido ou altura facial inferior excessiva, modificamos o pêndulo M utilizando quatro braços amovíveis, tanto para o primeiro como para o segundo molar. O diâmetro interno dos quatro tubos de aço inoxidável incorporados no acrílico corresponde ao dos braços TMA amovíveis. A pressão exercida pelo pêndulo será menor, uma vez que a força de distalização é utilizada para mover os segundos molares e os primeiros molares sequencialmente, em vez de simultaneamente. Uma vez que o segundo molar tenha sido distalizado, os seus braços são deixados passivamente no lugar para ancoragem, e os primeiros braços molares são activados para distalização e intrusão. Após os primeiros molares terem sido distalizados, o pêndulo é substituído por um botão de Nance.

Se a ancoragem anterior for crítica, recomendamos que o acrílico palatal do Pêndulo seja mantido fora de contacto com os incisivos. Além disso, o segundo braço bicúspide não deve ser cortado para distalização espontânea, e os bicúspides não devem ser movidos com molas que possam sobressair os incisivos.

<u>Discussão:</u>

Se se verificar um aumento do overjet após a terapia de Pendulum, este pode não ser causado pela perda de ancoragem anterior, mas por qualquer um dos seguintes factores:

1. Diagnóstico incorrecto de uma desarmonia oclusal-musculo-esquelética. Se a oclusão cêntrica for produzida numa posição avançada em relação à harmonia músculo-musculo-esquelética máxima, a mandíbula pode reposicionar-se após nivelamento e alinhamento, e o consequente aumento do sobrejacto pode ser interpretado como perda de ancoragem anterior.

2. Controlo vertical inadequado dos molares durante o tratamento. Isto pode levar a uma extrusão indesejável dos molares e, portanto, a uma rotação para trás da mandíbula e a um aumento do overjet. Recomendamos minimizar a utilização de elásticos intermaxilares com arcos leves, e utilizar arcos de fechamento com uma curva superior de Spee incorporada e curva inferior invertida.

3. Distalização molar. Como a Ricketts estabeleceu, para cada 3mm de distalização molar, a mandíbula gira 1° para trás.17 A rotação pode ser maior se os molares estiverem mesialmente inclinados inicialmente, de modo que a elevação distal provoca um aumento da dimensão vertical. Também pode ser exacerbada em pacientes com padrões faciais fracos.

4. Expansão do arco. Se um molar que deve ser movido distalmente estiver também em posição de mordida cruzada, podemos simultaneamente expandir o arco maxilar activando o parafuso Pendulum central ou os braços TMA. Durante a correcção da mordida cruzada, os molares passam por uma fase de contacto oclusal borda a borda, e a mandíbula gira 1,5-2° para trás. A partir desta posição até à oclusão normal, a mandíbula gira apenas 0,75-1° para a frente. Assim, uma rotação de 1° para trás permanecerá quando a expansão estiver terminada. Uma expansão mais lenta pode resultar numa rotação até 2° para trás, e se o torque molar for simultaneamente aumentado, a rotação pode ser ainda maior.

[3)] Aparelho Pendulum K [80,81]

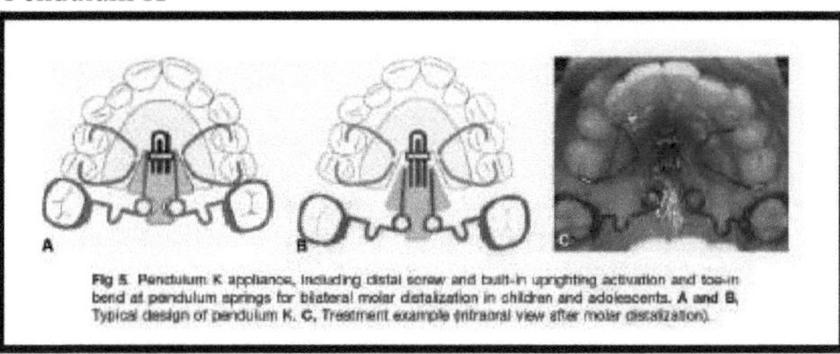

Fig 5. Pendulum K aparelho, incluindo parafuso distal e activação vertical e curva do pé incorporado nas molas pendulares para distalização molar bilateral em crianças e adolescentes. A e B, desenho típico do pêndulo K. C, Exemplo de tratamento (visão intraoral após distalização molar).

Tem um parafuso distal que desvia o botão palatino Nance em 2 partes: a parte anterior, utilizada para ancoragem e a parte posterior com as molas pêndulo e, portanto, os elementos activos do aparelho. Antes da colocação, as molas pêndulo são activadas para distalização (força dirigida: 180-200 cN) e recebem uma activação vertical adicional integrada (30°) e uma dobra dos dedos dos pés (15°). Durante as consultas de rotina, o ortodontista reactivou o aparelho intraoralmente, ajustando o parafuso distal sem que as molas pêndulo tivessem de ser removidas das bainhas molares palatinas. Dez

Figura 56 K pêndulo

Os ajustes do parafuso distal produziram uma aplicação de força adicional de 50 cN.

Num artigo "Uma avaliação do aparelho distalizador do pêndulo" de **Abu. A. Joseph** e **Chris Butchart**, estudaram os efeitos do Aparelho Distalizante Pêndulo na distalização molar na dimensão vertical e perda de ancoragem medida nos dentes incisivos e molares, e descobriram que a distalização ocorreu muito rapidamente com uma correcção excessiva para além de uma relação molar de Classe-2 completada num tempo médio de 3-4 meses. O movimento distal médio do primeiro molar superior foi de 5,1 mm. Este movimento foi acompanhado por uma alteração média na angulação de $15,7^0$. A perda de ancoragem foi evidente com um aumento médio na angulação dos incisivos de $4,9^0$ e um avanço médio no bordo incisal de 3,7 mm de dimensão vertical foi afectado.

5) Mini DistalizaçãoAppliances:Introduzido porHilgers.

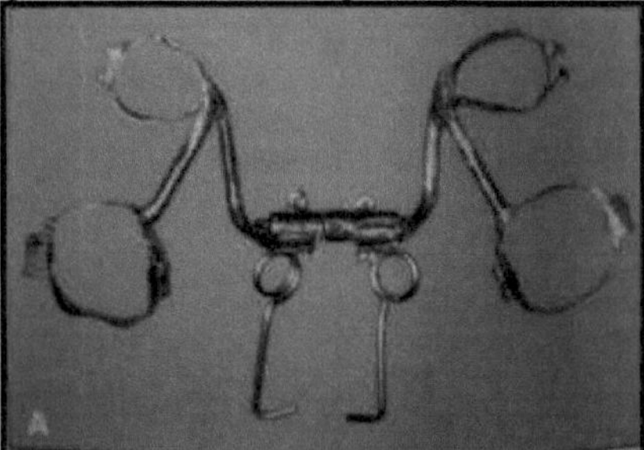

Figur 57 Mini distalização

Composto por um pequeno expansor tipo fuso que é soldado a bandas nos primeiros pré-molares superiores. A mola distalizadora é feita de fio TMA 0,032 fixado ao lado palatino do fuso com um laço achatado e recurvado encaixado numa bainha lingual trançada 0,036. Uma vez cimentado o aparelho, os braços linguais são colados aos segundos pré-molares ou segundos molares decíduos para melhorar a ancoragem. Utilizado em pacientes com padrão muscular mastigatório forte (Brachyfacial classe II div.2) e nos quais algum movimento de dentição anterior para a frente é aceitável, mesmo que desejável.

4] Jones Jig
Em 1992 Richard Jones e Michel White[82]

Introduziu o aparelho chamado Jones Jig; utilize uma mola aberta de níquel titânio para fornecer 70-75 gm de força, sobre uma gama de compressão de 1-5 mm aos molares. O

74

aparelho é capaz de produzir distalização molar maxilar com segundos molares em erupção ou sem erupção, na dentição mista ou permanente, e em indivíduos em crescimento ou não em crescimento.

Desenho de aparelhos:

A montagem do Jig Jones consiste em bandas nos segundos pré-molares superiores ligadas a um arco palatino de Nance. O Jig principal foi fixado através do arnês e da ranhura do suporte a bandas superiores do primeiro molar. O desenho do aparelho consiste em mola de níquel titânio em bobina aberta. A mola helicoidal NiTi é deslizante sobre uma estrutura principal de .036, que tem acessórios para a fixação ao tubo do arnês e a ranhura do fio do arco no tubo triplo do primeiro molar superior. Um tubo ilhós é então colocado antes da mola; de tal forma que quando o tubo ilhós é empurrado distalmente a mola helicoidal de NiTi é comprimida, exercendo uma força de desatlização sobre os molares.

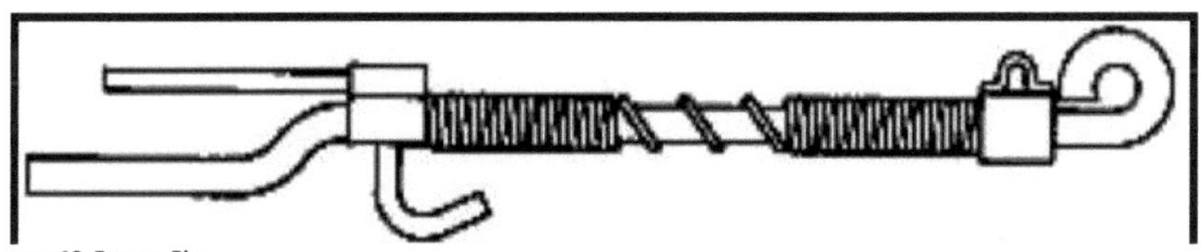

Figura 63 Jones Jig

A ancoragem é obtida a partir de um botão de Nance palatal, que é soldado às bandas pré-molares. O fabricante afirma que as forças são baixas e contínuas, pelo que a cooperação do paciente é eliminada. Embora o aparelho possa ser utilizado em qualquer altura durante todo o tratamento ortodôntico, tinha sido particularmente eficaz no início - os pacientes não necessitam de braquetes até que a correcção do molar seja alcançada.

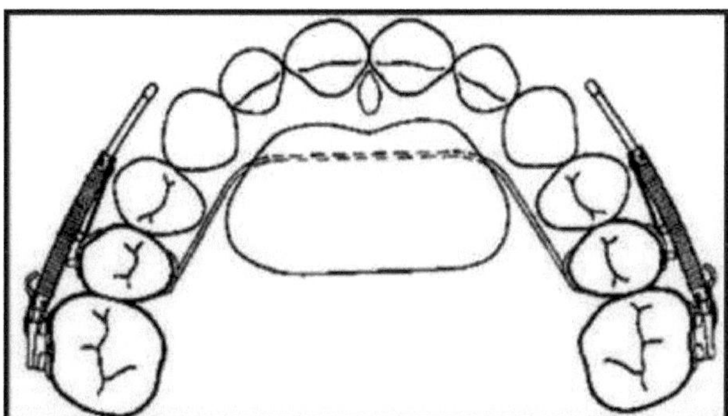

Figura 64 Jones Jig Vista oclusal

<u>Fabrico e instalação de aparelhos:</u>

Maxillary 2nd bicúspides são enfaixados, botão Nance é construído & soldado ao lingual de 2nd bicúspides e maxillary 1st molar são enfaixados. Forma de arco bucal

Contornado na moldura principal de .36", colocando-o perto da cúspide para evitar irritação dos lábios. O aparelho é montado colocando a mola seguida do tubo de ilhós deslizante, o último 5mm da armação de .036" é recozido. Este é enrolado num laço/parada confortável. O laço do laço mesial deve repousar na distal 1/3rd da cúspide; a ligadura de 0,010" é torcida à volta do mesial da asa do segundo bicúspide e fixada. A montagem é colocada no arnês e nas ranhuras de arame do arco e ligada com segurança.

As obras do mainframe devem ser paralelas ao plano oclusal. Uma extremidade do fio de ligadura, que foi previamente enrolada à volta do segundo bicúspide, é inserida através do tubo ilhósteo deslizante e irá molas, sendo comprimida por torção do fio de ligadura.

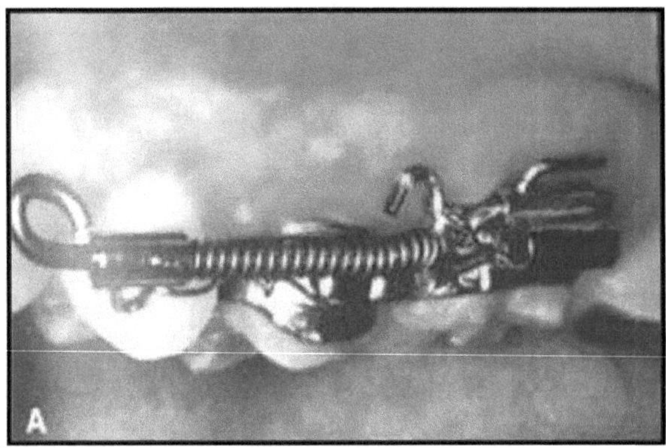

Figura 65 Jones Jig intraoral

O paciente é chamado após 4-5 semanas, se não houver ponta em molar ou bicúspide, a mola da bobina aberta é comprimida. Se houver aperto da ponta dos molares amarrar para trás é verificado & corrigido por esta, a ponta deve ser eliminada até à próxima consulta.

Ao colocar o contorno do arco bucal na armação do arco, a rotação do maxilar 1st molares é notada se a inserção do fio estabilizador na ranhura do arco for difícil ou exigir uma curva de 1st de primeira ordem, a perna .036" é inserida no tubo do arnês e o fio estabilizador permite que o arco fique bucal à ranhura do arco é ligado firmemente com fio de ligadura de .014" para evitar o enrolamento do aparelho. Em 2-3 marcações, o molar deve ter rodado distobucalmente de modo a permitir a fácil inserção do fio estabilizador na ranhura do arco.

Vantagens:

1. Não é necessária a cooperação do paciente.

2. Pode ser utilizado unilateralmente.

3. Não há componentes verticais para o sistema de força.

Tempo de tratamento:

• No Pseudo classe II onde é a classe rotativa I que precisa de ser corrigida, o tempo de tratamento é de 90-120 dias.

• Em verdadeiras relações molares de classe II, a relação de classe I corrigida pode ser alcançada em 120-180 dias. No entanto, o tempo de tratamento é ligeiramente aumentado nos padrões braquifaciais.

<u>Drawback:</u>

* A utilização do aparelho Nance provoca o impacto palatino do tecido.

* Despesas de laboratório

* É necessária uma marcação adicional para equipar o aparelho Nance.

* As bobinas exigem diligência extra na limpeza

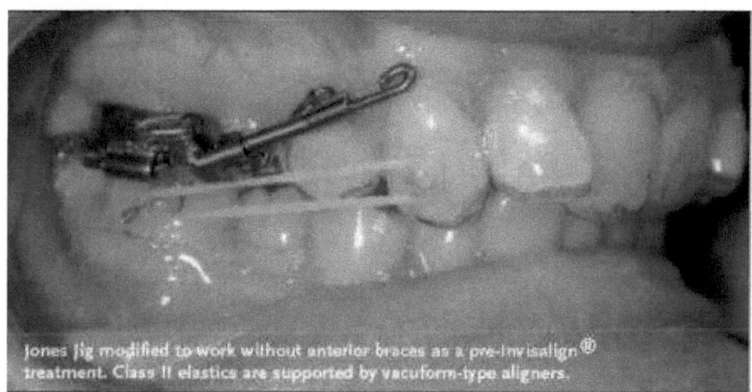

Para um aparelho mais previsível, o Jones Jig é modificado pelo Dr. Hickory para poder ser utilizado sem aparelho anterior (Figura 66). Como habitualmente, é colocada uma Nance dos primeiros pré-molares para ancoragem. Para evitar a utilização de alisadores de vacuforme de dentes anteriores, são utilizados alisadores com botões colados para suportar elásticos de Classe II. Pode considerar adaptar o(s) seu(s) aparelho(s) distalizante(s) molar mais eficiente(es) para ser adequado(s) para uso pré-Invisalign®.

<u>Brickman & Nanda</u>[83] <u>avaliou os efeitos do aparelho Jones jig no</u> movimento <u>distal</u> dos molares maxilares e os efeitos recíprocos nos pré-molares e incisivos maxilares.

As medições foram feitas numa amostra correspondente de 35 pacientes tratados com arnês cervical e comparadas com o resultado de 72 pacientes tratados com Jones jig. Ambas as séries de pacientes foram tratadas para corrigir uma relação molar de Classe II de Angle.

Os resultados da amostra do Jones jig mostraram;

<   ■ O movimento distal médio do primeiro molar superior foi de 2,51 mm e a inclinação distal de 7,53°.

<   ■ O movimento médio recíproco mesial do pré-molar superior foi de 2,0 mm e a inclinação mesial de 4,76°.

<   ■ O primeiro molar maxilar extrudido 0,14 mm e o pré-molar maxilar extrudido 1,88 mm.

Φ Os segundos molares superiores também foram movidos distalmente 2,02 mm e inclinados distalmente 7,89°.

<   ■ A amostra Jones jig demonstrou um movimento molar distal eficaz e a manutenção da

relação molar de Classe I. A amostra de arnês cervical mostrou resultados de tratamento comparáveis com o Jig Jones.

Φ A avaliação longitudinal mostrou diferenças significativas entre a amostra de jig Jones e a amostra de arnês cervical para o lábio inferior até à linha E e SNA.

< ■ 1. A amostra Jones jig mostrou uma diminuição média no lábio inferior para a linha E de 0,25 mm contra 1,20 mm para a amostra do headgearsple.

Φ 2. O SNA diminuiu 0,40° para a amostra Jones jig contra 1,20° para o arnês.

5] <u>Aparelho de jacto distal</u>

- Aldo Carano, MauroTesta[84] (1996)

Desenho de aparelhos

- Tubos bilaterais de 0,036" de diâmetro interno que são ligados a um <u>botão de </u>Nança acrílica.

- Uma mola helicoidal NiTi e uma pinça de parafuso deslizam sobre cada tubo.
- O fio que se estende do acrílico através das extremidades de cada tubo numa curva de baioneta que é inserida na bainha lingual da primeira molarbandas.
- Um fio de âncora do botão Nance é soldado a bandas nos segundos pré-molares.

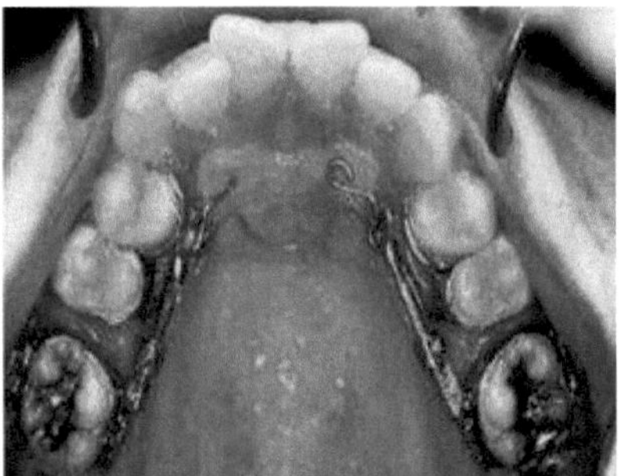
Figura 67 Aparelho de jacto distal

Componentes:
1. O conector Transpalatal - imobiliza rigidamente os pré-molares e fornece um suporte para o botão Nance.
2. A unidade director da baioneta - Lúmen da parte tubular suporta a baioneta molar, enquanto o seu diâmetro exterior suporta a mola e o fecho de activação.
3. A baioneta molar - É retirada da unidade directora da baioneta durante a distalização e é inserida na bainha lingual.
4. A paragem distal - Impede que a mola suba no braço vertical da baioneta molar enquanto se activa o aparelho.
5. Molas de níquel titânio - Duas gamas de força - 180 gms e 240 gms.
6. Bloqueios de activação - Para comprimir e activar as molas.

7. Chave de fecho - Para engatar e apertar o parafuso da fechadura de activação.

Activação:

• O Jacto Distal é reactivado deslizando a pinça para mais perto do primeiro molar uma vez por mês.

• Uma vez concluída a distalização, o aparelho pode ser convertido num retentor Nance simplesmente substituindo os conjuntos pinça-mola por acrílico de cura a frio e cortando os braços aos pré-molares.

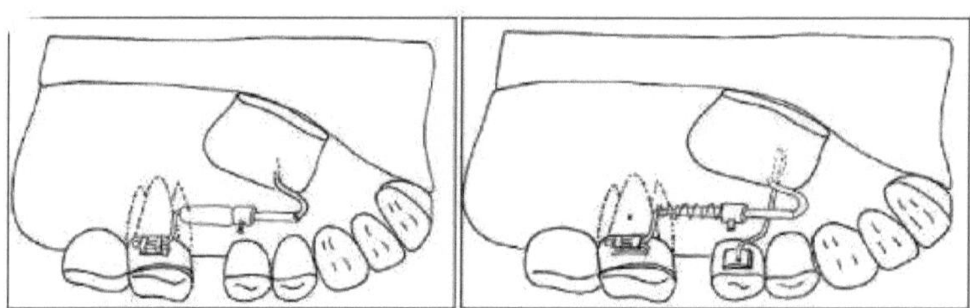

Figura 68 jacto distal de activação

<u>Vantagens</u>

• O aparelho é relativamente fácil de fabricar, fácil de inserir, é bem tolerado e isestésico.

• Activação fácil.

• Facilidade de conversão para um arco de Nance holding para manter as posições molares distalizadas.

• O Distal Jet também permite a utilização simultânea de aparelhos totalmente colados, evitando possivelmente a necessidade de duas fases de tratamento.

<u>Modificações do Distal Jet</u>

Bowman[85] (1998)

• Conversão para Nance Holding Arch:

Após a conclusão da distalização molar, o Jacto Distal é convertido num arco de retenção de Nance para evitar mais movimento distal e consequente perda de ancoragem.

• Pode ser feito por estes dois métodos:

• Uma forma de parar o movimento do fio de baioneta através do tubo é passar um acrílico fotopolimerizável à volta da mola da bobina, sobre a curva distal da baioneta, e sobre o colar de activação para produzir uma extensão sólida das bandas molares até ao botão acrílico.

• Envolver um fio de aço inoxidável de .014" à volta da extremidade do fio duplo de volta (estendendo-se para longe da bainha lingual na primeira banda molar) e amarrá-lo à volta do tubo apenas mesial ao colarinho de activação. A mola helicoidal deve ser completamente comprimida e o parafuso de fixação apertado para impedir o movimento mesial dos molares.

Aparelho de Jacto Distal Modificado por Quick & AngelaHarris[86]

O Distal Jet é um aparelho palatino fixo que é mais comummente utilizado para distalizar os molares superiores, quer unilateralmente quer bilateralmente.

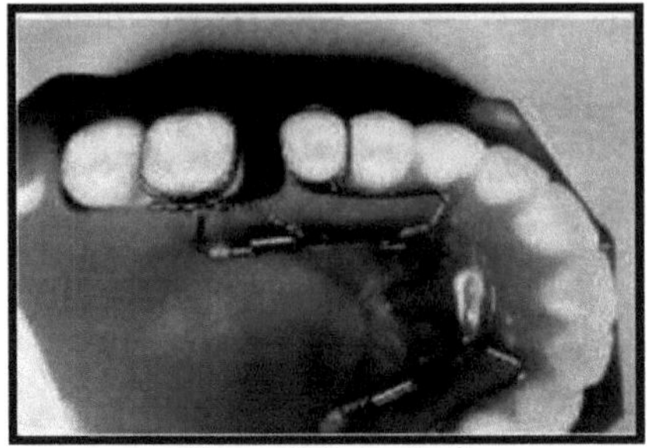
Figura 69 Jacto distal

Desvantagem: Mentiras na activação
- O aparelho é activado deslizando uma gola ao longo do tubo de suporte para comprimir uma mola helicoidal, fixando depois a gola no seu lugar apertando um pequeno parafuso de ajuste.
- Este procedimento é por vezes difícil devido ao pequeno tamanho do parafuso, à humidade e ao espaço confinado do ambiente intraoral, e à impacção dos alimentos na cabeça do parafuso.
- Além disso, a activação requer a utilização de uma pequena *chave Allen*, que tem o risco de ser engolida ou aspirada.

Desenho de aparelhos
- A base da modificação é a entrada traseira da secção deslizante na bainha molar lingual, de modo que o aparelho puxa em vez de empurrar os molares distalmente.
- O duplo fio de retorno (ou "pé") é inserido na bainha lingual a partir da distal. O pé deve ser um pouco mais comprido que a bainha para que possa ser atado de volta à secção deslizante com uma ligadura elastomérica ou metálica.
- O fio .030" ou .032" é adequado para as secções deslizantes. Os tubos de suporte de diâmetro interno correspondente estão incorporados no botão acrílico Nance.

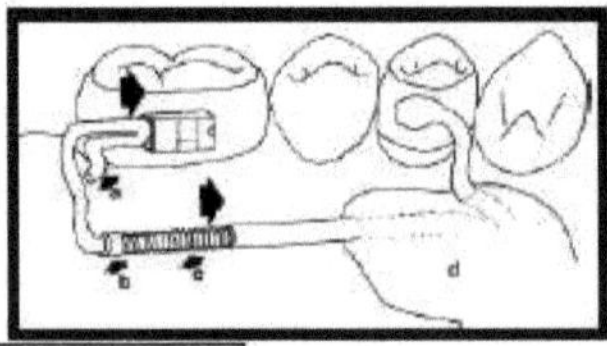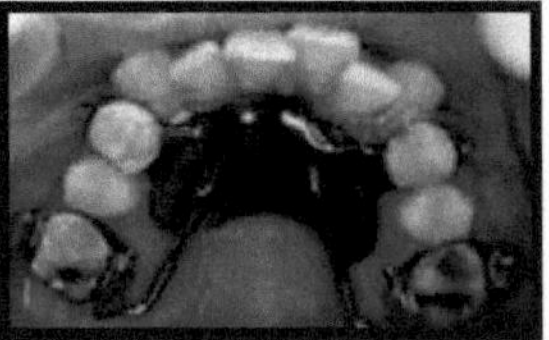
Figure 71 Modified Distal

JACTO DISTAL SIMPLIFICADO E ACTUALIZADO[87]

- Devido aos problemas frequentemente encontrados com a utilização dos aparelhos a jacto distal anteriores, Carano e Testa, mais uma vez juntamente com Bowman introduziram a última das modificações no ano (JCO2002).

- O mecanismo de bloqueio do jacto distal consiste em três componentes que interagem - fechadura, parafuso e chave de activação.

- Este parafuso e chave era demasiado pequeno para um controlo preciso e positivo do aparelho e demasiado pequeno para falhas em certas situações.

- O parafuso e a chave de activação são muito maiores e mais duráveis.

- O parafuso é colocado mais mesialmente e o barril horizontal da fechadura foi aumentado em 7 mm, alargando a gama de trabalho do aparelho e simplificando a activação e conversão.

- O novo barril é também muito mais estreito para melhorar o conforto do paciente para permitir um posicionamento mais preciso do tubo e do pistão.

- Foi feita uma pequena e importante mudança na pequena paragem distal que oferece resistência à mola para compressão, é fabricada em tubos de aço inoxidável e não se deforma sob pressão.

- Proporciona melhor resistência para uma compressão de mola mais consistente e positiva e forçar a entrega durante a distalização.

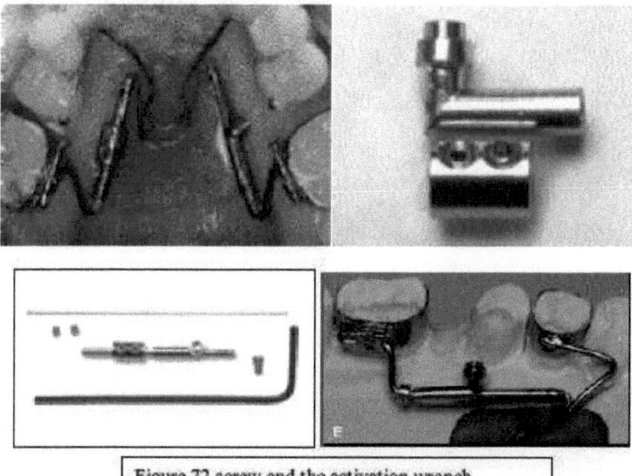

9] ÍMANES REPELENTES
Isto foi desenvolvido por **Gianelly no** ano de 1989[88]
DESIGN DE APARELHOS

- Um método de distalização do molar é através da utilização de aparelhos de nance modificados com a utilização de ímanes repelentes.

- O aparelho de nança modificado é cimentado no primeiro pré-molar, isto é para encorajar a deriva distal do segundo pré-molar que ocorre normalmente à medida que os primeiros

81

molares são movidos posteriormente

• O botão palatino acrílico estende-se anteriormente ao segmento incisivo por meio de um fio 0. 045" soldado ao aspecto lingual dos pré-molares.

• O componente acrílico é colocado tanto contra a abóbada palatina como contra os incisivos.

• As extensões distais bilaterais (fio de 0,045") com laços na extremidade são soldadas ao aspecto labial das bandas pré-molares de modo a que os laços se aproximem dos tubos molares.

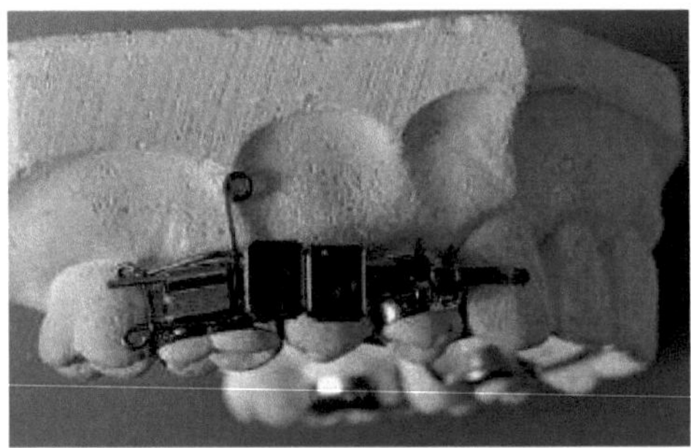

Figura 79.íman para a distalização
O aparelho de nance modificado serve 2 funções:

Activação dos Ímanes

Isto é por atar um fio de 0,4" através do laço e estendido anteriormente para rodear um gancho de atar mesial de volta aos ímanes. Quando apertados, os ímanes são mantidos em contacto.

Conter a Força de Reacção que Surge dos Ímanes

Activação

Os ímanes foram activados apertando um fio de ligadura de 0. 014" para pôr os ímanes em contacto.

A reactivação foi feita uma vez por semana.

Os fabricantes dos ímanes recomendam a activação uma vez em 3 semanas, uma vez que isto é mais prático.

A força exercida pelo íman é de 299-225gm. Isto caiu significativamente à medida que o espaço se abriu.

O aparelho de nance modificado serve 2 funções:

Activação dos Ímanes

Isto é por atar um fio de 0,4" através do laço e estendido anteriormente para rodear um gancho de atar mesial de volta aos ímanes. Quando apertados, os ímanes são mantidos em contacto.

Conter a Força de Reacção que Surge dos Ímanes

Activação

• Os ímanes foram activados através do aperto da ligadura de 0. 014".

fio para pôr os ímanes em contacto.
* A reactivação foi feita uma vez por semana.
* Os fabricantes dos ímanes recomendam a activação uma vez em 3 semanas, uma vez que isto é mais prático.
* A força exercida pelo íman é de 299-225gm. Isto caiu significativamente à medida que o espaço se abriu.

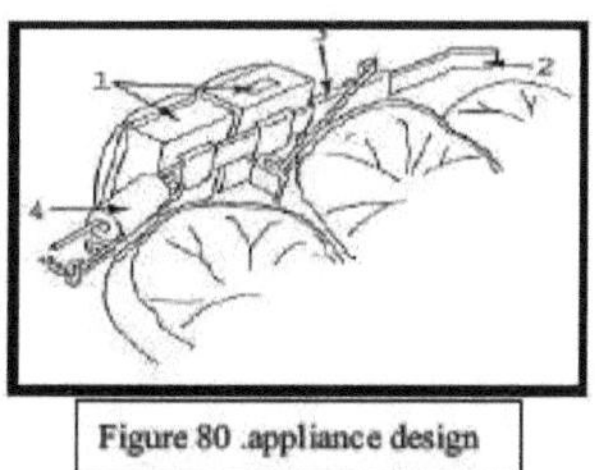

Figure 80 .appliance design

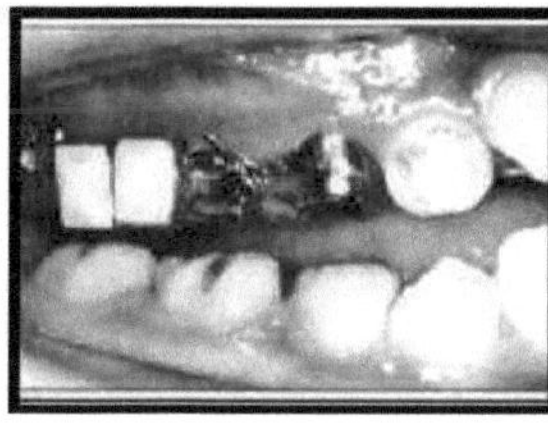
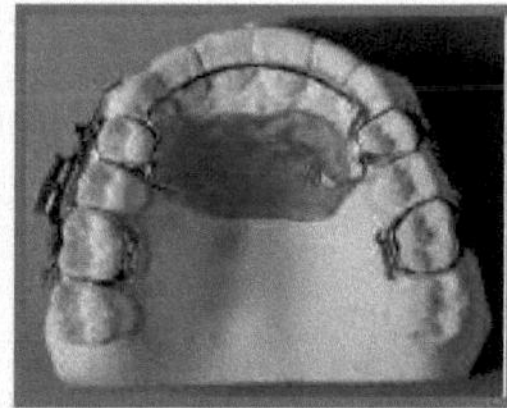

VANTAGEM
A vantagem deste sistema de aparelhos é que
1. Não é necessária a cooperação do paciente para obter movimento molar.

2. Durante o tempo de utilização do íman, nenhum tratamento é realizado no arco inferior, para que possa servir como ponto de referência para a avaliação do movimento que ocorre no arco maxilar.

DISADVANTAGEM
* As forças exercidas pelos ímanes caem significativamente à medida que os espaços são abertos.
* Desconforto para o doente.

10]   O Bar Transpalatal Goshgariano
O aparelho de capacete com o seu ancoradouro extra-oral provou ser uma valiosa abordagem sem extracções no movimento distal e na prevenção da migração para a frente dos molares maxilares. O principal inconveniente da sua utilização é a necessidade de adesão do paciente. Esta desvantagem é também partilhada por outros métodos não extracurriculares, tais como o aparelho acrílico occipital cervical (ACCO) e os elásticos de Classe II.

A barra Ranspalatal Goshgariant é um aparelho fixo que pode ser utilizado no tratamento de más oclusões de Classe II. A barra transpalatina Goshgariana é um aparelho que ganha comprimento de arco por rotação, expansão e distalização dos molares e geralmente não depende da adesão do paciente. [9]As vantagens adicionais incluem a capacidade de mover os dentes em três dimensões e eliminar efeitos secundários indesejáveis sobre a dentição adjacente. Goshgarian apresentou inicialmente o aparelho como um meio de rotação e expansão dos dentes molares superiores e na forma passiva como um aparelho de ancoragem ou estabilização.

Clinicamente, a barra transpalatal Goshgariana foi considerada útil na correcção das relações molares de Classe II, porque todos os pacientes estudados mostraram uma melhoria notável no sentido de uma oclusão de Classe I. Quatro (36%) pacientes foram totalmente corrigidos para uma relação molar de Classe I. Esta correcção foi o resultado do espaço ganho tanto no lado activado como no não activado, com mais espaço ganho no lado activado. O espaço foi conseguido por uma rotação distobucal tanto do lado activado como do não activado, com uma concomitante inclinação distal da coroa no lado activado. Cetlin[17] declarou que se podia ganhar 3 mm de espaço em cada lado do arco com a utilização da barra transpalatina de Goshgarian.

1. O aparelho de barra transpalatal Goshgariano pode ser útil na correcção de relações molares de Classe II.

2. A correcção molar de Classe II é conseguida como resultado da rotação distobucal e da inclinação distal do molar activado.

3. Os molares maxilares são rodados bilateralmente quando a barra transpalatal Goshgariana é utilizada.

4. Os molares maxilares são rodados bilateralmente quando a barra transpalatal Goshgariana é utilizada.

5. Um potencial efeito secundário negativo do uso do arco transpalatal goshgariano é um ligeiro movimento mesial dos molares não activados (lado contralateral).

6. Tanto a largura intermolar como a interbicúspide são substancialmente aumentadas com o torqueamento da raiz bucal. A largura intermolar deve ser maior do que a largura interbicúspide.

7. A intrusão e extrusão dos molares não ocorre prontamente quando se utiliza a barra transpalatal goshgariana.

8. Um aparelho de controlo bidimensional e motorizado com um medidor de força digital pode ser utilizado para avaliar as forças geradas pela barra palatina de Goshgarian e outros aparelhos semelhantes.

9. As forças distais e transversais geradas pelo aparelho são lineares, no entanto, quando os ajustes das forças distais excedem 35° durante o ajuste do aparelho, o aparelho torna-se

plástico.

10. As forças transversais geradas pelo aparelho transpalatal de barra Goshgarian são inferiores às associadas a um aparelho de expansão palatal rápida, mas duas vezes mais do que as forças fornecidas pela aquad-helix.

11. As forças distais geradas pelo aparelho transpalatal Goshgariano são nitidamente menos (um quarto a um oitavo) do que as associadas a um arnês.

11] Aparelho de Nance e a sua modificação

O arco de suporte de Nance consiste num arco palatino ligado a bandas do primeiro molar e incorporado num "botão" acrílico que se encontra contra a ruga palatal. Foi concebido para actuar como um mantenedor do espaço no arco maxilar, e também tem sido utilizado para apoiar

ancoragem posterior maxilar durante o movimento dentário. **(Fig.)**

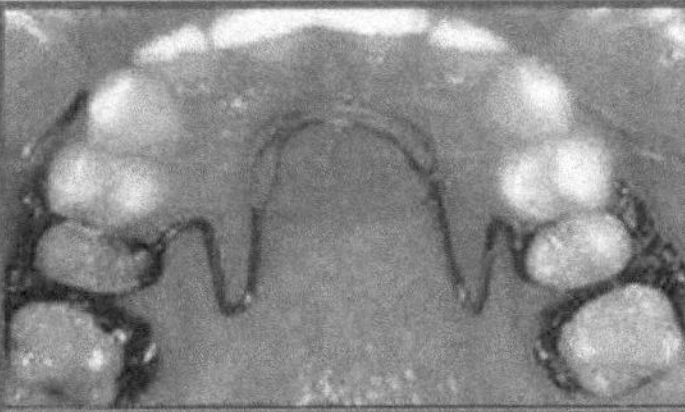

Figura 81 Botão Nance.

Foram publicados vários artigos mostrando modificações do aparelho básico de Nance para a distalização de molares, quer unilateralmente quer bilateralmente.

1. Modificação do aparelho Nance para molardistalização unilateral[89]

Nesta modificação, o lado classe I da estrutura de fio de aço inoxidável 0,036 foi terminado com um braço de 0,036 polegadas projectado anteriormente, como o de uma hélice quadrangular, este braço foi concebido para resistir ao momento horizontal que iria rodar o molar distalmente e causar expansão na região bicúspide.

O lado activo, classe II, também tinha um braço dobrado semelhante a uma quad-helix com a extremidade mais anterior soldada a uma primeira banda bicúspide. **(Fig 82)** um laço ómega de 0,020 polegadas é soldado à extremidade anterior da estrutura, o que permitiu que a extremidade distal do laço deslizasse distalmente à medida que é aberto para activação.

Uma mola helicoidal NiTi de 10 mm (0,09 x 0,036 polegadas) é adicionada ao braço da estrutura entre o laço ómega e o primeiro conjunto de banda molar. A primeira banda molar com um tubo de 6mm, 0,045" soldado no lingual é ligada ao braço de arame, com a estrutura a funcionar

através do tubo, para que a montagem da banda possa deslizar.

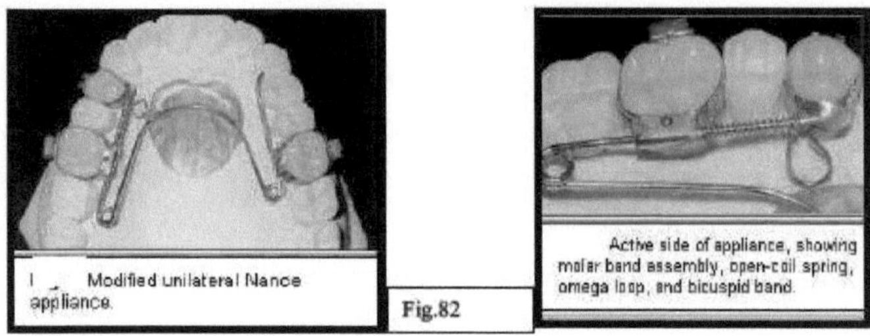

Após a cimentação do aparelho, o laço ómega é aberto o suficiente para comprimir a mola da bobina a um comprimento de 7 mm, que foi previamente medido para fornecer cerca de 150 gm num manómetro de força. No momento da nomeação seguinte, cada mola é medida para garantir que é mantida na compressão de 7 mm.

Após a quantidade desejada de distalização alcançada, o tubo molar lingual é atado de volta à hélice distal com fio de ligadura e a parte do aparelho anterior ao molar é removida. Isto mantém a posição molar durante a retracção dos dentes anteriores.

Segundo o autor, a distalização molar alcançada neste estudo foi comparável à produzida por Gianelly e colegas utilizando ímanes e um sistema de ancoragem Nance modificado. Assim, se a estabilidade máxima do segmento Bucal classe I fosse desejável, um aparelho labial fixo com um fio rectangular pesado poderia ser acrescentado para aumentar a ancoragem nos molares e pré-molares.

2. Nança modificada e aparelho lingual para dentes unilaterais Movimento

Proporciona ancoragem para a distalização unilateral dos molares. A modificação inclui apoio do primeiro molar superior e do primeiro pré-molar do lado da classe I e do primeiro pré-molar do lado que requer distalização. Um fio de arco segmentado (.019 x .025" Nitinol) com mola helicoidal aberta (0,30 mm x 0,9 mm) é colocado entre o primeiro pré-molar e o primeiro molar a ser distalizado. O desenho é também aplicável em arco mandibular e o aparelho é então chamado como arco lingual modificado[90].

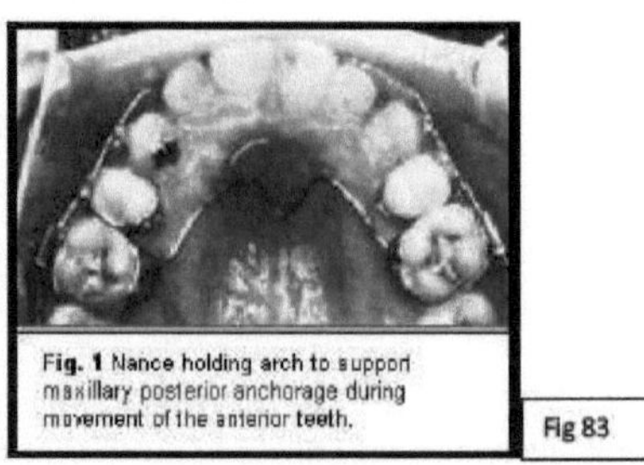

3. Distalização com um Nance Appliance e mola helicoidal

Modificação proposta por **Pieringer, Droschi, e Permann em 1997**[91] ,

que envolvem a utilização de aparelhos de nance consistem em duas bandas pré-molares,

ligadas por uma estrutura palatina soldada, e um escudo acrílico anterior para suporte palatal

(fig. 1). Este aparelho cimentado foi utilizado para ancoragem, enquanto que a distalização

real é produzida por molas de bobina vermelha Sentalloy (150-200g) em arcos seccionais. De

acordo com o autor, o aparelho Nance e as molas helicoidais foram utilizados para produzir

uma relação de classe I sobrecorrigida dos primeiros molares em cerca de nove meses.

Conclusão:

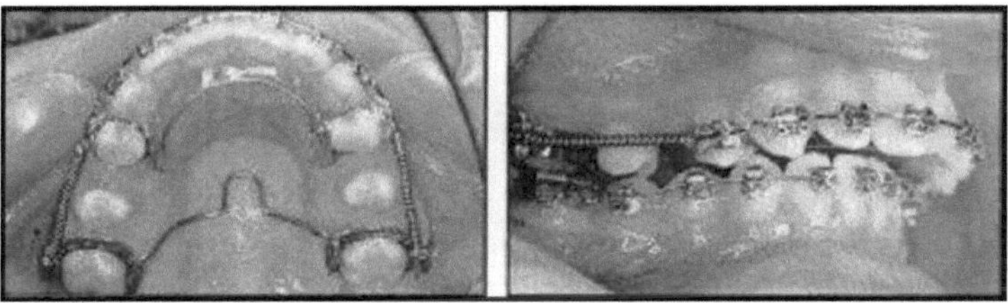

Fig 84

O aparelho de Nance parece ser um método eficaz de mover os dentes posteriores superiores

para distal, com fixação intra-oral e intramaxilar; não requer a adesão do paciente.

13]Lokar Molar Distalizer

Em 1996 **Lokar,**[92] tinha introduzido um novo aparelho distalizador molar chamado "Lokar

molar distalizer". O aparelho Lokar insere-se no acessório molar com um fio rectangular de

tamanho apropriado. (Fig.)

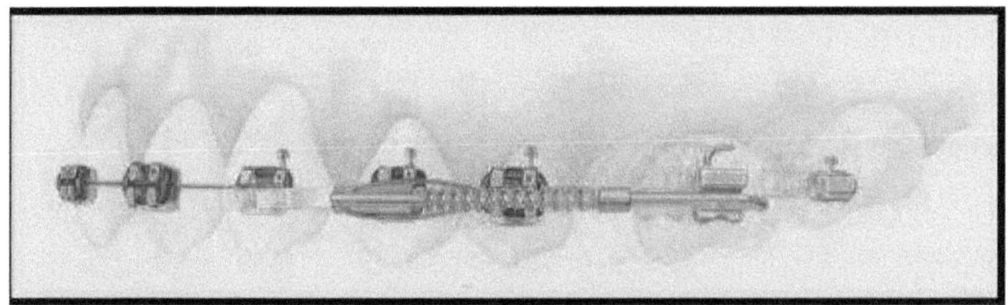

Figura 91. Lokar Molar Distalizer

Uma mola de compressão é activada por uma manga deslizante, que é ligada à mesial mais

distal do primeiro molar por um fio de ligadura que contorna a parte da frente da manga

deslizante e é mantida no seu lugar através de repouso na ranhura, que é formada pela barra

guia plana e pela barra guia posterior redonda. A estrada guia é soldada à manga deslizante

mesial, e a barra guia anterior plana é soldada à manga posterior inamovível. E a barra guia

anterior plana é soldada à manga posterior inamovível. Com esta disposição, na activação, a

mola da bobina é comprimida pela manga deslizante, e ocorre um aumento, na extensão distal

da barra-guia. Este aparelho é deslocado para a bucal, repousa ao longo da superfície bucal

dos pré-molares, e é estabilizado frouxamente mesialmente pela mesma amarração de ligadura utilizada para activar a manga deslizante.

O aparelho Lokardistalizante é melhor utilizado com o botão Nance, mas pode ser processado sem o botão se existir ancoragem anterior suficiente ou se for necessário pouco. O aparelho pode ser utilizado com tratamentos completos de dentição de borda e dentição mista, desde que exista uma angulartubação extrarectada. Disponível no acessório molar. Como os tubos molares não são utilizados, podem ser aplicadas simultaneamente forças extrabucais ou labiais.

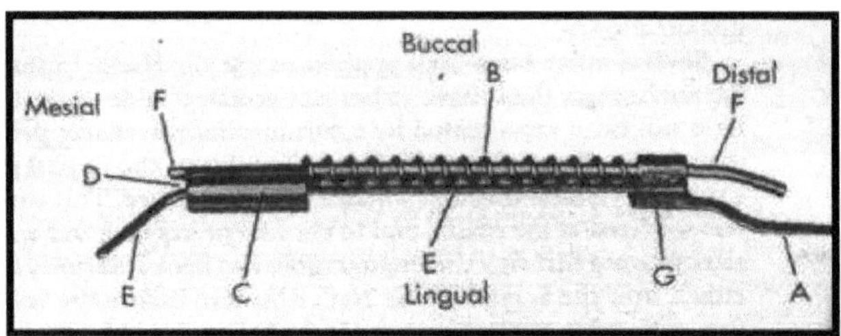

Figura .92 componentes do distalizador molar lokar
A- Inserções no acessório molar com um fio rectangular B-

Mola de compressão

C- Manga deslizante

D- Ranhura

E- Barra orientadora plana

F- Barra orientadora posterior redonda

G- Manga posterior inamovível

Vantagens:

<   ■ Facilidade de inserção

<   ■ Facilidade de activação

<   ■ Travagem mínima

Tal como no pêndulo e no Jig Jones, no Lokardistalizer o ponto de aplicação de força ao molar é coronal ao centro de resistência na raiz. Assim, a ponta distal da coroa é pelo menos igual à encontrada no pêndulo e no aparelho Jig.

14[Distalização clínica com o Distalix

Em 1993, Langlade[93]

Introduziu um novo aparelho chamado Distalix. Este aparelho foi originalmente concebido a partir do aparelho de quad hélice, a partir do qual se toma as quatro hélices, e a partir da mola de pêndulo de distalização de Hilger.

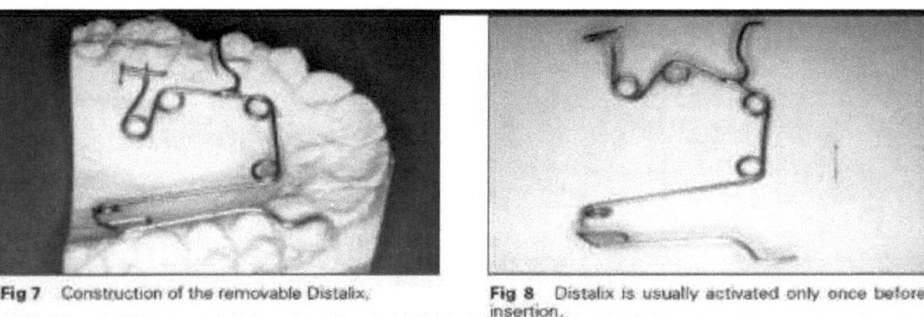

Figura .93 Aparelho Distalix
Appliance:

É construído com um fio redondo azul Elgiloy de 0,032 polegadas e pode ser soldado em bandas pré-molares e/ou molares, ou pode ser completamente removível, com um tubo palatino em bandas molares. Este aparelho pode ser individualizado e adaptado à situação clínica para obter apenas um movimento de retrocesso, uma expansão, uma rotação molar, ou mesmo uma combinação dos três movimentos. O Distalix pode ser utilizado selectivamente com movimento unilateral ou bilateral.

Vantagens Distalix:

1. É um sistema automático sem fricção.

2. Pode ser utilizado com qualquer tecnologia.

3. É colocado e removido facilmente em 1 minuto.

4. É bem tolerado, mesmo pelos adultos.

5. É fácil de activar.

6. Não tem mau cheiro.

7. Não há nenhum saca-caco para virar.

8. É menos incómodo.

9. O cumprimento por parte do paciente não é necessário.

10. A construção é de baixo custo.

11. Requer menos tempo de cadeira.

12. Não é visível.

13. Pode ser usado em conjunto com laços bucais (M- loop, Gianelly coil spring, Jones Jigetc)

14. Pode ser usado com elásticos intermaxilares (classe II, elásticos de mordidas cruzadas).

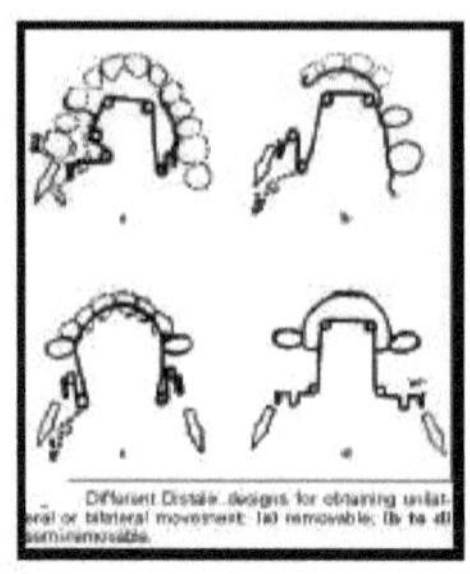

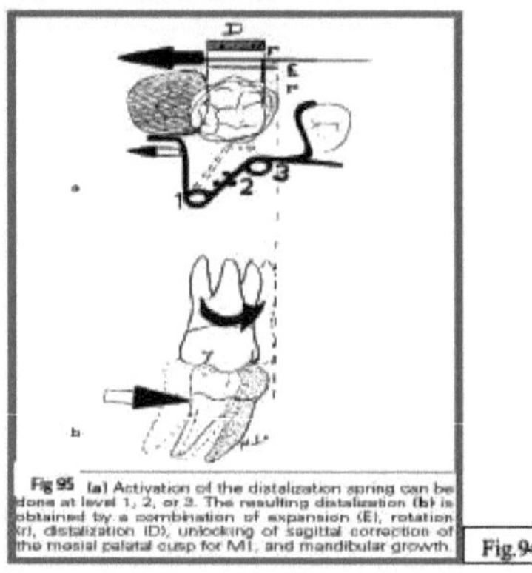

Fig.94

Distalix Biomechanics:

O Distalix é um sistema automático sem fricção, uma vez que um segundo motor de género fornece uma força lenta e contínua. Esta característica pode ser optimizada através da associação cuidadosa de uma leve relação carga/flexão com uma elevada relação actividade/deslocamento. Isto é o oposto da placa do parafuso de macaco. Para uma força óptima, o deslocamento obtido é três vezes maior com o motor do segundo sexo do que com o motor do primeiro sexo.

Distalix permite movimentos selectivos ou combinados tais como; distalização, rotação, expansão, e combinação dos três. Muitos aparelhos de distalização não têm esta flexibilidade.

Também produz uma força muito leve que varia entre 250 a 350 gm, isto é suficiente para obter uma distalização molar num paciente em crescimento. Ao planear o tratamento, é importante lembrar que a distalização molar requer não só um movimento para trás, mas também uma expansão, devido à forma elíptica do arco.

Ocasionalmente, os molares são demasiado avançados e em rotação, nestes casos, o Distalix é bem indicado. Porque, a rotação dos molares permite uma postura mandibular livre, é possível um verdadeiro desbloqueio da correcção sagital por um deslocamento bucal da cúspide palatina mesial do molar maxilar. A distalização resultante é obtida por uma combinação de expansão, rotação e crescimento mandibular.

Clinicamente, a distalização é obtida após 4 a 6 meses, numa direcção de retrocesso do corpo. Este aparelho, que é normalmente removível, pode abrir espaços de 8-9mm e após a distalização, o molar é estabilizado por barra palatina, arco utilitário, paragem bucal no arco,etc.

Conclusão:

É um sistema sem fricção que permite o movimento posterior do corpo dos primeiros molares superiores. Este sistema automático não requer a adesão do paciente e pode ser processado com qualquer técnica ortodôntica, é eficiente e requer menos tempo de cadeira do que outros aparelhos.

15] O Sistema Distalizador Linguístico

Um sistema de distalizador lingual é desenvolvido por **Carano Aldo *et a.,*[94] em 1996** para distalizar os molares maxilares com o mínimo de inconvenientes de outros aparelhos disponíveis.

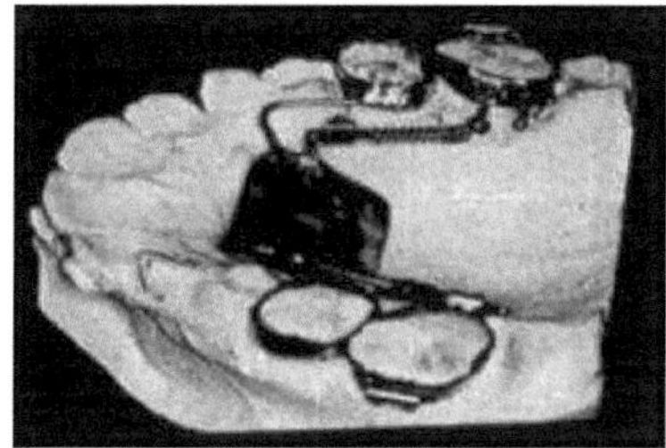

Figura 101 sistema de distalizador lingual.

Desenho de aparelhos: Componente activo deste aparelho são dois tubos bilaterais de 0,9 mm ligados a um aparelho Nance. um fio de baioneta é inserido na bainha lingual das bandas do primeiro molar. No tubo há mola e braçadeira em aço inoxidável (fig.). A braçadeira pode deslizar em direcção ao molar e pode ser apertada periodicamente a fim de comprimir a bobina. Na altura deste artigo, foram utilizadas molas helicoidais de aço inoxidável. Mas após certos anos, as molas de níquel titânio foram processadas sem vantagens aparentes sobre as molas de bobina SS.

A força exercida pela mola começa a 150g, e diminui à medida que se abre espaço. Consequentemente, o LD é reactivado deslizando a pinça para mais perto do molar uma vez por mês.

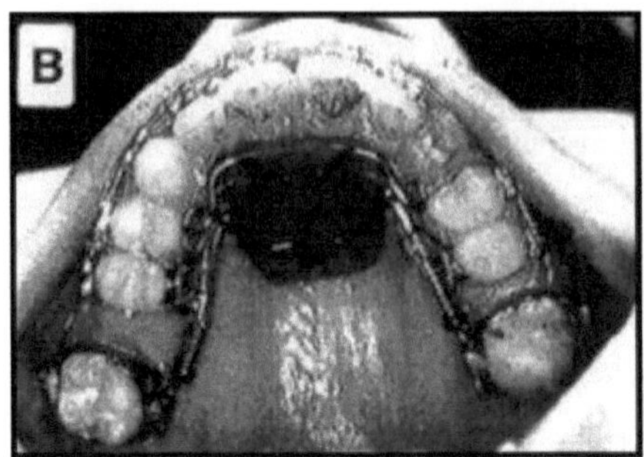
Figura .102 distalizador lingual

Conclusão:

LD Carano-Testa é relativamente fácil de inserir, é bem tolerada e não requer a cooperação do paciente e é estética. Distaliza os molares sem perda de ancoragem e move-os com a tradução corporal. E este aparelho pode ser facilmente utilizado para relações molares assimétricas de Classe II.

16] <u>O Novo Distalizador</u>

O novo aparelho para distalização molar tem origem numa ideia anterior do **Dr. Nicola Veltri**[95] **em 1999**, com modificações pessoais subsequentes.

ApplianceDesign:
O aparelho consiste num parafuso sagital palatal para distalização molar bilateral de acordo com Veltri, que está ligado a bandas nos primeiros molares superiores e nos segundos prémolares superiores. O dispositivo auxiliar de ancoragem é representado por um botão Nance que é soldado ao corpo do parafuso (fig103).

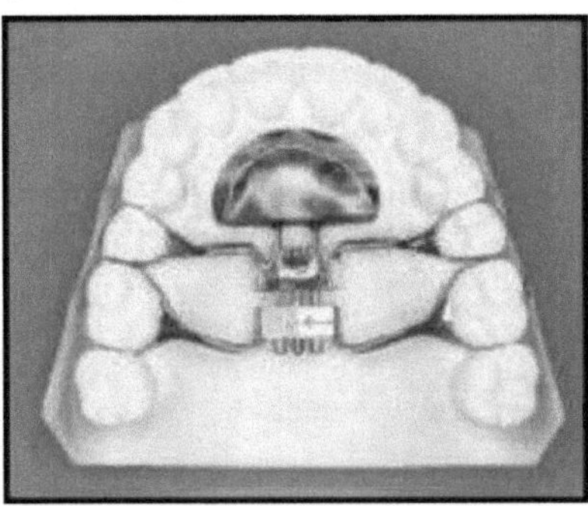
Figura 103. Novo distalizador
Calendário de activação:
O parafuso é activado por meio de uma chave personalizada (fig. 2), à razão de dois quartos de volta por semana. Se considerarmos que cada quarto de volta corresponde a uma activação do aparelho de 0,2 mm, a quantidade de distalização molar num mês é de cerca de 1,5 mm. A

correcção de uma relação molar de classe II completa requer um período médio de 3 meses e meio de terapia activa. O aparelho é retirado, o parafuso pode ser bloqueado, e os braços que ligam o parafuso às bandas dos segundos pré-molares são cortados. O aparelho que agora consiste no parafuso, o botão Nance e as bandas molares, é cimentado mais uma vez como aparelho de retenção.

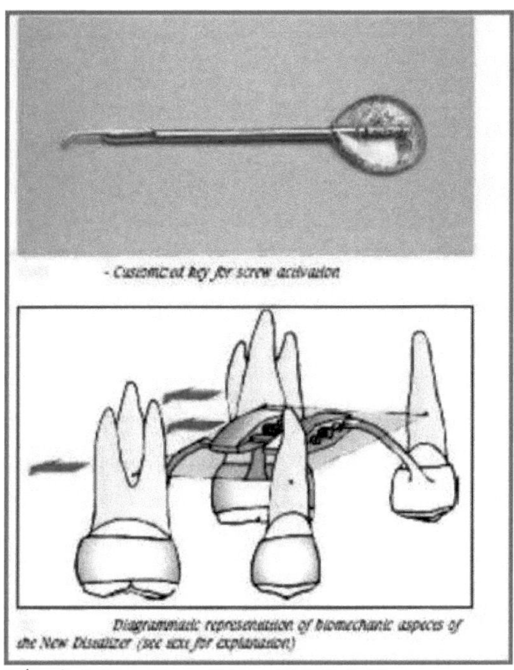

Figura 104. Chave e activação
Vantagens:

1. O novo distalizador é capaz de induzir um movimento corporal dos primeiros molares superiores. O ponto de aplicação da força situa-se ao nível do corpo do parafuso, dos braços de ligação, e das bandas. Portanto, o vector de força passa pelo centro de resistência dos primeiros molares superiores (fig3).

A activação do aparelho é fácil para o paciente, devido à utilização da chave personalizada.

2. A estética é garantida pela localização palatal do aparelho.

3. O custo de laboratório para o aparelho é inferior quando comparado com outros dispositivos palatinos para a distalização molar. O significado clínico do aparelho é extremamente simplificado pelo facto de, no final do período activo da terapia, o aparelho poder ser transformado directamente num aparelho de retenção durante uma única consulta, sem quaisquer outras fases laboratoriais adicionais.

4. A avaliação de alguns casos clínicos tratados pelo novo distalizador sugere uma perda de

ancoragem menor do que nos casos tratados com o Jones jig ou com o pêndulo.

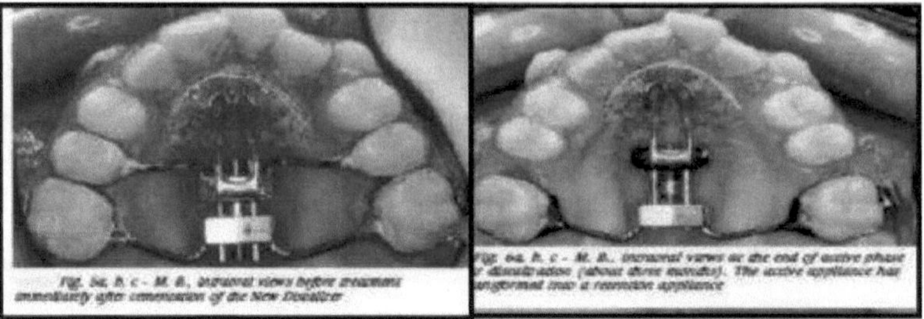

Figura .105 Nova visão intraoral do distalizador

17] Aparelho Crozat

O Dr. George Crozat[96] era um observador atento e forte crente na posição e função adequadas da língua, e no bom tónus dos lábios e músculos de expressão facial. O aparelho Crozat baseia-se no conceito de que o stress suave aplicado na direcção desejada produzirá movimentos dentários sem inclinação excessiva, desde que seja dado tempo suficiente à natureza para responder. A técnica de George Crozat utilizou a distalização molar e a rotação como a principal fonte de espaçamento.

De acordo com o Dr. Crozat, o aparelho actua como um cone ou funil truncado. A expansão dos molares inferiores e bicúspides, e a contracção das cúspides superiores e bicúspides, ajuda a abrir a mordida. O bloqueio das cúspides superiores e das bicúspides ajuda muito à estabilidade. Como os molares estão a ser traduzidos distalmente numa direcção divergente, a expansão deve ser colocada no aparelho para evitar que as raízes dos molares atinjam a placa cortical lingual, bloqueando o movimento. A sobre-expansão pode também impedir o movimento distal b encaixando as raízes contra a placa vestibular.

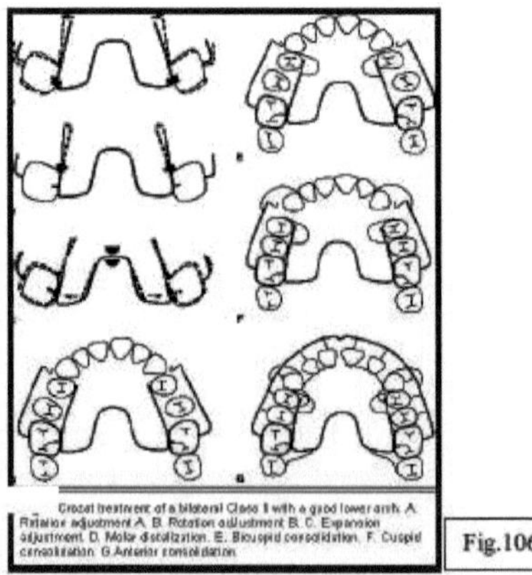

Na técnica Crozat, o tratamento de uma má oclusão bilateral de Classe II com um bom arco inferior é iniciado com ajustes de rotação dos molares superiores. Uma vez que os molares são desarticulados, são adicionados elásticos de classe II para continuar o movimento distal. Após os molares serem distalizados para uma boa oclusão de classe I, são acrescentados auxiliares para consolidar os bíceps distalmente.

Wendell H. Taylor em 1985 reviu o conceito de tratamento Crozat e apresentou poucos casos tratados pela Crozat Appliance e relatou que o tipo de movimento distal dos molares superiores dependia da colocação de gancho para elásticos de classe II. Um gancho mais comprido reduziu a tendência de inclinação e abertura da mordida. Os ganchos de classe II devem ser localizados o mais próximo possível do plano oclusal para obter um puxão mais horizontal.

18] O APARELHO DE CRICKETT

O aparelho foi desenvolvido pela **WEST** em 1984[97] .

DESIGN DE APARELHOS

O Crickett' sappliance abraça as características essenciais do quad Helix. Mas substitui as barras palatinas e linguísticas dos aparelhos superiores e inferiores por um quad e uma bi-hélice, respectivamente

• Os braços linguais Cricketts são incorporados para proporcionar uma acção de mola ajustável dirigida às superfícies linguais de todos os dentes sem necessidade de mais soldadura.

• Os braços bucais são retidos para fixação de elásticos e para facilitar a inserção e remoção do aparelho.

• As armações principais palatinas superiores e inferiores são construídas de 0,032" amarelo e 0038" azul elgiloy, respectivamente.

• Os berços, fechos e descansos oclusais de elgiloy azul 0,028". Os braços linguais a partir de 0,030 "elgiloy amarelo e braços bucais a partir de 0,045 "elgiloy azul.

VANTAGENS

• O cricket é um aparelho eficaz para movimentos dentários variados, incluindo a distalização de molares.

DISADVANTAGEM

• A maior limitação deste aparelho é quando a intrusão de dentes anteriores tem de ser realizada.

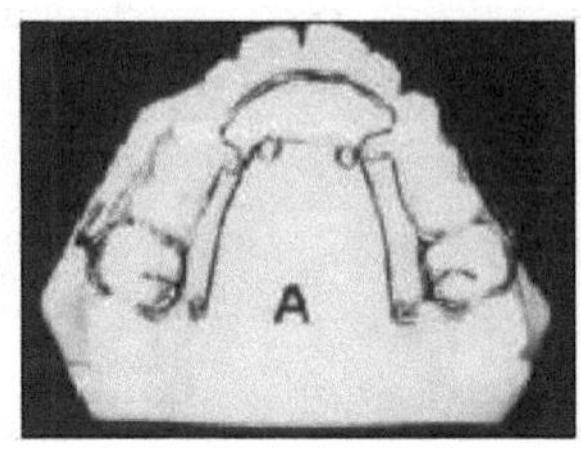 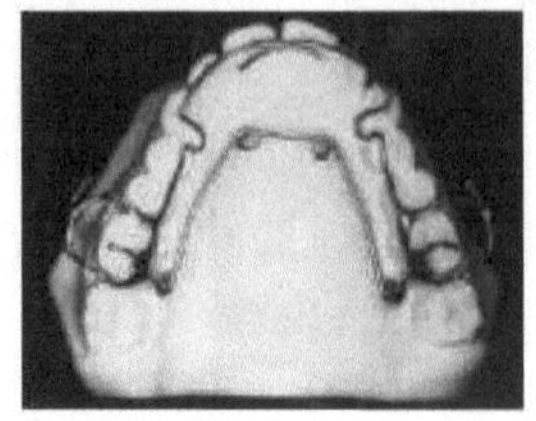

Figure 107. Crickett Appliance

Aparelho de crickett

Fig 108.Dispositivo activado

19] Distalização com Driftodontics

Durante a distalização do molar por qualquer um dos aparelhos como o arco distalizador Wilson, os caninos e os pré-molares irão reposicionar-se para longe, devido à tracção das fibras transseptares à medida que os molares são retraídos. Durante este processo, ocasionalmente desenvolvem-se espaços entre os pré-molares.

Quando o arco de utilidade passiva é colocado para ancoragem e foram criados espaços distais aos caninos, os caninos podem também começar a mover-se distalmente mesmo antes de serem aplicadas forças tracionais. Este fenómeno tem sido chamado de **"DRIFTODONTICS",** o que foi mais observado pela primeira vez pela Creek.

Kuniaki Miyajima e Shoji Nakamura [98]

apresentou um caso em que o primeiro molar inferior esquerdo entrou em erupção mesial e a discrepância de -4mm no comprimento do arco inferior esquerdo. o primeiro molar inferior direito e os primeiros pré-molares esquerdos foram enfaixados para ancoragem e foi colocada uma extensão distal do arco lingual. O braço de extensão foi activado 4 mm e colocado mesial ao primeiro molar inferior.

Três meses mais tarde, o molar tinha sido movido para a posição adequada e o segundo pré-molar tinha-se desviado para longe sem qualquer tracção de activação. Durante o arco lingual passivo para segurar o molar distalizado, no prazo de três meses, o primeiro pré-molar e canino também se tinha deslocado para distal. Assim, de acordo com a resposta do autor, a Driftodontia foi causada pela tracção das fibras trans-septal entre o primeiro molar, segundo pré-molar, primeiro pré-molar e canino.

20] Aparelho Amovível Classe II para a Distalização e Expansão Simultânea

AYLIN GUMUS & ZULEYHA MIRZEN [99] em

Introduziu um aparelho removível, que pode simultaneamente corrigir uma forma de arco superior em forma de V e mover o molar superior distalmente.

Desenho de aparelhos:

A placa acrílica do aparelho é fabricada com cobertura oclusal para manter a ancoragem, evitar interferências oclusais, e controlar a dimensão vertical e a inclinação molar (Fig.).

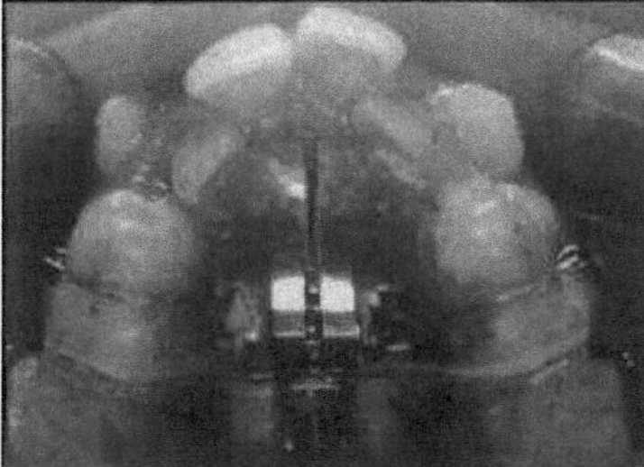

Figura 109.distalização com expansão

A retenção mecânica é proporcionada por fechos Adams nos primeiros molares e molas de dedos nos pré-molares. Um **parafuso palatino de sector múltiplo Bertoni** é incorporado no acrílico ao nível dos pontos de contacto dos primeiros molares e segundos pré-molares, bissectando o Raphe palatino médio. A colocação do parafuso nesta posição e a secção da placa de acrílico em três partes torna possível mover simultaneamente os molares para distal e expandir a forma do arco anterior.

Para a distalização, o parafuso é activado numa direcção sagital uma vez por dia durante as primeiras duas semanas. Para a expansão, uma activação transversal é iniciada na segunda semana com um quarto de rotações por dia. Na terceira semana, ambas as activações devem ser reduzidas a dias alternados até os molares atingirem uma relação de Classe I e se conseguir uma expansão suficiente. O aparelho deve então ser deixado no lugar para retenção passiva, de cerca de metade da duração da expansão.

Conclusão:

Os dados cefalométricos revelam que um movimento quase corporal dos primeiros molares. Embora os molares apresentem cerca de 10 graus de inclinação distal, a inclinação axial anterior superior não mostra alterações. E o ângulo do plano mandibular também se mantém estável.

DISTALIZAÇÃO SUPORTADA POR IMPLANTES

-1) **O parafuso intra-ósseo** (IMF Stryker, Leibinger, Alemanha) é um de titânio puro dispositivo de peça com um corpo endósseo e secção intra-oral do pescoço. O corpo do parafuso endósseo tem uma superfície de rosca auto-roscante. O diâmetro é de 1,8 mm, e os comprimentos disponíveis são de 8 mm e 14 mm[100].

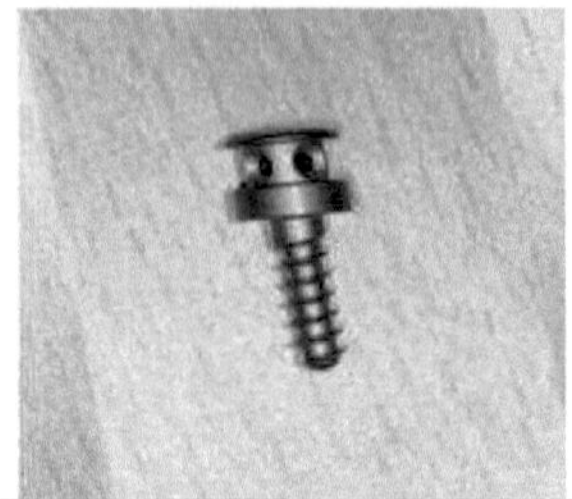

Figura 110.Parafuso intrínseco

• Sob anestesia local, uma seringa foi colocada no canal incisivo para referência, e um orifício de 1,5 mm de diâmetro foi perfurado cinco mm atrás da seringa e três mm à direita ou à esquerda do raphe. Os parafusos intra-ósseos foram inseridos, verificados através de radiografias oclusais.

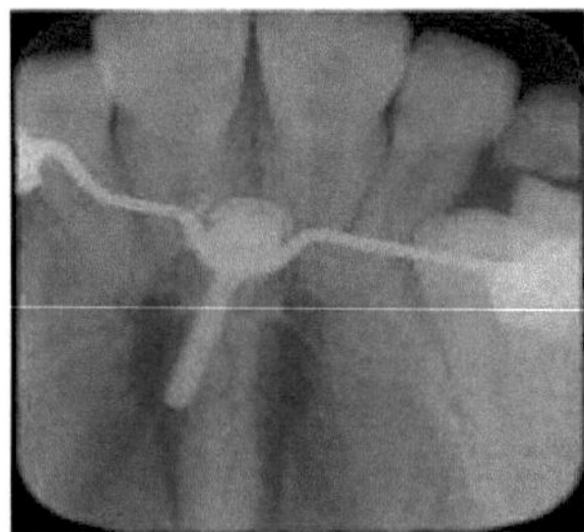

Figlll .oclusal radiografia com parafuso
Fabrico

• Após a cura, foi obtida uma impressão com o parafuso no lugar, e foi preparado um modelo de gesso.

• As bandas superior direita e esquerda dos primeiros pré-molares e primeiros molares que tinham braquetes de 0,018 polegadas e tubos de 0,030 polegadas foram encaixados nos dentes do molde dentário.

• Entre os primeiros pré-molares foi preparado um arco trans palatino (TPA) de aço inoxidável de 0,036 polegadas (0,9 mm), com uma curva em "U" a tocar no parafuso. O TPA foi soldado às bandas, as bandas foram cimentadas nos pré-molares, e a curva em U foi colada à secção intra-oral do pescoço do parafuso utilizando resina composta fotopolimerizável.

• Na mesma visita, foi iniciada a Distalização molar activa para todos os pacientes. Arcos seccionais bilaterais (0,016 X 0,022 polegadas de aço inoxidável) e molas abertas de níquel-titânio de 0,036 polegadas foram inseridas entre o primeiro pré-molar e molar com uma força contínua de; 250g por lado.

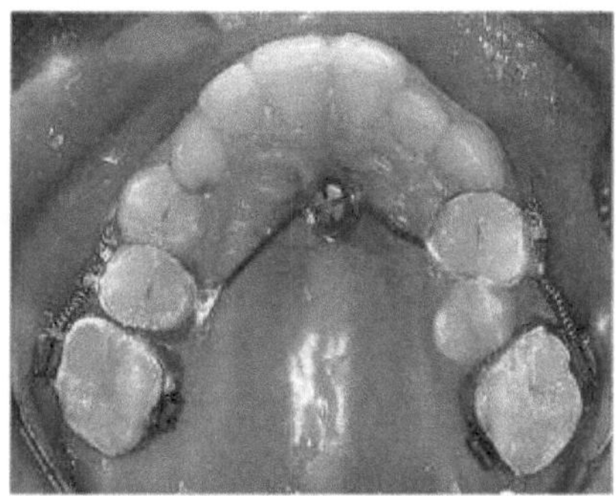

Figura 112.visão intraoral

• Os pacientes eram examinados de quatro em quatro semanas, e o nível de força das molas helicoidais era activado quando necessário.

• Quando ambos os primeiros molares foram movidos para uma relação de Classe I sobrecorrigida de aproximadamente dois mm, as bandas pré-molares foram removidas, e o aparelho de distalização foi convertido num arco de retenção de Nance modificado

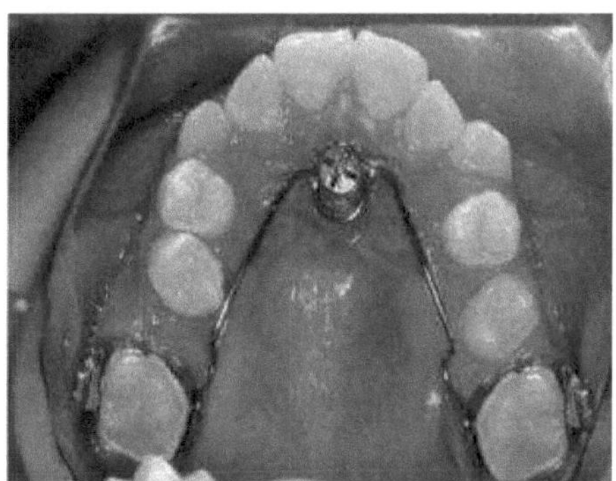

Figura113 .Após a distalização

• Os pacientes eram examinados de quatro em quatro semanas, e o nível de força das molas helicoidais era activado quando necessário.

• Quando ambos os primeiros molares foram movidos para uma relação de Classe I sobrecorrigida de aproximadamente dois mm, as bandas pré-molares foram removidas, e o aparelho de distalização foi convertido num arco de retenção de Nance modificado

• Em comparação, o sistema de distalização deslocou os molares superiores à taxa de um a 1,3 mm para o eachmonth.

• De acordo com as análises cefalométricas e gesso dentário, durante um período de 4,6 meses, o sistema deslocou os primeiros molares superiores para distal uma média de 3,9 e 4,3 mm por lado, para uma correlação de classe sobrecorrigida.

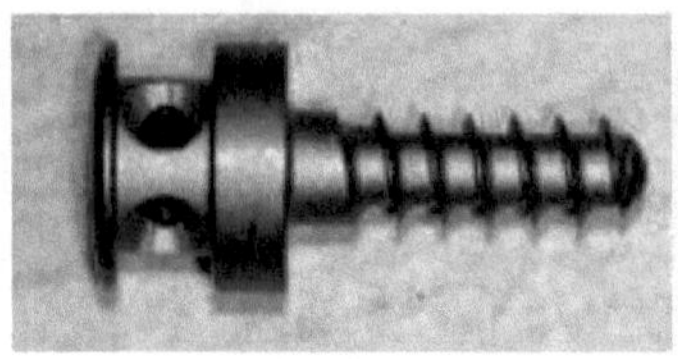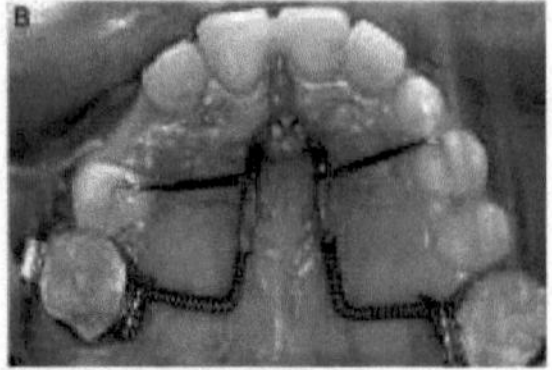

Figure 114 . Implant supported distal jet

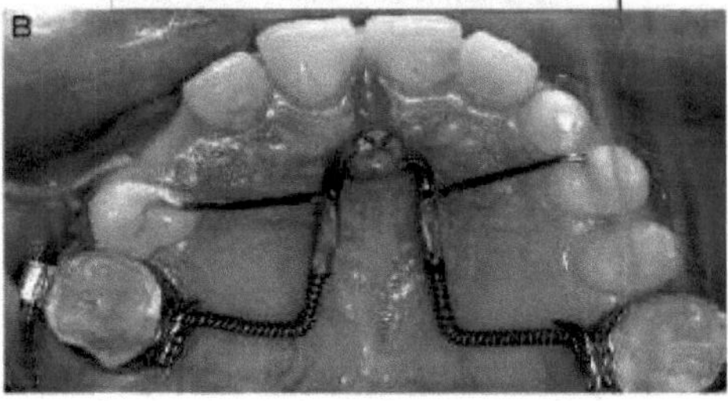

Figure 115. Implant supported distal jet

2) Movimento de Distalização Molar Unilateral com uma planta apoiada por um Jetappliance Distal

• **Karamanet a**[101] , neste estudo, o autor utilizou um aparelho de jacto distal modificado apoiado em implantes que tem as vantagens dos implantes e aparelhos de distalização intra-oral, e avaliou o seu efeito nas estruturas dentofaciais.

• As bandas molares com tubos palatinos foram colocadas nos primeiros molares superiores. Um parafuso de ancoragem de três mm de diâmetro e 14 mm de comprimento foi colocado na sutura palatina anterior, dois a três mm posterior ao canal é-nos incisivo sob anestesia local.

• Durante a mesma visita, foram tiradas impressões de alginato, e foram obtidos modelos de moldes para a construção do aparelho.

• Os fios de âncora de 0,8 mm de diâmetro foram soldados aos tubos para o repouso oclusal nos primeiros pré-molares. O fio de 0,9 mm estendeu-se através de cada tubo, terminando numa curva de baioneta que foi inserida no tubo palatino da primeira banda molar. Para aplicação de força, as molas Niti opencoil de 0,76 mm de diâmetro foram ajustadas. O aparelho de jacto distal modificado apoiado pelo implante foi fixado aos pré-molares de ancoragem e implantado com adesivo composto fotopolimerizável. O molar maxilar deslocou-se distalmente 5 mm após 4 meses de tratamento e intrudido por 2 mm sem movimento dos pré-molares.

3) O implante Graz supportedpendulum[102]

- Byloff descreveu um sistema de ancoragem palatal recentemente concebido, o pêndulo apoiado por implantes de Graz (GISP). Este sistema pode ser carregado no prazo de 2 semanas para distalizar e ancorar os primeiros e segundos molares maxilares. É composto por duas partes: a placa de ancoragem, que é fixada ao osso palatal através de 4 mini parafusos e a parte removível, que é um aparelho do tipo pêndulo.

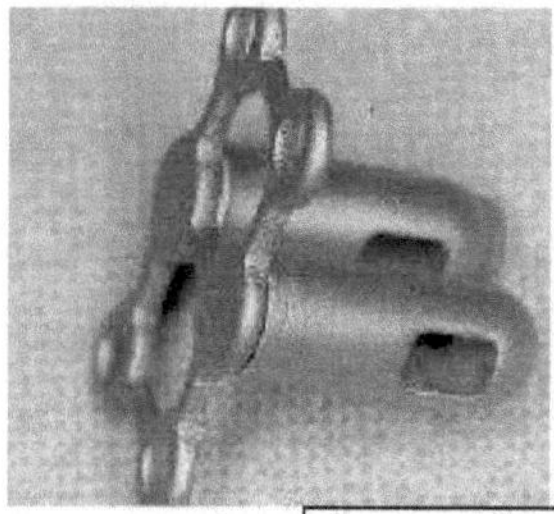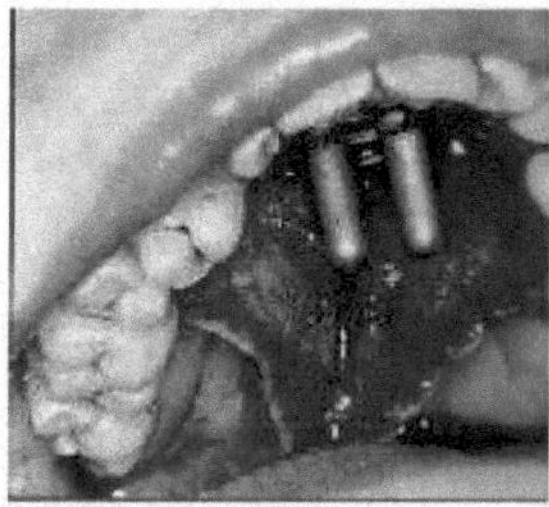

Figure 116. Graz Implant supported pendulum

- A parte de ancoragem da GISP consiste numa placa cirúrgica simples (15 X 10 mm) com 4 orifícios de parafuso. Dois cilindros (10 mm de comprimento e 3,5 mm de diâmetro) são soldados em ângulo recto com o centro da placa. A placa é fixada ao osso palatino através de quatro parafusos de 5 mm de comprimento de titânio-miniscrewsThe2cylindersperforatethepalatalmucosatoentertheoralcavity .O dispositivo de ancoragem completo é feito de 100% Titânio.

O implante é colocado sob GA. A impressão maximilar é tirada após 2 semanas de cura. A PA removível é fabricada. As molas TMA são activadas extraoralmente para gerar 250 g de força. Porque os molares tendem a inclinar-se para trás quando distalizados com um PA, foi introduzida uma curva anuprighting (Byloff AO 1997) na extremidade recurvada da mola quando necessário.

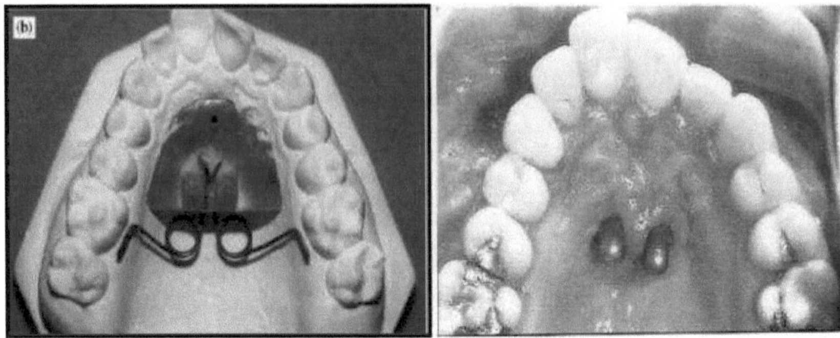

Figura 117. Pêndulo suportado por Implante Graz

Após os 8 meses de distalização molar, o primeiro e segundo pré-molares derivaram distalmente, presumivelmente sob a influência das fibras elásticas nessa área. Os molares encontravam-se quase numa relação completa de Classe II no início do tratamento

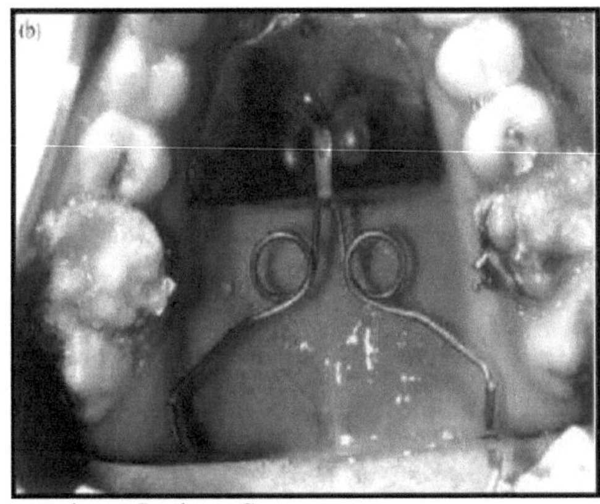

Figura 118. Pêndulo suportado por Implante Graz

4) Distalização de Molares Maxilares com uma CremeMiniscrew Midpalatal[103]

- Kyung JCO2003

- Um mini parafuso é fixado no meio da sutura palatina para distalizar o molar maxilar. A corrente eléctrica é fixada do mini parafuso ao arco transpalatal que é soldado aos molares maxilares. Num paciente de 11 anos de idade, os molares são distalizados por 3,5 mm dos apices e 5 mm da coroa num período de 3 meses com uma força distal de 400 gramas. Numa outra paciente do sexo feminino de 11 anos de idade, a mesma quantidade de espaço foi alcançada num período de nove meses.

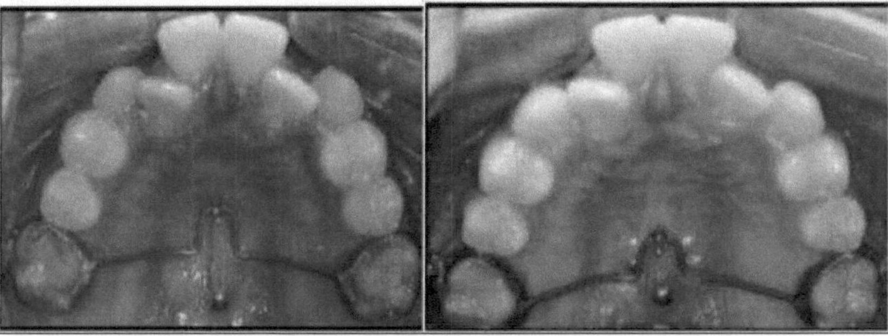
Figura 119. Parafuso palatino médio e TPA

5) Distalização dos molares maxilares com o pêndulo apoiado em osso:

Um estudo clínico [104]

Este foi um estudo descritivo clínico com uma amostra de 15 pacientes tratados consecutivamente (9 homens, 6 mulheres), com uma idade média (no início do tratamento) de 13 ± 2,1 aparelhos BSP foram colocados pelo mesmo operador utilizando 2 parafusos paramédicos de 2,0x11mm.

- Sugawara &Umemori, (AJO 2004Fev)

- O sistema de ancoragem esquelética (SAS) consiste em placas de ancoragem de titânio e parafusos monocorticais que são temporariamente colocados na maxila ou na mandíbula, ou em ambos, como unidades de ancoragem ortodôntica absoluta.

A distalização dos molares tem sido um dos problemas biomecânicos mais difíceis na Ortodontia tradicional, particularmente em adultos e na mandíbula.

No entanto, tornou-se agora possível mover os molares distalmente com o SAS para corrigir mordeduras cruzadas anteriores, protrusão dentária maxilar, apinhamento e assimetrias dentárias sem ter de extrair pré-molares.

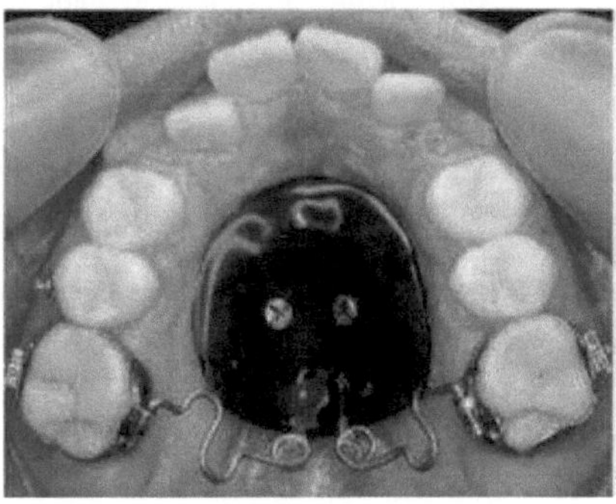
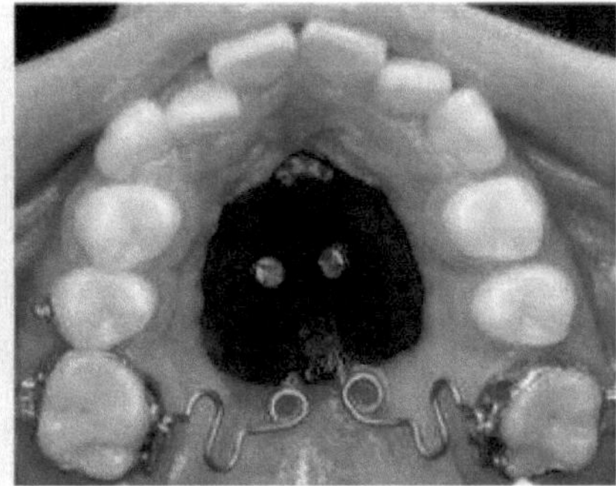

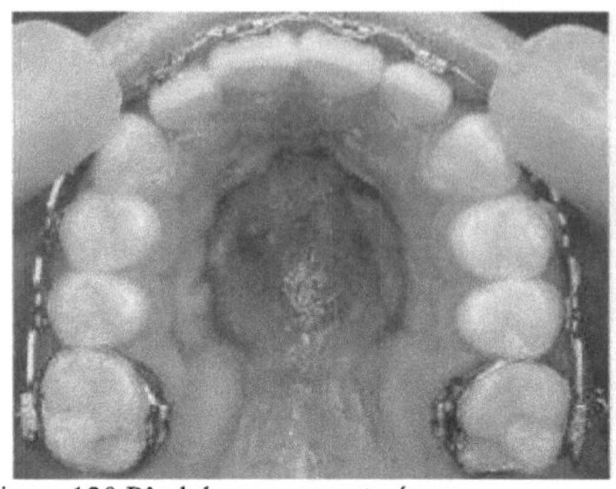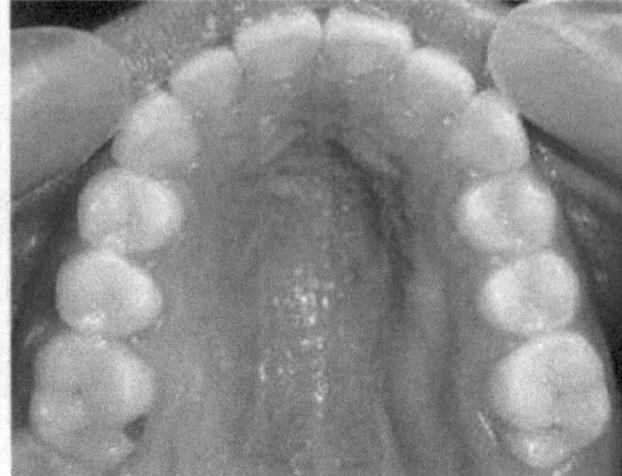

Figura 120 Pêndulo com suporte ósseo

6) SAS apoiado MandibularDistalização[105]

- Sugawara & Umemori, (AJO 2004Fev)
- O sistema de ancoragem esquelética (SAS) consiste em placas de ancoragem de titânio e parafusos mono corticais que são temporariamente colocados na maxila ou na mandíbula, ou em ambas, como unidades de ancoragem ortodôntica absoluta. A distalização dos molares tem sido um dos problemas biomecânicos mais difíceis na ortodontia tradicional, particularmente em adultos e na mandíbula. Contudo, tornou-se agora possível mover os molares distalmente com a SAS para corrigir mordidas cruzadas anteriores, protrusão dentária maxilar, apinhamento e assimetrias dentárias sem ter de extrair pré-molares. O sistema de ancoragem esquelética (SAS) utiliza placas de ancoragem de titânio puro e parafusos como unidades de ancoragem ortodôntica absoluta.

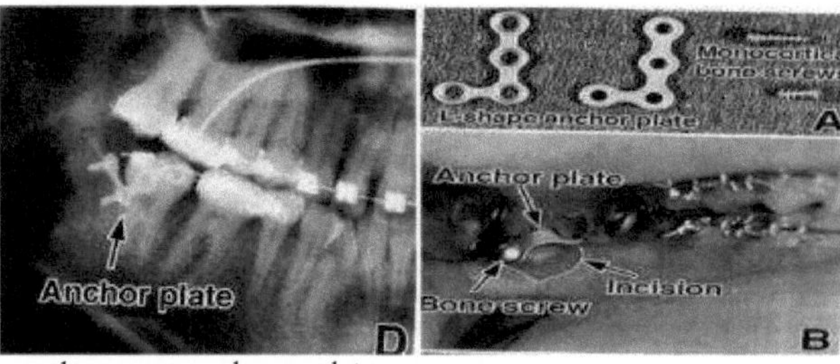

Figura 121. Sistema de ancoragem do esqueleto

- As placas de ancoragem são colocadas mono corticamente no bordo de abertura pisiforme, os contrafortes zigomáticos e quaisquer regiões do osso cortical mandibular. AS não interfere com o movimento dentário. Portanto, é possível distalizar os molares mandibulares com placas de âncora colocadas na borda anterior do ramo mandibular ou corpo mandibular. A quantidade média de distalização dos primeiros molares mandibulares foi de 3,5 mm ao nível da coroa e 1,8 mm ao nível da raiz. A quantidade média de recidiva foi de 0,3 mm tanto ao nível da coroa como ao nível do ápice radicular.

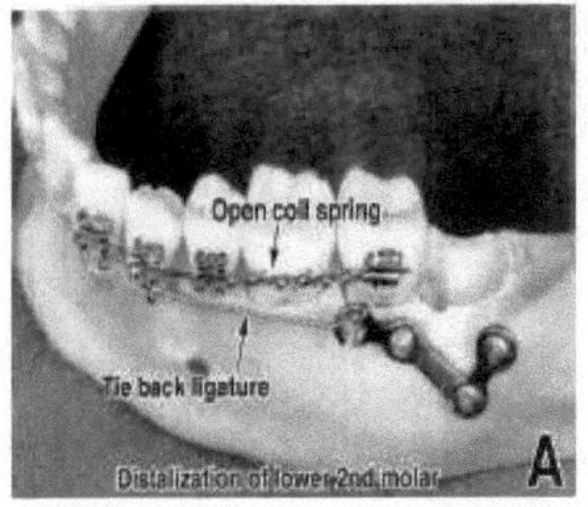

Figura 122. distalização dos dentes inferiores

7) Distalização molar maxilar com o duplo forcedistalizador apoiado por mini-implantes: Um estudo clínico[106]

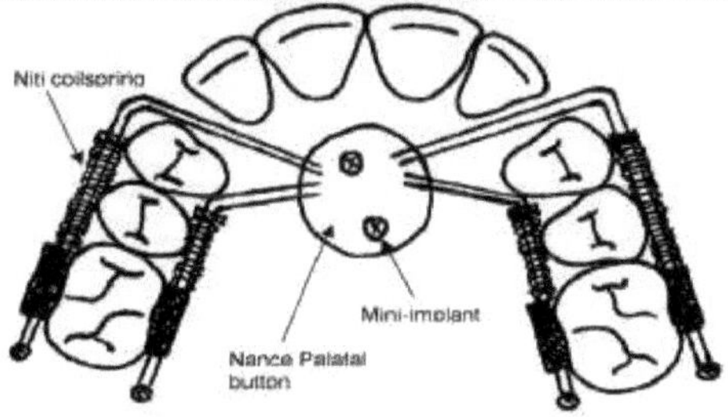

Figure 123.Dual force distalizer

- O tempo médio de distalização foi de 5 meses, com uma taxa de movimento de 1,2 mm por mês; as quantidades de distalização foram de 5,9 ± 1,72 mm ao nível da coroa e 4,4 ± 1,41 mm ao nível do furcamento.

- A inclinação molar média foi de 5,6 ± 3,7; isto foi inferior à quantidade de inclinação gerada pelos aparelhos apoiados em ossos que utilizam uma única força distalizadora.

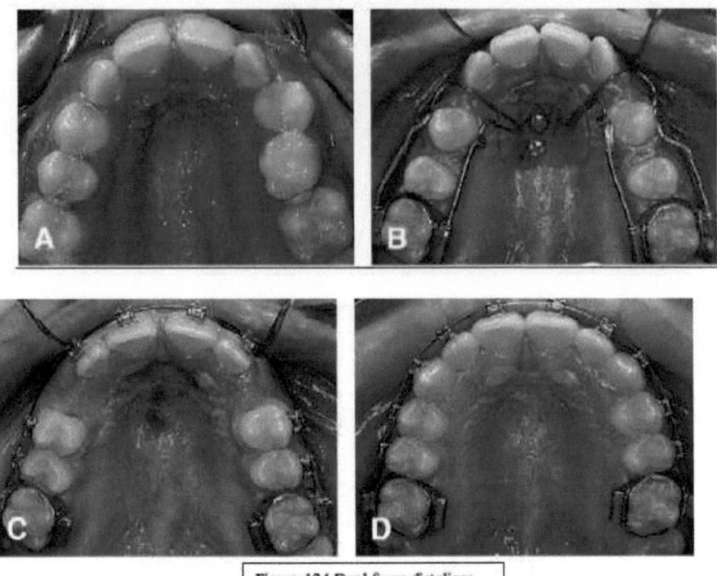

Figura 124.Distalizador de dupla força

Distalização total do arco maxilar num paciente com maloclusão de Classe II **esquelética**[107]

CAPÍTULO 5

Expansão Palatal

Uma parte importante do tratamento prestado em qualquer prática ortodôntica diz respeito à falta de espaço - o apinhamento transversal e sagital dos dentes dentro do alvéolo. As filosofias ortodônticas ao longo dos anos têm vacilado entre uma abordagem estrita de não extracção e uma abordagem que requer a extracção de dentes.

Com o estabelecimento do conceito de oclusão normal e de um esquema de classificação que foi incorporado na linha de oclusão, no início do século XIX a ortodontia já não era apenas o alinhamento de dentes irregulares. Uma vez que uma relação precisamente definida requer um complemento completo dos dentes em ambos os arcos, manter uma dentição intacta era o importante objectivo dos ortodontistas. [110]

A expansão é um meio tentador de ganhar espaço com a vantagem adicional de ser um procedimento conservador. Tem sido afirmado que as mordidas cruzadas posteriores e o apinhamento aparecem a um ritmo bastante constante na maloclusão. Isto implica que esta anormalidade se desenvolve cedo e não é auto-correctora. A abertura de uma sutura palatina média por meio de expansão na direcção lateral revelará o apinhamento e proporcionará o espaço para o alinhamento. Contudo, a expansão também pode ser feita na direcção antero-posterior. O ortodontista no seu armamentário terapêutico tem vários aparelhos de expansão eficazes, que podem ser removíveis, semi-fixos ou fixos.

A expansão por estes aparelhos de expansão tem estado relacionada com o efeito ortodôntico e/ou ortopédico. Após a aplicação de forças transversais, as alterações iniciais produzem uma inclinação lateral dos dentes posteriores da maxila devido a movimentos ortodônticos controlados quando a placa alveolar vestibular comprimida reabsorve na interface do ligamento periodontal radicular, como resultado da aplicação contínua de força. Se as forças transversais aplicadas forem de magnitude suficiente, pode ocorrer movimento e expansão dos segmentos maxilares[111]

O debate sobre a estabilidade e o progresso da expansão está a ser feito desde o dia em que a teoria da expansão foi apresentada. Apesar disso, foi alcançado um sucesso considerável com a expansão. Com a cooperação dos pacientes, a expansão dos arcos dentários

Especialmente durante o período de dentição mista tem dado bons resultados. Como em qualquer forma de terapia há contra-indicações, respostas ocasionais desfavoráveis e, por vezes, sucesso parcial. No entanto, quando utilizada correctamente, a expansão é de grande valor no tratamento da maloclusão.

Classificação

CLASSIFICAÇÃO DOS APARELHOS DE EXPANSÃO

O ortodontista tem uma série de aparelhos que podem ser utilizados para a expansão do arco.

Os aparelhos utilizados para a expansão de arcos podem ser divididos de inúmeras maneiras.

(A) Com base no aparelho utilizado para a expansão

(a) Aparelho amovível - por exemplo, mola de caixão

(b) Aparelho semifixado -e.g. Aparelho 3D Modular

(c) Aparelho fixo -e.g. Parafuso Hyrax

(B) Com base no efeito causado pela força

1] Expansão ortodôntica ou expansão lenta:

A expansão dos arcos dentários pode ser produzida por uma variedade de tratamentos ortodônticos, incluindo os que empregam aparelhos fixos. A mola do caixão é o melhor exemplo de verdadeira expansão ortodôntica, uma vez que as alterações que são produzidas afectam principalmente a porção dentoalveolar. A expansão ortodôntica dos arcos dentários produz movimentos laterais dos segmentos vestibulares posteriores, com tendência para a inclinação da coroa e consequente inclinação lingual da raiz.

Outros aparelhos que também podem ser classificados como aparelhos amovíveis são

utilizados Para

1) Expansão do arco, no qual um grupo de dentes é movido para expandir o perímetro do arco.

2) Reposicionamento de dentes individuais dentro do arco.

PLACAS ACTIVAS PARA EXPANSÃO DO ARCO

A estrutura de uma placa activa é uma placa de base feita de acrílico ou um material semelhante (termoplástico). Esta serve como uma base na qual são incorporados os parafusos ou molas e à qual são fixados os fechos. O elemento activo de uma placa de expansão é quase sempre um parafuso de macaco colocado de modo a manter as partes da placa juntas. A abertura do parafuso com a chave separa então as secções da placa.

A utilização do parafuso oferece a vantagem

■ A quantidade de movimento pode ser controlada.

■ A placa de base permanece rígida apesar de ter sido cortada em duas partes.

As desvantagens são:

■ A activação do parafuso produz uma força pesada que se decompõe rapidamente e

■ A activação rápida do aparelho tinha o potencial de danificar os dentes.

Quando um parafuso é utilizado para aplicar força contra um grupo de dentes, a quantidade de força sentida por qualquer dente individual é reduzida. Além disso, mesmo com os melhores fechos, se o nível de força se tornar demasiado alto, é provável que o aparelho seja deslocado antes que possam ocorrer danos.

O deslocamento é o problema mais comum com as placas de expansão:

■ Activando o parafuso demasiado rapidamente, o aparelho é deslocado para longe dos dentes em vez de o arco ser expandido.

A maioria dos parafusos abre 1 mm por revolução completa, de modo que um único quarto de volta produz 0,25 mm de movimento dentário.

A taxa de movimento dentário activo não deve exceder 1 mm por mês.

O parafuso para activar um aparelho amovível para expandir o arco maxilar não deve em circunstância alguma ser activado mais de duas vezes por semana, uma taxa que produz um movimento de 1 mm por mês.

Com a placa deste tipo, é geralmente preferível colocar o aparelho na boca, rodar o parafuso com o aparelho mantido firmemente na posição e não o retirar durante várias horas após a activação.

1) *EXPANSÃO ANTERIOR DOS INCISIVOS MAXILARES*

A utilização da placa do tipo Schwarz faz uso da expansão anterior dos incisivos maxilares.

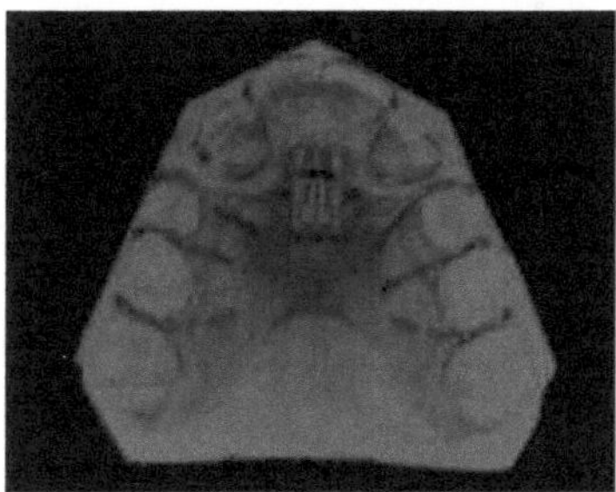

Fig 134. Placa Schwarz para correcção de uma mordedura cruzada anterior

UTILIZAÇÃO:

■ Mordedura transversal anterior

A superfície oclusal dos dentes posteriores deve ser coberta com o material da placa base.

RETENÇÃO:

■ A retenção pode ser proporcionada permitindo que o material flua nos subcortes bucais e linguísticos.

■ Os fechos de retenção são incorporados.

2) *EXPANSÃO TRANSVERSAL DOS ARCOS CONCEPÇÃO DO CANDIDATURA:*

Uma placa activa dividida na linha média expandirá o arco, inclinando os dentes posteriores para vestibular.

LIMITAÇÕES:

■ Este aparelho não é indicado para mordedura cruzada do esqueleto.

■ A expansão lateral do arco mandibular com este aparelho é mais difícil do que a expansão maxilar porque o parafuso deve ser colocado anteriormente.

■ A expansão da largura inter-caninos mandibulares com um parafuso posicionado anteriormente não é recomendada, porque a força está concentrada contra incisivos e dentes caninos de modo a que se possam produzir forças excessivas e porque a expansão inter-caninos mandibulares não é estável.

EXPANSÃO ANTERIOR E POSTERIOR SIMULTÂNEA

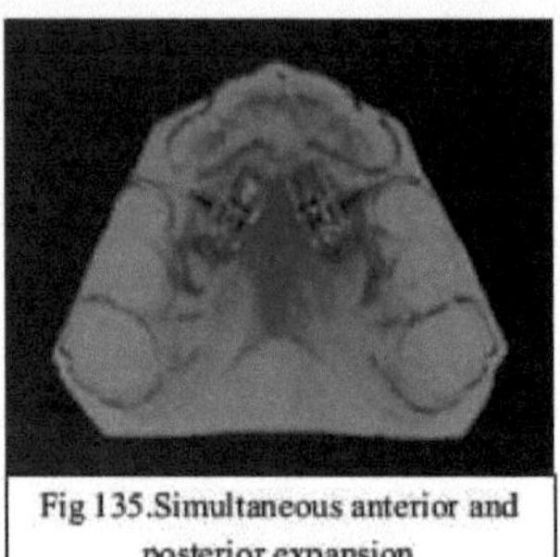

Fig 135.
Expansão anterior e
posterior simultânea

CONCEPÇÃO DO APARELHO:

O desenho foi baseado na placa original 'Schwarz's tipo 'Y', que está dividida em três segmentos diferentes.

UTILIZAÇÃO:

■ Expandir simultaneamente os dentes posteriores maxilares lateralmente e os incisivos anteriores.

LIMITAÇÃO:

■ A força produzida é pesada e intermitente.

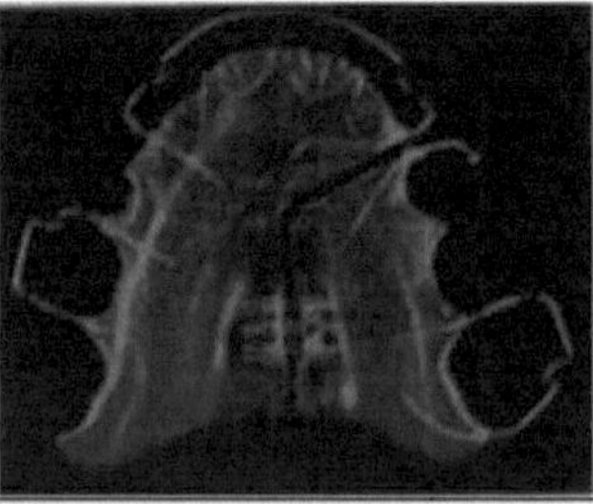

Fig 136. Placa Schwarz tipo "Y".
Uma variante da placa em Y divide a placa base em apenas duas secções, uma grande e uma pequena. Com qualquer placa assimetricamente dividida, a activação do parafuso produzirá

mais força por unidade de área no segmento menor da placa base do que no segmento maior, pelo que deverá haver mais movimento no segmento pequeno.

ii] Expansão passiva:

Quando os arcos dentários estão protegidos das forças da musculatura vestibular e labial, o alargamento dos arcos dentários ocorre frequentemente. Esta expansão não é produzida através da aplicação de forças biomecânicas extrínsecas mas sim por forças intrínsecas como as produzidas pela língua. Exemplos de expansão passiva são as alterações dimensionais nos arcos dentários produzidas por -

1)   Aparelho Frankel
2)   Ecrã oral
3)   Pára-choques labiais
4)   Bionator

iii] Expansão ortopédica

O termo ortodontia ortopédica foi introduzido para descrever os procedimentos desenvolvidos para alterar a relação dos ossos a fim de facilitar a correcção da má oclusão. Isto implica que as estruturas faciais em desenvolvimento não seguem um padrão de crescimento imutável, mas sim um padrão que pode ser alterado permanentemente pela aplicação de forças que induzem a tradução e a alteração da relação dos ossos.

Se o padrão de desenvolvimento craniano e facial fosse geneticamente predeterminado e imutável, então é evidente que qualquer tentativa de mover os ossos de um padrão anormal para outro mais "normal" ou relação estética agradável estaria condenada ao fracasso se as forças geneticamente determinadas que perpetuam o padrão anormal continuassem a funcionar. O resultado final a longo prazo poderia ser um retorno à posição original, e o resultado ortodôntico acabado recairia novamente numa oclusão anormal. Contudo, o problema pode não ser tão simples pois, enquanto factores genéticos estão envolvidos no desenvolvimento de algumas más oclusões e as forças moleculares que operam estão fora do nosso controlo, ou mesmo a nossa compreensão nesta fase do conhecimento, o estudo da patologia mostra que forças ambientais e hormonais podem produzir um padrão facial anormal com má oclusão associada.

A primeira RME foi feita por Emerson Colin Angell (1860)[111] de *São Francisco*. Ele colocou um aparelho entre os pré-molares superiores de uma rapariga de 14 anos e meio e alargou o seu arco um quarto de polegada em duas semanas.

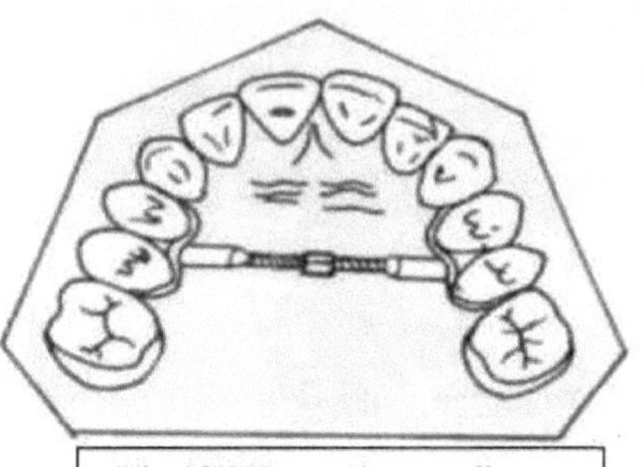

Desde os dias de Angel, a filosofia de que os aparelhos ortodônticos podiam ser utilizados para induzir forças oclusais naturais para estimular o crescimento normal dos ossos tem sido proposta, desafiada, discutida, e periodicamente investigada. As tentativas de crescimento ósseo ou de alterar a relação dos ossos têm sido espasmódicas, com ondas de entusiasmo seguidas de canais de rejeição, uma vez que o estudo dos resultados a longo prazo criou dúvidas sobre a

Validade da filosofia. O caso pode não ser tão preto e branco. No animal experimental não há dúvida de que, com forças adequadas, ocorre a expansão palatal. Estudos clínicos demonstraram também que em algumas crianças a expansão lateral dos maxilares pode ser sustentada e a correcção da maloclusão conseguida, pelo menos por até 5 anos.

Noutros casos, o movimento anterior ou posterior da maxila foi demonstrado, mas se isto resultou em alterações faciais e oclusais permanentes ainda está sujeito a investigação. A questão está apenas parcialmente resolvida, embora os estudos relativos ao movimento dos ossos por aplicações ortodônticas sejam numerosos; de facto, nem todos os importantes foram ainda colocados devido à falta de conhecimento do problema. Por exemplo, informações precisas sobre o efeito dos diferentes graus de força na tradução maxilar são ainda apenas rudimentares, tal como os efeitos da idade, sexo, diferenças de estimulação hormonal na estrutura das suturas e factores extraesqueléticos, tais como função e crescimento dos músculos de mastigação, hábitos da língua, padrões respiratórios e doenças crónicas. Mesmo quando os ossos foram movidos, não se conhece a magnitude, direcção e natureza das forças que induzem a recaída ou resistem a ela. Mesmo o conhecimento das alterações dos tecidos durante a expansão e a recidiva é rudimentar.

Considerações gerais

CONSIDERAÇÕES GERAIS NA RÁPIDA EXPANSÃO PALATAL

Entre os aspectos mais notáveis da expansão palatal está a previsibilidade das ocorrências durante o tratamento e os resultados após o tratamento. De acordo com **Andrew J. Hass**[112] a sutura abre, principalmente em pacientes com menos de 16 ou 17 anos de idade, ocorrem certas mudanças esperadas:

1) Anteroposteriormente, a abertura da sutura palatina média é paralela; superioinferior, a abertura é triangular com o ápice a estar na cavidade nasal.

2) Os incisivos centrais reagem à medida que estão ligados por fibras elásticas transeptal. medida que a sutura se abre, a coroa converge enquanto as raízes divergem. Quando as coroas entram em contacto, a tracção contínua das fibras faz com que as raízes converjam para as suas inclinações axiais originais. Durante este ciclo, que normalmente demora cerca de 4 meses, a inclinação axial destes dentes pode vacilar até aos 4 graus.

3) Os processos alveolares curvam-se e movem-se lateralmente com os maxilares, enquanto que os processos palatinos oscilam de forma inferior na sua margem livre. O efeito é uma expansão da arcada dentária e um aumento da capacidade intranasal.

4) Quando a sutura palatina central abre, a maxila move-se sempre para a frente e para baixo. Isto é provavelmente devido à disposição das suturas maxilocranianas. Sicher chama a atenção para o facto de estas suturas serem orientadas de tal forma que o crescimento produziria um vector de movimento maxilar para baixo e para a frente. Uma vez que estas suturas da zona de hafting são desengatadas pelos procedimentos de expansão palatal, um efeito semelhante ao crescimento imediato manifesta-se num deslocamento para baixo e para a frente da maxila.

5) A alteração da postura maxilar provoca invariavelmente uma rotação para baixo e para trás da mandíbula, o que diminui o comprimento efectivo da mandíbula e aumenta a dimensão vertical da face inferior.

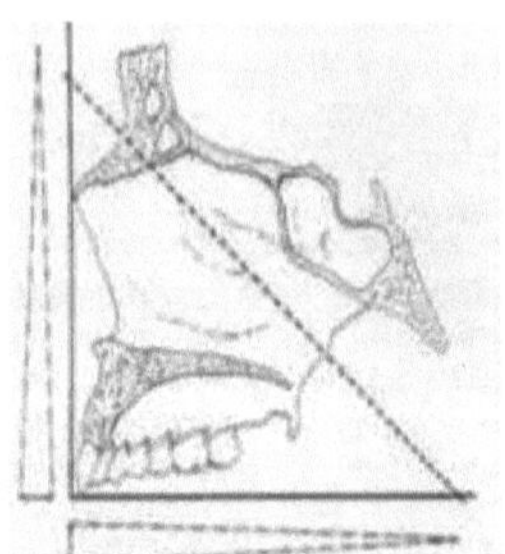

Fig 138.Forward and downward vector of

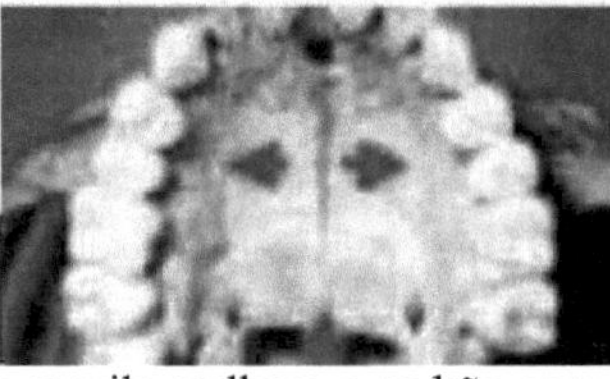

Fig 139. Separation of the palatal

A condução para baixo e para a frente da maxila melhora o padrão esquelético fechado de mordida classe III, devido à relação espacial obviamente melhorada da maxila, e como resultado da rotação para baixo e para trás da mandíbula, o comprimento efectivo da mandíbula é reduzido e a altura facial mais baixa aumenta. A mordida cruzada posterior é corrigida por movimentos laterais e de flexão dos processos alveolares. A mordida cruzada anterior é parcial ou completamente melhorada pelo deslocamento para a frente da maxila e pela rotação da mandíbula no sentido dos ponteiros do relógio.

A transposição da maxila afecta o padrão esquelético de mordida aberta classe III, tanto com favor como com desfavor. O seu efeito é favorável na medida em que a displasia maxilo-mandibular se torna menos grave. Infelizmente, porém, à medida que a mandíbula gira, a mordida aberta esquelética e dentária deteriora-se.

O deslocamento maxilar para baixo e para a frente torna o padrão esquelético de classe II Divisão 1 decididamente pior no que diz respeito à relação maxilo-mandibular, uma vez que a maxila está agora mais para a frente e a mandíbula está mais para trás. A maioria dos padrões esqueléticos de mordida profunda de classe II não são afectados de forma demasiado adversa se a mandíbula possuir boas características. Assim, se a rotação da mandíbula puder ser mantida, ajudará na abertura da mordida.

O caso de mordida aberta, independentemente da classificação, é sempre afectado negativamente pela expansão maxilar. No entanto, isto só tem de ser temporário e não deve ser considerado uma contra-indicação ao procedimento se estiverem presentes no caso factores que exijam o tratamento.

<u>**INDICAÇÕES DE EXPANSÃO:**</u> -

• Prognatismo mandibular ou mandíbula larga com desenvolvimento anterior reduzido da base do esqueleto maxilar

• Tanto o esqueleto como a constrição dentária.

• Mordida cruzada posterior devido à maxila estreita.

• Palato íngreme com desvio septal e respiração bucal devido a adenóides aumentados

• Fenda labial e palatina

AVALIAÇÃO CLÍNICA DA MORDEDURA CRUZADA ESQUELÉTICA OU DENTÁRIA:

Rocco J. Dipaolo (1970)[113] tinha descrito a avaliação clínica da mordida cruzada esquelética ou dentária.

Colocar o dedo indicador e o polegar na área da base apical dos primeiros molares e mover-se de forma inferior ao processo alveolar dará alguma indicação da relação lateral da base apical com o processo alveolar. Nas mordidas cruzadas que são o resultado de uma má relação dento-alveolar, a base apical será tão larga e em alguns casos mais larga do que o arco na área alveolar e está em boa relação lateral dos molares inferiores. Na mordida cruzada envolvendo deficiência na largura da base apical, há geralmente depressão ou estreitamento na base apical e um alargamento ou posicionamento lateral dos processos alveolares.

A relação dos segmentos bucais superior e inferior também pode ser útil para determinar o tipo de mordida cruzada presente. Quando os segmentos vestibulares superiores estão bilateralmente bem dentro dos dentes vestibulares inferiores, indica que está presente um problema de largura basal.

A inclinação axial dos dentes que estão em mordida cruzada pode ser informativa ao detectar se a condição é esquelética ou dento-alveolar. A inclinação axial bucal dos dentes maxilares em mordida cruzada indicaria uma deficiência na largura da base apical. Uma inclinação axial lingual dos dentes maxilares em mordida cruzada dentro da largura da base apical indicará uma mordida cruzada em origem dento-alveolar.

A expansão maxilar por abertura da sutura palatina média é extremamente vantajosa no tratamento de

(1) Casos tanto cirúrgicos como não cirúrgicos da classe III, especialmente os não cirúrgicos,

(2) Casos de deficiência real e relativa da maxila,

(3) Casos de capacidade nasal inadequada exibindo problemas respiratórios nasais crónicos,

(4) O paciente com fenda palatina madura

(5) Problemas de comprimento de arco seleccionado para evitar os distúrbios de perfil tão frequentemente associados à remoção de dentes.

Estes são normalmente casos com bons padrões morfogenéticos onde apenas uma pequena quantidade de largura em ambos os arcos daria uma excelente oclusão.

1) Em 1961, foi feito um relatório preliminar por Andrew Hass[114] sobre quarenta e cinco casos tratados inicialmente por expansão palatal. Trinta e dois destes casos tinham estado sem qualquer retenção maxilar durante pelo menos 5 anos. Até à data, nenhum deles tinha apresentado uma recidiva lateral. Em mais de 300 casos tratados por esta técnica, não tinha havido uma recidiva da correcção da mordida cruzada posterior; no entanto, muitos destes pacientes tiveram de usar retentores palatinos. Este sucesso gratificante deve-se à visualização destes casos com um conceito ortopédico e não com um preconceito ortodôntico. Ao tentar corrigir a displasia na largura, deve ser feita a tentativa de correlacionar as bases da dentadura e não os arcos dentários. Esta prática resultará quase sempre numa marcada sobrecorrecção dos segmentos dos dentes vestibulares, geralmente numa contenção bilateral dos dentes mandibulares, nomeadamente, uma síndrome de Brodie.

Quando a sutura palatina central se abre, os processos alveolares parecem dobrar-se lateralmente, enquanto as prateleiras palatinas caem de forma inferior. Isto, juntamente com a compressão PDL, resulta em alterações consideráveis na inclinação axial dos dentes posteriores. Por conseguinte, é importante que a expansão dentária seja exagerada, no interesse de melhorar a relação da base da dentadura.

Os dentes posteriores são prontamente controlados no tratamento subsequente à remoção do dispositivo de expansão do paladar. Uma placa acrílica é colocada no prazo de 48 horas, e o acrílico é aparado a partir desses dentes, que devem ser autorizados a inclinar lingualmente. Assim, uma sobre-expansão dentária unilateral pode ser controlada aparando um lado da placa de acrílico mais do que o outro. As áreas da placa que contactam os dentes podem ser usadas como fulcros sobre os quais os dentes vestibulares podem ser torcidos para estabelecer segmentos de dentes vestibulares mais verticais.

A correcção apenas da dentadura cruzada é inconsistente com o objectivo principal do tratamento ortopédico - o estabelecimento de uma relação mais favorável de base dentária. Quando isto ocorre, os dentes posteriores maxilares devem ser quase sempre

marcadamente sobre-expandido. O aumento da largura da arcada dentária ganho pela flexão alveolar, compressão da membrana periodontal e deslocamento dentário extrusivo é quase certo de ser perdido no período ortodôntico e pós ortodôntico.

Brodie tinha observado que a língua é normalmente transportada para baixo num paciente com arcos dentários maxilares apertados. Ele sugeriu a utilização de uma placa acrílica solta como um possível meio de treino da língua para uma postura mais normal. Assim, a colocação da placa de acrílico, após a expansão do maxilar, parece ter um duplo objectivo durante o tratamento ortodôntico convencional.

<u>OBJECTIVOS E TRATAMENTO</u>

O principal objectivo da expansão palatal é coordenar as bases da dentadura maxilar e mandibular. O aparelho deve ser concebido para melhorar o movimento ortodôntico e para reduzir a resposta ortodôntica. As unidades de ancoragem dentária devem ser feitas o mais forte possível. Seria desejável a colocação de bandas em todos os dentes posteriores, com bandas unidas por barras de solda vestibular e lingual. As unidades rígidas de fundição cimentadas aos dentes ofereceriam uma ancoragem ainda maior. Estes métodos de ancoragem são desencorajados pelo facto de que na maioria dos casos a trajectória de inserção do aparelho seria difícil, se não impossível, de estabelecer. Portanto, enfraquecer a ancoragem omitindo as barras soldadas vestibulares convida a mais deslocamento da dentadura e menos abertura de sutura.

A eliminação do botão palatino acrílico a favor de uma estrutura de todos os fios é igualmente perigosa. Em tais circunstâncias, o peso da força do parafuso é suportado pela fina placa alveolar vestibular. Enquanto com o aparelho palatino em acrílico dividido, o grosso da força ortopédica é resistido pelas paredes verticalmente inclinadas da abóbada palatina, processo alveolar, e dentes. Portanto, menos movimento dentário e mais movimento ortopédico ocorrerão.

É interessante notar que os autores, que utilizam aparelhos de expansão de ancoragem e palato deficientes, relatam apenas ligeiras alterações na largura da cavidade nasal. A magnitude da alteração na cavidade nasal e na largura da base apical é uma excelente indicação da

sucesso do esforço ortopédico. O aumento da largura da arcada dentária é obviamente o menos fiável.

Robert A. Wertz (1968)[115] analisou alterações no fluxo de ar nasal numa pequena amostra de casos após casos de expansão maxilar. Ele concluiu que a abertura da sutura palatina média com o único objectivo de aumentar a permeabilidade nasal não pode ser justificada. Seria difícil discutir com a sua conclusão à luz das alterações nasais limitadas que esta terapia produziu. Seria, contudo, de grande interesse seguir um estudo semelhante sobre uma amostra maior de pacientes tratados com um aparelho de ancoragem máxima.

FORÇA ORTODÔNTICA VERSUS ORTOPÉDICA

Historicamente, a implicação tem sido feita de que as forças dirigidas para a cavidade oral com o objectivo último de alterar a relação dos dentes são forças ortodônticas. O estudo cefalométrico do departamento de Ortodontia da Universidade de **Illinois,** em 1938, provou certamente que este era o caso até essa altura a alegação de que o tratamento ortodôntico afecta apenas o processo alveolar é até incontestada. No entanto, já não há qualquer dúvida de que forças de grande magnitude que excedem em muito as forças mínimas necessárias para o movimento dentário se expandir e inibir o potencial de crescimento, estas forças devem ser consideradas ortopédicas.

A natureza da força ortopédica exclui a possibilidade de muitos movimentos dentários até a força se ter deteriorado. Por conseguinte, os dentes podem ser utilizados como unidades de ancoragem na orientação destas forças para suturas intermaxilares e maxilocranianas.

As forças ortodônticas e ortopédicas diferem frequentemente quanto a objectivos e **aplicações, intensidade, tempo** e **tempo**, e **tipo.**

• *OBJECTIVOS E APLICAÇÕES*

O objectivo da força ortodôntica é mover os dentes individualmente ou em unidades, utilizando outros dentes, tanto suportados como não suportados, para ancoragem. Quando é utilizada uma força ortopédica, o objectivo é perceber a máxima influência nas bases e maxilares da dentadura. Se a

Os dentes são utilizados como unidades de ancoragem, deseja-se evitar o mais possível o seu movimento.

As forças ortodônticas são sempre aplicadas directamente nos dentes, sendo a cinética fornecida por fios de arco, elásticos intermaxilares, força extraoral ligeira, placas de mordedura, e outros auxiliares. Pretende-se que certos dentes se movimentem enquanto outros, espera-se, permaneçam estacionários.

As forças ortopédicas são exercidas tanto extraoralmente como intraoralmente. A aplicação intraoral requer unidades dentárias e de ancoragem de máxima resistência para minimizar o seu deslocamento e maximizar o efeito da força sobre as suturas e outros locais de crescimento.

• *INTENSIDADE DA FORÇA*

É geralmente admitido que o movimento dentário óptimo ocorre com forças relativamente suaves, sejam elas contínuas ou intermitentes. São geralmente dirigidos para uma pequena área, como a membrana periodontal de um dente ou dentes.

Na sua origem, uma força ortopédica deve ser grande porque se dissipa numa vasta área, seja uma única sutura maxilar, um complexo de suturas maxilares ou a totalidade da mandíbula. No seu foco de actividade, a força é relativamente leve e de carácter fisiológico.

As forças ortodônticas são idealmente medidas em gramas e onças, enquanto que as forças ortopédicas devem ser calculadas em libras.

• *TIMING*

As forças ortodônticas podem ser administradas em qualquer altura durante a vida de uma pessoa e serão eficazes na mudança da relação dentária. Estas forças são normalmente aplicadas durante um curto período de tempo, uma vez que normalmente é necessário menos tempo para modificar uma relação dentária do que uma relação esquelética.

As forças ortopédicas são idealmente utilizadas no crescimento precoce de um indivíduo, quer se deseje promover ou retardar o potencial de crescimento. Este último só é possível na pessoa em crescimento. Com excepção da expansão palatal, as forças ortopédicas são necessariamente aplicadas durante um período de tempo mais longo devido ao desenrolar relativamente lento do processo de crescimento.

- TIPO DE FORÇA

As forças ortodônticas podem ser intermitentes ou contínuas. As forças ortopédicas são normalmente intermitentes. O efeito ortopédico do aparelho de Milwaukee sobre uma criança tratada para escoliose foi demonstrado. O efeito vai muito além da mera depressão dos dentes ou da inibição do crescimento alveolar. Os dentes, com a sua capacidade de resistir à depressão, foram provavelmente factores fortes na mediação da força ortopédica pesada para as suturas da zona hafting e outras suturas craniofaciais, o côndilo mandibular, e os processos alveolares.

Ao contrário da crença popular entre os ortodontistas, o aparelho de Milwaukee não exerce uma força activa contra a mandíbula. O aparelho exerce efectivamente pressão contra as áreas da coluna vertebral a serem modificadas. Para tentar evitar a pressão, espera-se que o paciente "se levante da cinta" para uma postura mais normal. Não há pressão activa da cinta contra a mandíbula. A mandíbula recebe uma pressão descendente do peso da cabeça quando o paciente não está levantado da cinta. Esta pressão é equivalente ao peso da cabeça, cerca de 8 a 10 libras numa criança de cem libras. Se uma força de magnitude pudesse produzir deformidade, não seria viável com uma força de menor intensidade, mas mesmo assim uma força pesada produzir uma rotação mandibular negativa num padrão esquelético de mordida aberta.

A rotação negativa da mandíbula dependeria de depressão dos dentes posteriores supraerupcionados, inibição do crescimento alveolar posterior, prevenção da descida da maxila ou talvez mesmo influência na morfologia mandibular. Sassouni e Nanda oferecem uma descrição notável da relação músculo-esquelética na mordida profunda e no padrão esquelético de mordida aberta. Eles visualizaram a pessoa de mordida profunda tendo a cadeia vertical dos músculos mastigatórios bem à frente da resistência molar, onde esta serve para manter os dentes bucais deprimidos. Na mordida esquelética de mordida aberta, estes músculos exercem uma força oblíqua posterior à resistência dos molares. Esta disposição da musculatura não só desencoraja o fechamento da mordida mas contribui para uma divergência contínua das mandíbulas com o crescimento subsequente.

Se o ortodontista pudesse simular mecanicamente uma musculatura mais anterior, então concebivelmente o padrão esquelético de mordida aberta poderia ser favoravelmente influenciado pela depressão dos molares, inibição da prevenção do crescimento alveolar posterior da descida da maxila, e mesmo uma mudança na forma mandibular. O resultado final seria uma rotação da mandíbula no sentido contrário ao dos ponteiros do relógio para a frente e para cima, com uma consequente diminuição da altura facial anterior e um aumento da proeminência mandibular.

Quanto expandir?

A ênfase actual em terapias sem extracções resultou numa redução significativa do número de dentes extraídos para fins ortodônticos. As técnicas contemporâneas para aliviar o apinhamento dentário, para além das extracções, incluem a redução interproximal dos dentes, o movimento posterior dos molares, a queima dos incisivos anteriores, e a expansão das arcadas. O apinhamento é o resultado de uma discrepância entre a largura do dente combinado e o perímetro da arcada. O perímetro do arco, por sua vez, depende de vários factores, incluindo a forma do arco, o comprimento do arco e a largura do arco.

Numerosos índices foram sugeridos para orientar o clínico na determinação da quantidade de expansão necessária para alcançar uma proposta de largura ideal do arco. Em 1909, Pont[133] descreveu um método, que assumiu uma relação constante entre a soma das larguras dos incisivos superiores (SI=Soma dos Incisivos) e a largura da arcada dentária numa dentição ideal sem densidade. Concluiu que a relação de SI para a largura da arcada era de 0,80 na região dos pré-molares e de 0,64 na área molar. A fórmula foi então transposta para permitir a previsão da largura da arcada:

Largura pré-molar necessária = SI/0.80

Largura molar necessária= SI/0.64

Stifter (1958)[116] testou o índice de Pont sobre dentições normais e ideais de Classe I e relatou que existia uma correlação significativa entre o SI e as larguras dos arcos inter-premolares e intermolares. Numa avaliação do índice de Pont, Joondeph (1970)[116] e colegas relataram as medidas retiradas de moldes dentários de 20 sujeitos antes do tratamento, no final e 10 anos fora da retenção. Encontraram correlações deficientes e uma falta de concordância entre as larguras ideais dos arcos pré-molares e molares de Pont calculadas e as larguras reais dos arcos pré-molares e molares 10 anos fora de retenção. As correlações entre a largura do arco pré-molar e molar do fim do tratamento com o SI foram calculadas a partir dos seus dados em bruto e também foram consideradas baixas (r=0,39, e r=0,33 respectivamente). Os autores declararam que as medidas derivadas do índice de Pont não tinham valor na previsão da largura final do arco nas regiões pré-molar e molar. Isto está de acordo com as conclusões de Worm[133] e colegas de trabalho. Ao examinar 91 crianças Navajo e 133 estudantes de medicina dentária com oclusão ideal e menos de 1mm de apinhamento ou espaçamento, verificaram que existiam poucas correlações entre o índice de Pont e as formas de arcada observadas, e que existiam diferenças significativas entre as larguras inter-premolares e inter-molares calculadas e os valores observados. Na maioria dos participantes, as medidas observadas foram inferiores às medidas calculadas.

Pont[117] também propôs que existia uma relação entre a forma do crânio (dolicocefálico, mesocefálico, e braquicefálico) e a forma da arcada dentária. Schwarz apresentou uma análise para as larguras inter-premolares e inter-molares ideais que foi corrigida para o tipo facial. A utilização dos índices de Pont's e Schwarz foi defendida para o cálculo das larguras inter-premolares e inter-molares desejadas, apesar de qualquer validade clínica comprovada destes índices.

Mais recentemente, McNamara[118] propôs uma simples regra de polegar indicando uma largura inter-molar média ideal em machos de 37,4 mm e em fêmeas de 36,2 mm. Isto foi baseado na largura do arco de dois grupos subjectivamente selectivos dos moldes dentários. O grupo não-pulverizado consiste em casos que exibem uma aglomeração dentária bruta. Os três investigadores tiveram de concordar com a inclusão de um molde em qualquer dos grupos ou o molde foi excluído.

Estudos anteriores examinando qualquer relação potencial também foram potencialmente tendenciosos na sua selecção de categorização por amostragem. É necessária uma medida precisa e válida de apinhamento para permitir que relações significativas sejam detectadas.

A investigação para examinar a relação entre o índice de Pont, a análise de Schwarz, e a regra de McNamara, bem como as medidas subjectivas e objectivas de aglomeração, a fim de determinar a sua validade, concluiu que -

1) O índice de apinhamento (IC) é uma medida válida e mais reprodutível de apinhamento dentário do que avaliações objectivas.

2) Apenas os homens demonstraram correlações significativas entre a discrepância da largura do arco inter-molar e o apinhamento. As larguras inter-premolares estavam mais consistentemente correlacionadas com a quantidade de apinhamento tanto nos machos como nas fêmeas.

3) O índice de Pont sobrestimou a largura desejada do arco numa média de 2,5mm a 4,7mm.

4) A análise de Schwarz foi razoavelmente precisa como indicadores potenciais da largura do arco inter-molar em homens, mas sobrestimou a largura inter-premolar em 2,5mm a

4,3mm.

5) A regra do polegar de McNamara sobrestimou a largura inter-molar necessária em 2,7mm a 3,7mm nesta amostra.[118]

O CRESCIMENTO SUTURAL E A SUA REGULAÇÃO

A maioria dos ossos faciais e cranianos do crânio vertebrado são de origem intramembranosa. O crescimento destes ossos ocorre por oposição e reabsorção nas superfícies periósteas, e por crescimento sutural. A reabsorção dos ossos faciais e cranianos ocorre por oposição e reabsorção nas superfícies periosteais, e o aumento da espessura ocorre por uma maior oposição do que a taxa de reabsorção.

A expansão do crânio num vertebrado em crescimento é possível através da presença de suturas cranianas e faciais. Após a cessação do crescimento, as suturas podem ser fechadas por fusão (sinostose). A sinostose prematura restringe a adaptação ao crescimento e resulta em deformidades craniofaciais como a disostose craniofacial e a escafocefalia.

As suturas no crânio têm várias funções. Elas unem ossos, absorvem forças, actuam como articulações que permitem um movimento relativo entre ossos, e desempenham um papel como locais de crescimento no crânio em crescimento.

Há muito tempo que se questiona se as suturas são centros de crescimento autónomos ou activos, ou se o crescimento sutural é adaptável ao crescimento das estruturas circundantes. Os defensores do primeiro ponto de vista são Massler, Schour,[119] Sicher e Weinmann[120]. Estes autores afirmam que as suturas são centros de crescimento autónomos com potência de crescimento intrínseca como as placas epifisárias. O crescimento ocorre pela proliferação do tecido sutural, exercendo uma força separadora sobre as bordas ósseas. Prahl[121] acredita que as suturas são centros de crescimento activo. Numa sutura sobreposta, as fibras que ligam as extremidades das arestas ósseas correm obliquamente. Prahl afirmou também que o encurtamento destas fibras durante a maturação pode causar a separação das bordas ósseas da sutura.

A outra opinião é defendida por autores como Gilblin and Alley, Moss[122], Young, Scott, Moore, Moss and Salentijn[123]. Eles consideram a sutura como um centro de crescimento adaptativo, a sua actividade predominantemente determinada pelas estruturas circundantes.

Na opinião de Moss, os tecidos não esqueléticos e os espaços funcionais da cabeça, como a matriz periosteal e o cérebro em crescimento sendo uma matriz capsular, actuam como matrizes funcionais, que determinam o crescimento esquelético e consequentemente sutural. Young já explicou isto ao afirmar que as forças de pressão intracraniana são convertidas pelas fibras suturais em estímulos de tensão, que são conhecidos por estimular a osteogénese.

Prahl, contudo, mostrou que as fibras suturantes na sutura coronal de ratos jovens são dirigidas de tal forma que podem resistir a forças de pressão craniana extra. O aumento da pressão intracraniana leva inicialmente ao relaxamento destas fibras. As forças de tensão só serão exercidas sobre estas fibras quando as bordas ósseas estiverem suficientemente separadas.

No conceito de Van Limborgh[124] que é uma síntese de várias teorias anteriores, o crescimento sutural é controlado por poucos factores genéticos intrínsecos e muitos factores epigenéticos locais que têm origem em estruturas adjacentes da cabeça e das cartilagens do crânio. Além disso, o crescimento sutural é influenciado por factores ambientais locais que ocorrem sob a forma de forças compressivas e de tracção. Pensa-se que os factores gerais epigenéticos e ambientais desempenham apenas um papel menor.

Oudhof[125] tem uma opinião comparável de que os resultados das suas experiências de transplante sugerem que a posição e as estruturas das suturas são determinadas hereditariamente. No entanto, são necessários factores ambientais para que estas características se desenvolvam. Além disso, Enlow[126] assumiu que a informação genética é inadequada para explicar a complexidade morfológica encontrada em qualquer osso. Enlow afirmou que uma sutura é uma região de crescimento com as suas próprias circunstâncias localizadas e especializadas, tal como todas as outras partes do osso têm os seus próprios processos de crescimento regional.

A NATUREZA DA SUTURA[127]

As suturas são estruturas que unem dois ossos por um complexo de tecido conjuntivo que tem as suas fibras periféricas inseridas na margem óssea calcificada. Diferentes formas de suturas, adaptadas às tensões e pressões locais exercidas sobre os ossos, encontram-se no crânio. As suturas permitem a tradução dos ossos e a adição marginal de tecido ósseo durante o crescimento e desenvolvimento, bem como o movimento dos ossos um em relação ao outro durante a função muscular. Ou seja, as suturas têm duas funções: (1) actuam como locais de crescimento secundário e (2) proporcionam um sistema de absorção de choques que protege o conteúdo craniano durante a função corporal normal.

As suturas maxilares diferem em espécies diferentes, em idades diferentes, e vão desde essencialmente duas finas placas planas de osso no rato jovem até ao sistema altamente convoluto e interdigitado no homem. Nesta última forma, uma projecção da margem óssea localiza-se dentro da tomada fornecida por duas projecções do lado oposto e a disposição das fibras do tecido conjuntivo é semelhante à observada no espaço periodontal.

As alterações são produzidas principalmente na estrutura esquelética subjacente e não pelos movimentos dos dentes através do osso alveolar. Não só separa a sutura palatina média, como também afecta o sistema de sutura circun-zigomática e circun-maxilar. Após o alargamento do palato, é depositado novo osso na área de expansão, de modo que a integridade da sutura palatina média é normalmente restabelecida. A expansão palatal rápida é o melhor exemplo de expansão ortopédica.

RESPOSTA DE SUTURAS A FORÇAS MECÂNICAS EXTRÍNSECAS IN VIVO

As técnicas ortodônticas clínicas envolvem a correcção de desarmonias dentofaciais influenciando os tecidos periodontais e suturísticos com forças exercidas por aparelhos ortodônticos ou ortopédicos.

A resposta do tecido sutural tem sido estudada principalmente in vivo em vários tipos de animais de diferentes idades com uso de diferentes forças e diferentes taxas de carga/deflexão. Estes estudos fornecem principalmente observações histológicas da resposta do tecido sutural.

EFEITOS A CURTO PRAZO:-

As investigações dos efeitos a curto prazo da aplicação de força podem ser divididas em experiências nas quais uma força é aplicada directamente a uma única sutura e experiências nas quais uma força é aplicada a todo o complexo maxilar.

Aplicação directa de força a uma única sutura

A. R. Ten Cate *et al.*, (1977)[128] exerceram uma força de expansão com uma mola na sutura sagital superior de ratos adultos. A abertura máxima da sutura foi de 2mm.

O efeito imediato da aplicação de força à sutura foi traumatizante. Ocorreram pequenas lágrimas localizadas dentro da sutura em locais que variavam de uma amostra para outra, mas mais frequentemente associadas a vasos sanguíneos. Tais rasgões nunca envolveram o periósteo ou as camadas unificadoras, que permaneceram intactas.

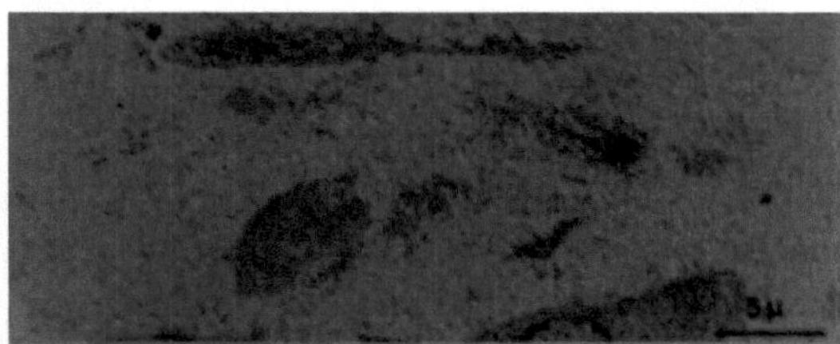
Fig 140. Small isolated collagen bundles exist in granular exudates, new fibroblasts already immigrated into the disrupted area

Estes pequenos defeitos foram preenchidos com exsudado, alguns glóbulos vermelhos extravasados, filamentos dispersos de fibrina, e algumas finas fibrilhas de colagénio.

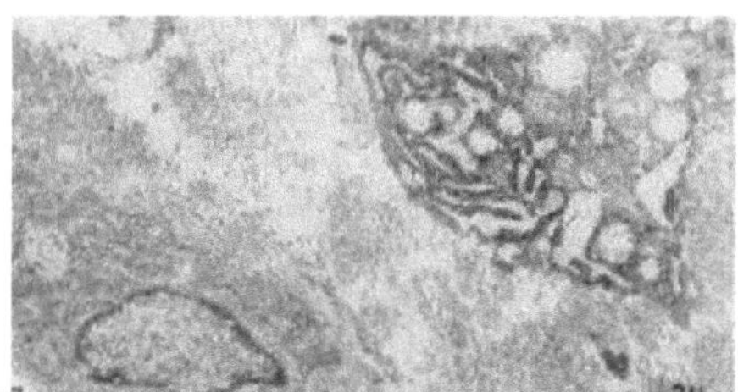

Fig 141: O feixe de fibras de colagénio mostra
alguns fibroblastos de separação e tingimento que podem
ser vistos ocupando o
canto
superior direito
da secção

Ao redor de tais áreas de dissolução, foi encontrada uma resposta graduada do tecido. Assim, na periferia do rasgo, ocorreu a morte de alguns dos fibroblastos juntamente com a ruptura dos feixes de fibras de colagénio à medida que se separavam. A separação deveu-se muito provavelmente a uma acumulação de fluido extracelular.

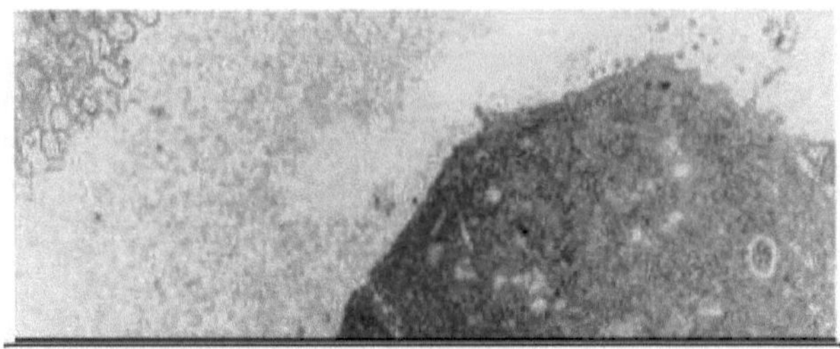

Fig 142.Micrografia electrónica mostra a margem de uma sutura em expansão, na secção superior esquerda mostra os remanentes de fibroblastos desintegrados deitados numa área de exsudados granulares

Ainda mais longe do rasgo, a ruptura dos feixes fibrilares de colagénio ainda era uma característica, embora a morte celular tenha ocorrido com frequência decrescente. Curiosamente, as secções plásticas correspondentes de 3 gm coradas com hematoxilina e eosina não indicavam claramente estes defeitos. Quando uma laceração ocorreu perto das margens ósseas, a camada de células osteoblastadas sobreviveu ao insulto.

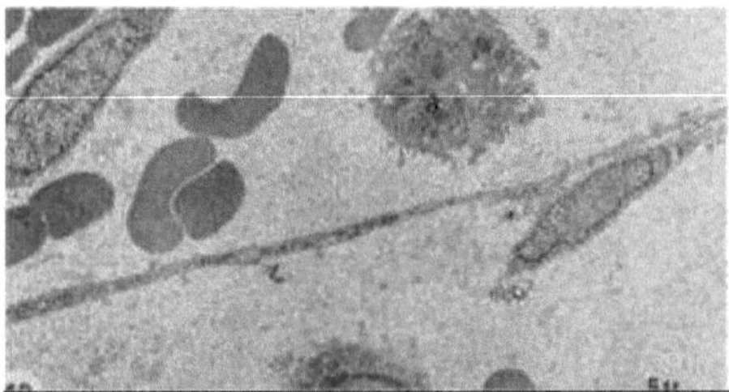

Fig 143. Os microfagos e
fibroblastos pioneiros
invadem uma área de
perturbação
máxima
, no topo deixam uma área de vaso sanguíneo, os
glóbulos vermelhos encontram-se na área de
exsudados
livres
, os fibroblastos pioneiros têm longos
processos esguios que permeiam o defeito

Foi observada uma resposta polimórfica transitória na região dos defeitos no primeiro 12 horas e depois disso não foi visto novamente. Após a resposta dos polimorfos, um afluxo de macrófagos e fibroblastos pioneiros ao defeito ocorreu em 24 horas). Os fibroblastos pioneiros caracterizavam-se por processos longos e esguios, formando um retículo delicado ao longo de todo o defeito.

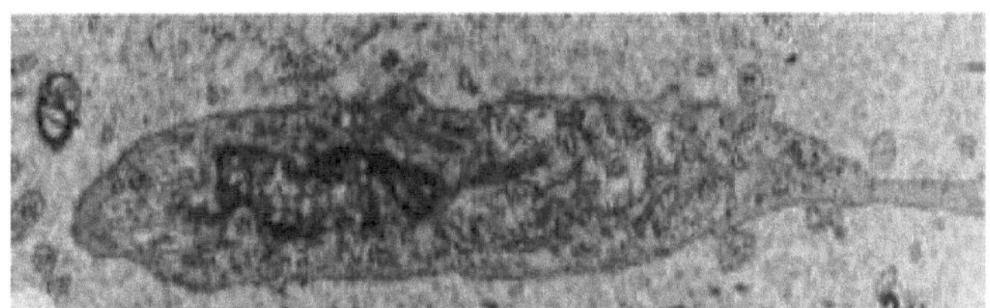

Fig 144.A maior ampliação do fibroblasto pioneiro, esta
célula tem várias vesículas contendo fibrilas de colagénio em banda

Foram ocasionalmente encontrados perfis intracelulares de colagénio nos fibroblastos pioneiros mas nunca no macrofago que, em vez disso, parecia estar associado à absorção do exsudado. Nas partes menos gravemente feridas da sutura, a fibroplasia era evidente, além da divisão celular de alguns dos fibroblastos sobreviventes.

No espaço de 3 a 4 dias, a formação óssea tinha começado nas margens da sutura alcançada pelos osteoblastos pré-existentes e não danificados. Estes formaram lamelas sucessivas ao longo da margem da sutura. No período de tempo seguinte (aproximadamente 1 a 2 semanas), durante o qual a força aplicada à sutura estava a diminuir progressivamente, o fino aspecto estrutural da sutura era de fibrogénese e osteogénese avassaladoras. Não foi possível detectar qualquer evidência de fibroclasia durante este período. As fibras e células de colagénio foram alinhadas transversalmente através da sutura, correspondendo a níveis de tensão. Ocorreu agora uma nova formação óssea ao longo do mesmo eixo que as trabéculas formadas em ângulos rectos em relação às lamelas depositadas inicialmente nas margens da sutura.

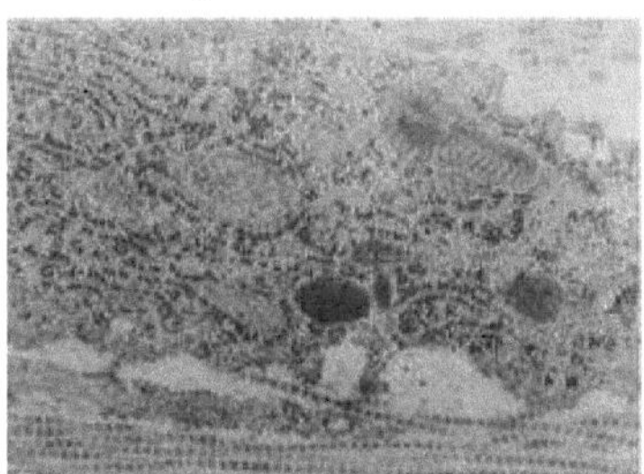

Fig145. Um fibroblasto exibindo actividade fibroclástica na sutura remodeladora 28 dias após a expansão do aparelho

Com a diminuição e cessação da força de expansão (2 a 3 semanas), a remodelação tanto do osso como da sutura ocorreu pela série de células osteocíticas e fibrocíticas até se atingirem as dimensões suturísticas normais.

Durante todo o período de expansão, as camadas unificadoras permaneceram intactas. Os fibroblastos constituintes mostraram uma hipertrofia acentuada, indicativa de um aumento da actividade sintética, mas não foram observadas provas de fibroclasia.

Vários investigadores relataram respostas suturadas comparáveis no meio do palatino após

127

rápida expansão noutras experiências em animais. Foram apresentadas provas histológicas adicionais de traumatismos nos tecidos após uma rápida expansão, nomeadamente fracturas menores de interdigitações ósseas, para macacos e para seres humanos.

A gravidade do trauma está relacionada com o aumento da largura sutural, que por sua vez está relacionada com a magnitude da força exercida. Após a aplicação da força, a formação óssea começa nas bordas ósseas das suturas. As trabéculas recém-formadas reflectem a direcção da força expansiva. A. R. Ten Cate *et al.*, (1977)[128] notou que o primeiro osso, que foi formado 3 a 4 dias após a aplicação da força, foi depositado em lamelas ao longo dos bordos suturantes. O osso tecido foi depositado perpendicularmente à matriz do osso existente. A deposição na sutura foi distribuída de forma desigual.

Apenas se conhecem alguns estudos em que se tentou quantificar a relação entre as forças externas e a resposta tecidual resultante de uma sutura. Na maioria dos estudos, os principais objectivos eram qualificar o efeito final da expansão palatal na sutura palatina média ou descrever o efeito das forças extra-orais aplicadas ao complexo maxilo-facial, incluindo as suturas.

Estes efeitos têm sido estudados em diferentes suturas, em diferentes espécies, e em diferentes idades. As observações foram predominantemente de natureza histológica comparativa e descritiva, e trataram principalmente de tecidos moles em vez de ossudos.

A adaptação das suturas às exigências funcionais alteradas também pode ser observada em experiências de transplante. Estes estudos mostraram que embora uma sutura tenha a capacidade de crescer de forma bastante autónoma, o crescimento ósseo sutural é adaptável às exigências ambientais.

Entende-se que uma resposta traumática inicial tem lugar nas suturas após a aplicação de uma força. Alguns autores sugerem que esta resposta dá alívio a tensões e tensões internas que são induzidas pela aplicação de força.

Após a resposta inicial, tem lugar um período de crescimento do tecido conjuntivo sutural. O crescimento nas extremidades ósseas tem lugar para restabelecer a morfologia sutural original. Até agora pouco se soube sobre os mecanismos pelos quais as forças são transduzidas em actividade celular. No entanto, sabemos que a resposta dos tecidos suturonais às forças mecânicas é afectada pela duração e direcção da força, morfologia da sutura, e idade do sujeito.

Ainda se desconhece se todas as suturas reagem de forma comparável a uma dada força. Também se desconhece se uma sutura reage de forma diferente a diferentes magnitudes de força. Por outras palavras, ainda se desconhece se (e, em caso afirmativo, até que ponto) existe uma relação de resposta próxima entre as forças aplicadas e a resposta biológica resultante do tecido numa sutura.

Um estudo preciso da resposta biológica de uma sutura a um sistema de forças exige que todos os aspectos do sistema de forças sejam identificados. Em condições in vivo, parece impossível controlar todas as variáveis de força que possam influenciar o sistema de forças. A morfologia complexa das suturas de crescimento completo torna difícil prever como uma força é dissipada numa sutura. Estas dificuldades no estudo da relação entre a resposta da sutura e a variável do sistema de forças in vivo sugerem o valor do desenvolvimento de um modelo in vitro preciso. Devido às respostas traumáticas relatadas, é importante manter o complexo sutural em cultura em condições vitais durante pelo menos 1 semana. Com a ajuda de tal modelo in vitro, a existência e qualidade de uma relação entre a dose e a resposta pode ser demonstrada. A informação recolhida a partir de experiências em cultura de órgãos em tais condições conduzirá a uma melhor compreensão do crescimento sutural e da sua regulação.

Foi realizado um estudo por Stanley Miyawaki e David P. Forbes[129] para correlacionar as respostas histológicas e bioquímicas da sutura interparietal com uma gama de forças tênsil. Implantes de molas de aço inoxidável, calibrados para gerar forças dispendiosas de 50 a 250g, foram colocados através da sutura interparietal em 85 ratos Sprague-Dawley fêmeas. Após períodos experimentais de 2 horas a 14 dias, as suturas interparietais foram avaliadas por radiografia, histologia, e bioquímica. Foi utilizado um sistema in vivo/in vitro para a análise bioquímica; foram medidas as proteínas totais, a prolina incorporada, a presença de colagénio e a actividade da fosfatase alcalina. As radiografias e a avaliação histológica mostraram que a expansão da sutura in vivo era realizável com 50 a 70g de força, mas forças mais pesadas mostraram maior abertura sutural, maior proliferação celular, e mais formação óssea. Este aumento na resposta biológica pelas forças mais pesadas foi substanciado por um aumento na actividade da proteína sutural e da fosfatase alcalina, mas não na percentagem de colagénio. Concluiu-se que as alterações no conteúdo proteico total de uma sutura não foram causadas principalmente pela proliferação de células osteogénicas e fibroblastos, mas devido a um influxo de transudado. Em contraste, o aumento da incorporação de 3H-prolina e da actividade da fosfatase alcalina correlacionou-se com a observância da formação óssea. Este estudo indicou uma correlação positiva entre a magnitude das forças de tracção e a resposta osteogénica.

Estudos de expansão ortopédica de suturas cranianas documentaram cuidadosamente que a resposta biológica é um alargamento da sutura seguido pela produção de componentes de tecido conjuntivo (Hinrichson e Storey, Cleall e associados, Murray e Cleall, Ten Cate, Freeman, e Dickinson). Através desta actividade de remodelação, a sutura restabelece uma configuração semelhante à sua forma original. A remodelação parece ser quimicamente mediada, mas isto não é bem compreendido. Como o colagénio é a principal proteína do tecido conjuntivo, o metabolismo desta molécula é importante para compreender como funcionam as forças de tracção.

MÉTODOS DE EXPANSÃO

1) EXPANSÃO MAXILAR LENTA

O objectivo da expansão da maxila é aumentar a largura transversal da arcada dentária maxilar na base apical com o mínimo de movimento concomitante dos dentes posteriores dentro do alvéolo.

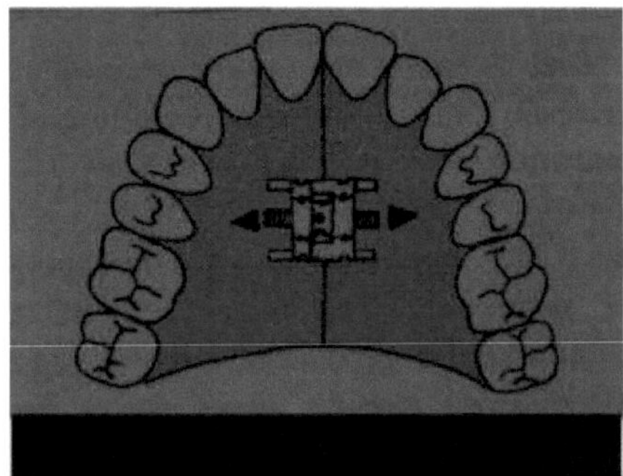

A técnica emprega normalmente aparelhos de parafuso de macaco fixo que aplicam forças pesadas aos dentes e estruturas de suporte para separar mecanicamente os segmentos maxilares na sutura palatina média. A taxa de expansão varia geralmente em crianças em crescimento de aproximadamente 0,2mm a 0,5mm ou mais por dia durante um período de 1 a 3 semanas, dependendo da quantidade de expansão desejada e da frequência de activações diárias toleradas pelo paciente. Os segmentos maxilares deslocados requerem um longo período de estabilização rígida a fim de permitir o reajuste sutural e a dissipação das forças residuais acumuladas nas articulações contíguas da maxila.

Os horários de activação que têm sido defendidos parecem ser determinados numa base empírica, sendo o critério a expansão tão rápida quanto o paciente possa tolerar. Isaacson e Ingram[130, 131] mostraram que as activações únicas produzem forças que vão de 3 a 10 libras e que as múltiplas activações diárias, como comummente praticadas, podem causar cargas residuais cumulativas de até mais 20 libras. Questionaram se tais forças elevadas eram necessárias para expandir a maxila.

Estudos morfológicos e histológicos em animais e seres humanos levantaram questões adicionais relativamente à eficácia da rápida expansão maxilar. O efeito histológico criado pela separação mecânica na sutura palatina média que foi descrita pode levar a uma resposta de cura desfavorável. Melsen recolheu amostras de biopsia nas suturas palatinas médias de crianças, dos 8 aos 13 anos de idade, em várias fases após a expansão rápida. Numerosas microfracturas em locais de interdigitações ósseas foram observadas na

Crianças mais velhas. A cura nestes locais de fractura num só sujeito resultou numa união óssea entre os segmentos maxilares.

Isaacson, Ingram e Zimring[132] sugeriram que taxas de expansão mais lentas permitiriam um ajustamento fisiológico nas articulações maxilares e impediriam a acumulação de grandes cargas residuais no interior do complexo maxilar. Storey estudou as respostas relativas às expansões rápidas e lentas nas suturas prémaxilares de ratos e coelhos. O seu resultado indicou que a integridade sutural foi mantida nos animais submetidos a expansão lenta (0,5 a 1mm por semana) e que o potencial de recaída e expansão lenta nos macacos foi relatado por Ohshima. Os macacos cujos maxilares foram expandidos lentamente (60 dias) mostraram menos evidências de inclinação dos dentes de pilar e maior estabilidade sutural do que os macacos que foram submetidos a uma expansão rápida.

Ao considerar as taxas mais lentas de expansão maxilar, o clínico é confrontado com o problema de determinar níveis de força adequados que promovem uma separação fisiológica da maxila na sutura palatina média, minimizando ao mesmo tempo o movimento dentário. Poucos estudos clínicos quantificaram as respostas dentárias e esqueléticas relativas à expansão lenta. O algodão relatou um sistema biométrico em Macaca Mulatto para quantificar em série os efeitos esqueléticos e dentários relativos a um sistema de força contínua de baixa magnitude.

Cotton L.A. estudou a resposta esquelética versus resposta dentária a forças de baixa magnitude em expansão maxilar lenta utilizando um aparelho fixo de expansão palatina rápida para corrigir a deficiência de largura basal do arco maxilar. O objectivo é produzir a máxima separação transversal da maxila, minimizando ao mesmo tempo o movimento dentário concomitante. Uma vez que o movimento dentário pode ocorrer independentemente da resposta esquelética, uma taxa rápida de separação óssea tem sido considerada primordial. A lógica da terapia de expansão rápida é produzir um reposicionamento ósseo imediato, diminuindo assim o tempo disponível para o movimento dentário. Embora o interesse por este procedimento algo controverso tenha vacilado desde que o primeiro caso foi relatado há mais de um século, uma filosofia de expansão tem evoluído sob o pressuposto de que a eficácia óptima do tratamento é resultado de uma rápida separação óssea incidente a níveis de força elevados. Após a fase activa do tratamento, fixa

e depois aparelhos de retenção removíveis são utilizados por longos períodos para permitir a cura e reconstituição da morfologia sutural.

A discordância e a reconstituição foram expressas na literatura ortodôntica sobre a conveniência e a necessidade de uma rápida expansão. Storey aplicou mola de torção helicoidal a incisivos de ratos e coelhos para avaliar a importância da taxa de separação óssea prévia da taxa e natureza das alterações dentárias e esqueléticas durante a recidiva. A rápida separação pré-maxilar e recaída (com e sem retenção) foi comparada com a lenta separação pré-maxilar seguida de recaída. A taxa de recidivas nos animais sujeitos a expansão lenta foi acentuadamente reduzida e notou-se histologicamente que a integridade sutural tinha sido mantida neste grupo. Storey[133] formulou a hipótese de que "a expansão palatal lenta com crescimento contínuo das serrilhas ósseas dentro da sutura proporciona a melhor forma de retenção com o menor potencial de recidiva". Ohshima submeteu os macacos cinomolgos a expansão rápida (2,8mm por semana) e lenta (0,5mm por semana), seguida de um exame histológico. Em animais mortos após 3 meses de retenção, a sutura palatina média no grupo de expansão lenta foi estabilizada histológica, enquanto que foram observadas provas microscópicas de recidiva no grupo de expansão rápida.

Outro aspecto da expansão rápida é a magnitude da força. Historicamente, as taxas de activação de aparelhos de expansão têm sido determinadas empiricamente. A força aplicada foi desenvolvida a partir de mecanismos do tipo parafuso de macaco com uma elevada vantagem mecânica e uma elevada frequência de ajuste mecânico. O resultado tem sido o fornecimento de níveis elevados mas não quantificados da força.

Num estudo clínico utilizando um dinamómetro de medição de força, Isaacson e Ingram quantificaram a magnitude da força durante a expansão rápida. Activações de um quarto de volta de um parafuso de expansão produziram 3 a 10 libras de força, e foram registadas cargas acumuladas de mais de 20 libras. Os autores questionaram a necessidade de empregar 10 libras ou mais de força para expandir a maxila. Pediram que se testasse a activação mais lenta de que uma força de acção constante com uma baixa taxa de deflexão de carga pode ser a mais ideal.

Num estudo de acompanhamento dos níveis de força durante a retenção, Zimring e Isaacson observaram que a taxa de decaimento da carga durante a retenção fixa era essencialmente a mesma em todos os pacientes, independentemente da carga total registada no final da expansão.

Um terceiro aspecto da expansão rápida que tem evocado comentários cépticos é a natureza da resposta inicial do tecido da sutura palatina média. Vários investigadores comentaram as descobertas histológicas traumáticas iniciais se a separação rápida imediata da sutura palatina média (ou intermaxilar) em cães, gatos, coelhos, e ratos. Os exames microscópicos imediatos pós-expansão revelaram uma perda de integridade sutural, uma mudança de tecido conjuntivo altamente orientado para tecido conjuntivo solto, e outras sequelas tais como edema, hemorragia, e inflamação. Outras evidências histológicas de traumatismo tecidual para expansão rápida foram apresentadas para macacos e para pacientes clínicos, sobretudo numerosas micro-fracturas com ilhas de osso flutuantes livres no ligamento sutural. Contudo, em nenhum caso foi demonstrado que esteja para além da capacidade fisiológica do animal experimental de se adaptar à rápida expansão.

O estudo mostrou que, a expansão palatal sem um excesso significativo de expansão dentária pode ser realizada por meio de um sistema de força de baixa magnitude constante aplicado simultaneamente à abóbada palatina e aos dentes vestibulares. A resposta esquelética a tais forças pode permitir a manutenção da integridade sutural, resultando numa estabilidade fisiológica mais precoce e em períodos de retenção mais curtos clinicamente.

2)EXPANSÃO SEMIRAPIDÁRIA MAXILAR:-

John Mew (1977) apresentou uma revisão sobre a expansão palatal semi rápida. Embora utilizados por Fauchard em 1728, os aparelhos de expansão foram provavelmente os primeiros a ser utilizados por Kingsley (1890). Eram muito populares no início deste século, quando eram frequentemente fornecidos para tratamento rinológico e dentário (Pollock, 1968).

No entanto, um declínio mais dramático ocorreu após a comunicação de Broadbent (1931) das radiografias laterais do crânio que indicavam pela primeira vez as alterações ósseas que estavam a ter lugar durante o tratamento. As suas descobertas foram bem expressas por Brodie *et al.,* (1938), pois, "a descoberta mais surpreendente foi a aparente incapacidade de alterar qualquer coisa para além do processo alveolar". Isto significava obviamente que a expansão do osso basal não podia ser alcançada e isto foi apoiado clinicamente por muitos outros como Nance (1947); Strang (1949); Graber (1971) que tinha ficado desapontado com a extensão da recidiva, na sequência da expansão dos dentes maxilares. Este foi um período em que muito "barramento de almas" tinha levado a exigências de padrões de tratamento cada vez mais elevados. Também foram feitas críticas de que os dentes estavam inclinados em vez de se moverem e que, de qualquer modo, o equilíbrio do tecido envolvente estava a ser perturbado. O peso das provas parecia esmagador e a sua expansão sob qualquer forma tornou-se desacreditada a ponto de poucos ortodontistas se atreverem a arriscar a sua reputação ao usá-la. Mais recentemente, houve um interesse renovado na expansão 'rápida' da maxila durante um período de 2 a 3 semanas, ou mesmo menos. Esta técnica que estava em voga há cerca de 60 anos está a ser reintroduzida de uma forma mais avançada, com talas fundidas cimentadas nos dentes e parafusos rígidos e de acção rápida. Trabalhos recentes de Gray e Brogan (1972); Haas (1976) e Storey (1973) são susceptíveis de levar a uma maior utilização de expansão rápida, que é virada, poderia resultar num aumento generalizado do aparelho de expansão de todas as formas, incluindo as placas de parafusos removíveis que levam de 4 a 6 meses para completar a sua expansão. De facto, os laboratórios dentários europeus relataram um aumento na sua utilização em conjunto com as molas Coffin para expansão em conjunto com qualquer uma das terapias removíveis de expansão fixa. Pode haver alguma justificação específica para uma expansão "rápida", mas métodos de expansão previamente desacreditados podem voltar, com as suas recompensas a curto prazo. As provas devem ser reapresentadas.

1) 3 D Aparelho   palatino multifuncional:

William L. Wilson e Robert C. Wilson descreveram um adaptador 3D que poderia ser soldado para vários fins na superfície lingual dos molares.

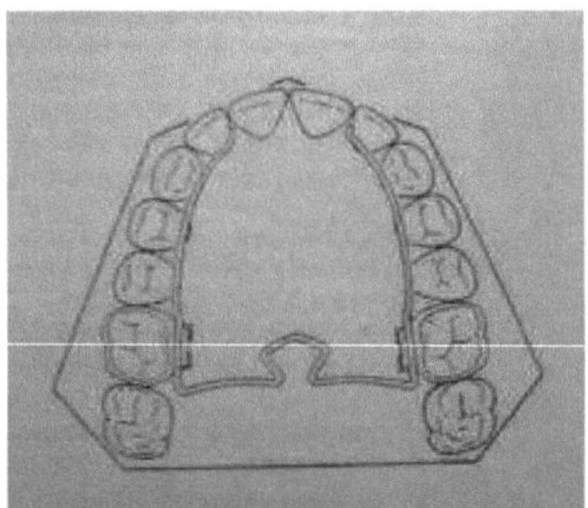

Fig 147.
Aparelho linguístico modular 3 D

É a mais semelhante ao Crozat, tanto na aparência como na acção. Os acessórios soldados à parte molar do aparelho permitem que o aparelho seja facilmente inserido nos dois tubos verticais da parte lingual do adaptador 3D nas bandas molares superiores do primeiro molar. O laço activador em forma de diamante no meio do palato, que imita o laço ómega do Crozat, é de fio de aço inoxidável 0,036, enquanto os braços linguais são de fio de 0,025 de diâmetro. Utilizado principalmente para o desenvolvimento do tipo lateral do arco maxilar.

2) Transforce aparelho linguístico:-

William J. Clark (2005)[134] desenvolveu um aparelho linguístico Transforce para o desenvolvimento de arcos, tanto em direcção sagital como transversal.

Os aparelhos de transferência são inseridos em bainhas linguísticas horizontais nas bandas molares. São pré-activados por um novo módulo de expansão, que incorpora uma mola helicoidal de níquel titânio encerrada num tubo para fornecer uma força suave e contínua com um longo raio de acção. O módulo de transferência é calibrado a um nível de 100-200 gms de força, de acordo com os requisitos de desenvolvimento sagital e transversal do arco.

SELECÇÃO E MONTAGEM DE APARELHOS:

O aparelho de transferência pode ser seleccionado e preparado para ser instalado directamente na cadeira ou nos moldes de pré-tratamento do paciente. Os modelos em escala dos aparelhos, tanto em formas comprimidas como totalmente alargadas, são fornecidos em modelos claros para o dimensionamento do aparelho.

Os separadores devem ser colocados não mais de 3 dias antes da instalação do aparelho. Nessa consulta, as bandas molares de tamanho apropriado são seleccionadas e experimentadas na boca do paciente e o aparelho é montado e experimentado na boca antes de ser cimentado. O módulo de mola deve ser comprimido para encaixar os fios linguais no interior da arcada dentária.

É mais fácil fixar as bandas molares ao fio lingual e encaixar o aparelho numa só peça, em vez de cimentar primeiro as bandas e depois inserir o aparelho nas bainhas linguais.

MANUTENÇÃO E REMOÇÃO:

O doente deve ser visto a intervalos de seis semanas para verificar o progresso. Em qualquer fase, o dispositivo de transferência pode ser feito de forma passiva através de engaste dos tubos para comprimir o fio e impedir uma maior activação.

X DESENVOLVIMENTO DO ARCO SAGITAL

O aparelho de desenvolvimento do arco sagital transforsivo é especificamente concebido para o desenvolvimento do arco antero-posterior, quer unilateralmente quer bilateralmente.

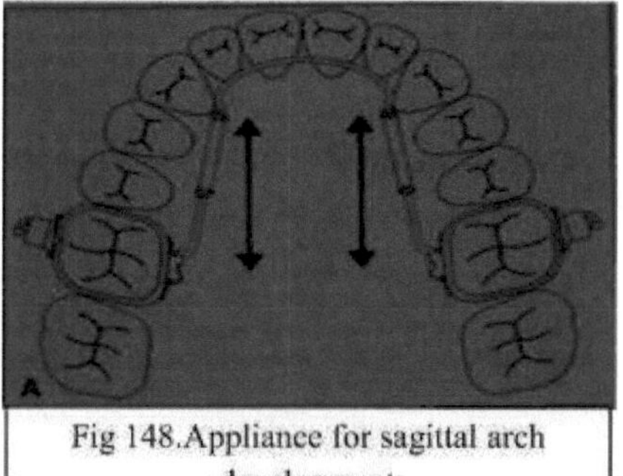

Fig 148.Appliance for sagittal arch development

Selecção do aparelho:

O aparelho funciona segundo o princípio de deslizamento, com o módulo de expansão do arco a estender-se mesialmente a partir da bainha molar lingual ao nível gengival para engatar o segmento anterior. O módulo de expansão é pré-activado para alongar o arco, colocando forças recíprocas nos molares e incisivos, ao mesmo tempo que aumenta a largura inter molar. O aparelho sagital está disponível em três tamanhos para o arco superior e três tamanhos para o arco inferior, com o comprimento mesiodistal a variar em incrementos de 2 mm. A selecção de tamanhos deve ter em conta o número de milímetros de apinhamento e a posição labiolingual dos incisivos.

O molde é colocado sobre a superfície oclusal do molde do paciente para seleccionar o comprimento adequado do arco e a largura inter-molar. O contorno comprimido do aparelho deve caber dentro da forma de arco lingual pré-tratamento do paciente, enquanto o contorno estendido mostra a quantidade de desenvolvimento do arco que pode ser alcançado.

Em alternativa, a escala milimétrica no molde pode ser usada para medir o comprimento do arco em cada lado do molde do paciente, desde o ponto molar até ao ponto incisal. A distância é a comprimida com o comprimento comprimido do aparelho sagital, medida desde o ponto de contacto mesial do fio com a bainha lingual até ao ponto médio da secção anterior.

Os degraus gengivais mesiais aos segmentos dos tubos molares do aparelho são inclinados lingualmente para limpar a gengiva e o torque é incluído para inserção nos tubos molares. Para evitar a montagem do aparelho de cabeça para baixo, é importante certificar-se de que estes degraus gengivais se inclinam lingualmente.

-I- DESENVOLVIMENTO DE ARCOS TRANSVERSAIS

A largura restrita do arco ocorre em todas as classes de más oclusões e, idealmente, deve ser tratada o mais cedo possível para promover o funcionamento normal e o posicionamento adequado da língua.

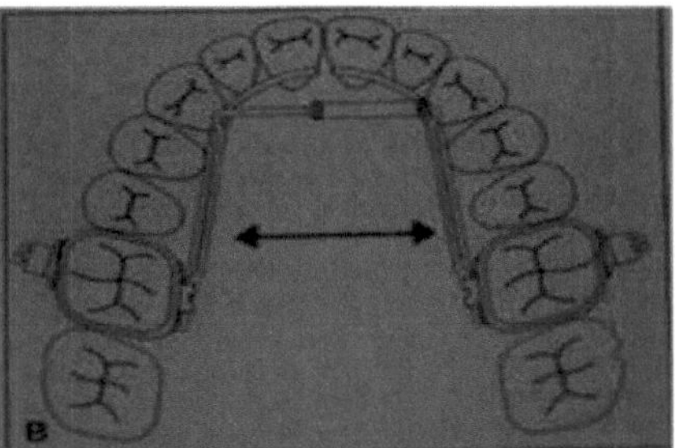

Fig 149.Appliance para o
desenvolvimento de arcos transversais

Selecção do aparelho:

O aparelho de desenvolvimento do arco transversal transforsivo pode ser utilizado em qualquer arco para corrigir o apinhamento anterior ou a largura do arco apertado. O módulo de transforção é pré-activado para atingir a quantidade necessária de expansão inter-caninos.

O aparelho de transferência está disponível em dois tamanhos diferentes para o arco superior e dois tamanhos para o arco inferior, com a largura inter-molar, a largura inter-canina e o comprimento mesiodistal a aumentar 2 mm.

Usando a escala milimétrica no molde, a largura inter-molar do pré-tratamento é medida no molde do paciente entre as margens gengivais dos molares e a largura inter-caninos entre as margens gengivais do canino. Estas distâncias são comparadas com as larguras comprimidas e alargadas do aparelho transversal para determinar o tamanho correcto e o alcance da activação.

O aparelho superior incorpora degraus gengivais mesiais aos molares e introduz curvas distais aos caninos para engatar tanto os caninos como os primeiros pré-molares. As dobras de inserção não são necessárias no aparelho inferior.

Os fios recurvados que se estendem mesialmente dos tubos molares podem ser utilizados para alinhar os dentes anteriores irregulares do lingual. Isto é particularmente útil quando os dentes deslocados lingualmente têm espaço insuficiente para a colocação de braquetes.

3) *RÁPIDA EXPANSÃO MAXILAR*

A expansão palatal rápida ou expansão maxilar rápida como é por vezes chamada, ocupa um nicho único na terapia dentofacial. Pelos movimentos e mecânica dentária, tem de se inserir basicamente no campo da ortodontia, mas a sua ramificação leva-a a outras disciplinas cirúrgicas como a oral, otorrinolaringologia e cirurgia plástica.

Um objectivo de modificação do crescimento é sempre maximizar as alterações esqueléticas e minimizar as alterações dentárias produzidas pelo tratamento. A maxila oferece aparentemente o potencial mais favorável para a alteração directa do esqueleto nas tentativas de tratamento de displasia esquelética ou desequilíbrio associado à má oclusão dentária. A abertura da sutura ou disjunção palatina central e o alargamento da base esquelética maxilar através da utilização de um aparelho de expansão rápida da maxila, moveu a ortodontia para o reino da "ortopedia facial". Por este meio, um tipo de desequilíbrio esquelético, conhecido como constrição bilateral da maxila, provou ser tratável.

INDICAÇÕES:-

1) Para correcção de mordidas cruzadas - bilaterais e unilaterais.

2) Em casos de deficiência de comprimento de arco para aumentar o comprimento do arco.

3) Segundo o McNamara, se a largura transpalatal for inferior a 34-35 mm em doente de dentição mista e menos de 36-38 mm em doente adulto.

4) Correcção da inclinação axial dos dentes posteriores.

5) Casos de capacidade nasal inadequada exibindo um problema de infecção respiratória nasal crónica.

6) Discrepância anteroposterior - paciente com classe esquelética II (casos selectivos) e maloclusão de classe III.

7) Paciente com fendas palatinas maduras.

8) Como preparação de ortopedia funcional da mandíbula ou cirurgia ortognática.

9) Em pacientes mais velhos, juntamente com a intervenção cirúrgica.

CONTRA-INDICAÇÕES:-

1) Em verdadeiros casos de mordida cruzada unilateral.

2) Caixas de mordidas abertas anteriores, ângulo plano mandibular íngreme e perfil convexo.

3) Assimetria esquelética da maxila ou mandíbula com anteroposterior grave e discrepância esquelética.

4) Paciente com tendência severa para hiperplasia gengival, tal como visto na terapia com Dilantina.

5) Contra-indicação relativa com doentes mais velhos devido à ossificação da sutura.

6) Em pacientes não cooperantes.

Rápida expansão maxilar - É melhor na dentição mista ou permanente?

Muitos métodos diferentes têm sido utilizados para expandir os arcos maxilares apertados. Quando avaliados com base na frequência das activações, magnitude da força aplicada, duração do tratamento e idade do paciente, diferentes mecanismos produzem uma expansão rápida, semi-rápida e lenta. Nos procedimentos de expansão rápida da maxila (RME) indicados para a correcção da constrição esquelética mesmo em fases iniciais de desenvolvimento oclusal, muitos ortodontistas utilizam o parafuso macaco em aparelhos com bandas ou colados, seguindo os padrões básicos propostos pela Haas com algumas modificações.

Os aparelhos de expansão lenta promovem uma ligeira abertura na sutura palatina mediana nas fases de dentição primária e mista. No entanto, cefalometricamente e clinicamente, os resultados não podem ser comparados com os efeitos ortopédicos do tipo de aparelho Haas. A RME aumenta as dimensões transversais da arcada superior principalmente pela separação das duas metades maxilares (efeito ortopédico) seguida de movimento vestibular dos dentes posteriores e processos alveolares (efeito ortodôntico). As alterações esqueléticas tendem a ser menos significativas com a maturidade esquelética devido à maior rigidez da articulação da maxila com a face, que pode ser sentida clinicamente pelo paciente quer como desconforto quer como dor.

Embora o sucesso na dentição mista seja mencionado na literatura, apenas alguns estudos foram publicados sobre a alteração específica induzida por este procedimento nestas fases iniciais de desenvolvimento oclusal.

A RME mostrou vários efeitos esqueléticos e dentários significativos sobre as estruturas dentofaciais. Após a RME maxila ter avançado; a mandíbula rodou posteriormente, a altura facial aumentou; a intercanina nasal, maxilar e maxilar e as larguras dos primeiros molares aumentaram e os molares superiores inclinaram-se vestibularmente em ambos os grupos. Quase todas estas imagens significativas foram estáveis no seguimento.

Quando as diferenças globais foram consideradas a inclinação dos dentes de ancoragem foi maior e os aumentos no ângulo ANB foram menores no grupo da dentição mista. Além disso, não foram encontradas diferenças estatisticamente significativas nas medidas da cavidade nasal.

Dentro dos limites deste estudo, os resultados sugerem que os efeitos ortopédicos da RME não são tão grandes como se esperava em idades precoces e pode ser uma alternativa melhor para atrasar a RME até à dentição permanente precoce.

Tratamento precoce da má oclusão de Classe III com rápida expansão maxilar e protracção maxilar

Os ortodontistas enfrentam frequentemente a má oclusão de classe III na dentição permanente e, em regra, assumem o papel de preparar os dentes para a cirurgia ortognática, depois de terminada a fase activa de crescimento facial

A terapia ortodôntica aplicada precocemente tem de ser eficaz do ponto de vista esquelético, uma vez que a discrepância a ser corrigida é essencialmente basal. Estudos com animais mostram que as forças ortopédicas são capazes de proporcionar alterações sagitais significativas no complexo craniofacial em crescimento, estimulando o deslocamento anterior de toda a maxila com um aumento significativo da actividade celular nas suturas circun-maxilares e na tuberosidade, nas superfícies ósseas através da influência periosteal e mesmo nas estruturas cranianas mais profundas, tais como a sincondrose do osso esfenoidal. As alterações espaciais da face média têm sido corroboradas através de implantes.

Os resultados do tratamento de pacientes com má oclusão de classe III numa fase inicial (dentição decídua ou mista) com uma terapia ortodôntica eficiente de expansão rápida da maxila mais protracção maxilar parecem ser benéficos. O tempo médio de tratamento de 8 meses induziram alterações positivas na configuração sagital do rosto com resultados cefalométricos estatisticamente significativos. Os pacientes foram instruídos a usar diariamente 14 horas de protracção maxilar até se conseguir a correcção excessiva da relação dos incisivos.

Os resultados cefalométricos mostram alterações esqueléticas e dentoalveolares. As alterações esqueléticas são os movimentos maxilares para a frente (SNA, N-perpA) e a rotação mandibular para baixo e para trás (SN-GO-GN, SN-GN, LAFH) com uma diminuição do prognatismo (SNB). Estas alterações induziram alterações favoráveis no perfil facial (ANB)[112] . As alterações dentoalveolares são principalmente a versão linguística dos incisivos inferiores (IMPA) e a inclinação labial dos incisivos superiores (UPPER INCISOR TO PALATAL PLANE)

Os resultados apoiam uma rápida expansão maxilar, imediatamente seguida de uma protracção maxilar, para a correcção da maloclusão de classe III.

Considerações de design para aparelhos de expansão

É evidente na literatura histórica que é possível uma rápida expansão maxilar com um aparelho relativamente simples e basta recordar o que foi usado por Angell em 1860. Ao longo dos anos, a evolução trouxe muitas mudanças enquanto que o conceito básico de expansão lateral controlada foi mantido.

Os critérios que devem ser lembrados são

a)   Rigidez - é um dos requisitos mais importantes do aparelho.

b)   Utilização dos dentes - distribuição da carga - o maior número possível de dentes deve ser incluído. Retenção - O aumento do número de dentes utilizados com as suas áreas retentivas irá aumentar a retenção do aparelho.

c)   Parafuso de expansão - deve ser de comprimento suficiente para completar a expansão sem interrupção.

d)   Económico.

e)   Higiénico.

APARELHOS COM BANDA

Estes envolvem normalmente a bandagem dos primeiros molares e dos primeiros pré-molares. Quando são utilizadas bandas pré-formadas, é aconselhável seleccionar bandas que sejam de um tamanho maior do que o normal, uma vez que é difícil assentar quatro bandas de ajuste apertado em simultâneo. Os fios podem ser soldados aos aspectos vestibulares das bandas para aumentar a rigidez, ou os braquetes podem ser soldados e utilizados para fixar arcos para a correcção de dentes não cobertos pela expansão palatina rápida. Algumas das fitas normalmente utilizadas são...

2 aparelhos normalmente utilizados são -

A)   *Dentes e aparelhos de tecido*
a)   Tipo Derichsweiler
b)   Tipo Hass
B)   *Aparelhos de dentista*
a)   Tipo Isaacson
b)   Tipo Hyrax
A)   As etiquetas **do tipo** *Derichsweiler* são soldadas e soldadas aos aspectos palatinos das bandas para fornecer acessórios para o acrílico que também se estende aos aspectos palatinos de todos os dentes não faixados, excepto os incisivos.

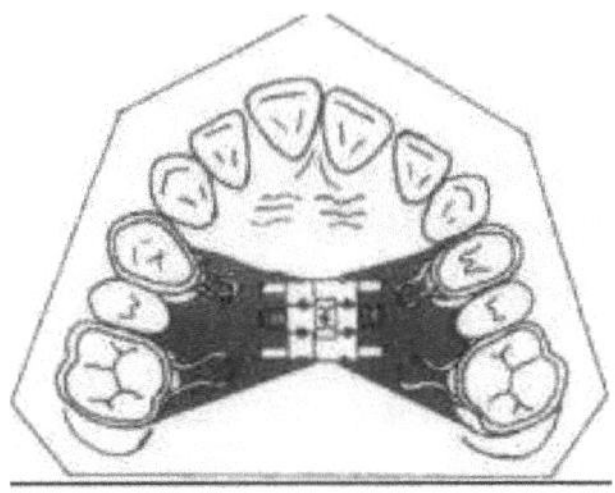

Fig 150. Derichsweiler tipo de expansor palatino

B) Tipo Haas - *Um* comprimento de fio de aço inoxidável de 0,045 polegadas é soldado e soldado ao longo dos aspectos palatinos das bandas. As extremidades livres são viradas para trás e embutidas na base acrílica que pára a curta distância da base acrílica derramada.

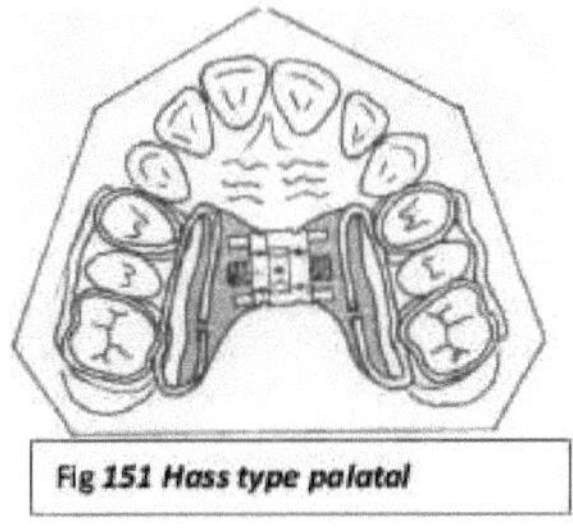

C) Tipo Biedermann - Este aparelho requer um parafuso especial, seja Hyrax, ou Unitek. Estes têm extensões em fio de gaze pesado que são soldadas e soldadas aos aspectos palatinos das bandas.

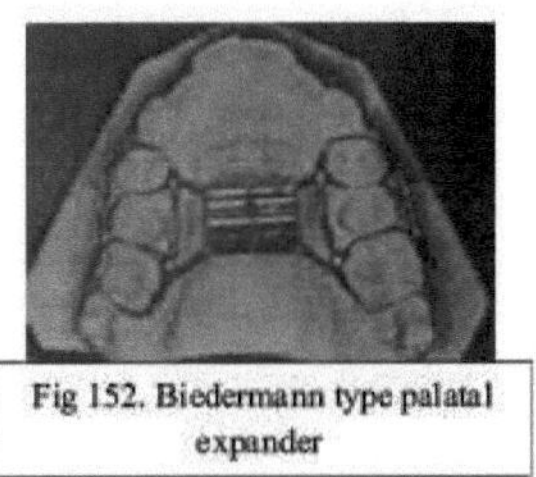

Fig 152.
Expansor palatino tipo Biedermann

D) Tipo Issacson - Este aparelho utiliza um parafuso especial carregado por mola chamado expansor Minne. O expansor Minne é uma mola de mola de calibre pesado que se expande comprimindo a bobina. O expansor Minne é adaptado e soldado directamente às bandas sem o uso de acrílico. O parafuso pode ser reduzido em comprimento para se adaptar a arcos estreitos, encurtando a mola, tubo e haste.

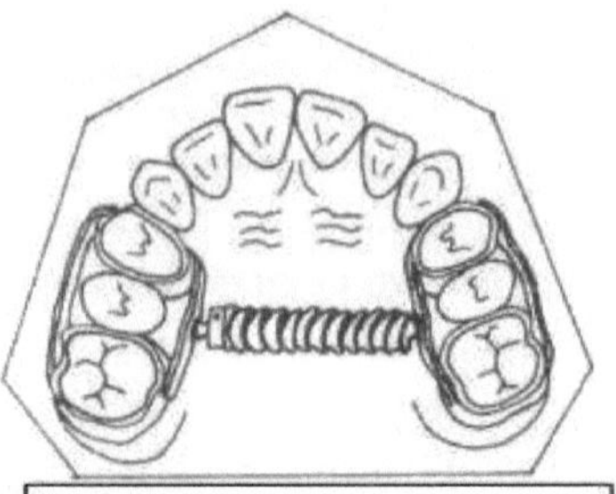

Fig153. Issacson type palatal expander

E) Aparelho Arnold - O expansor de molas Arnold é um aparelho lingual fixado por meio de tubos verticais meio redondos sobre as bandas molares. O tubo é constituído por molas helicoidais. Expande um arco por pressões linguais, utilizando as molas helicoidais para alimentação. Este arco move os molares corporalmente mas exerce mais uma acção de inclinação sobre os dentes tocados pelas metades laterais do aparelho.

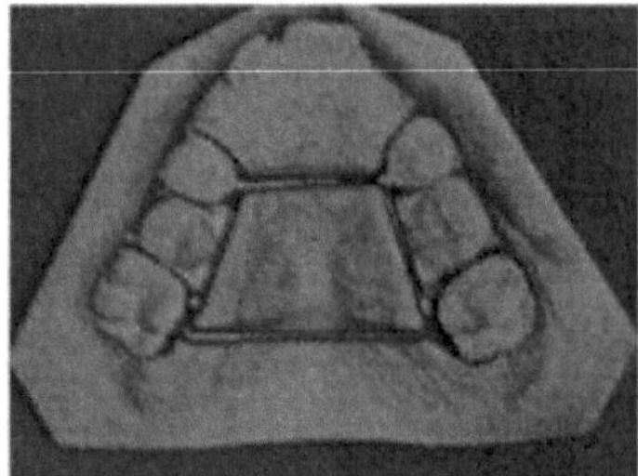

Fig 154 Expansor palatino tipo Arnold

GESTÃO CLÍNICA DOS EXPANSORES DE BANDA

Impressão

Os primeiros pré-molares superiores e primeiros molares deveriam ter sido separados na marcação anterior para que houvesse espaço interproximalmente adequado para a colocação de bandas. As bandas devem ser feitas a partir do material das bandas pesadas.

Uma vez terminada a colocação da banda, é feita uma impressão de alginato utilizando um tabuleiro padrão de alumínio. As bandas são retiradas da boca do paciente e colocadas na sua posição apropriada na impressão. As bandas são fixadas ao alginato com cera pegajosa.

Fabrico

Após o modelo de trabalho ter sido vertido e aparado, a posição das bandas no modelo de trabalho é verificada.

Palex^{TM} parafuso pode ser activado cerca de 47 vezes sem desmontagem, resultando em cerca de 10 mm de expansão. Após cerca de 30 voltas, é possível amarrar o parafuso colocando uma ligadura através da abertura da chave utilizada para activar o aparelho.

O primeiro passo na fabricação do aparelho é cortar as quatro pernas do conjunto do parafuso de expansão no tamanho adequado. A secção de fio de aço inoxidável 0,036" é utilizada para o fabrico do fio de suporte lingual que se estende entre o primeiro molar e o primeiro pré-molar de ambos os lados. Os fios de suporte são fixados ao modelo de trabalho utilizando adesivo MDS™ antes da soldadura. Um fio de suporte labial adicional também pode ser adicionado.

Depois do expansor ser soldado, o aparelho é removido do modelo de trabalho, moendo o gesso que segura as bandas. O aparelho é acabado e polido de forma apropriada e, após desinfecção, o aparelho está pronto a ser entregue.

Entrega do aparelho:

Os separadores são colocados entre a marcação de fabrico e a marcação de entrega. Os separadores são removidos e é feita uma tentativa preliminar de experimentação do aparelho. É comum que o médico experimente alguma dificuldade na colocação inicial do aparelho.

A cimentação do expansor em banda é feita utilizando um cimento de ionómero de vidro. A libertação de flúor do cimento de ionómero de vidro diminui o risco de descalcificação devido a micro fugas na interface entre as bandas e a superfície do esmalte.

Instruções de entrega

O paciente é instruído a expandir o aparelho uma ou duas vezes por dia até que a quantidade apropriada de expansão seja produzida.

Após uma quantidade adequada de expansão, o aparelho é deixado por mais três meses para permitir a reossificação adequada do sistema sutural envolvido.

REMOÇÃO DO EXPANSOR

Um par normal de bandas posteriores de remoção do alicate pode ser utilizado para remover o expansor. Após a remoção, os dentes devem ser limpos e qualquer cimento restante deve ser removido.

MODIFICAÇÕES

Jack Perlow (1977)[135] tinha desenvolvido uma técnica de expansão dentoalveolar rápida na qual

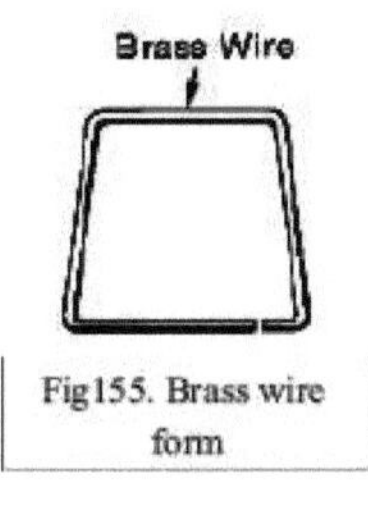

Fig155. Brass wire form

1) Uma secção de fio de latão pesado é moldada até ao lingual dos dentes maxilares.

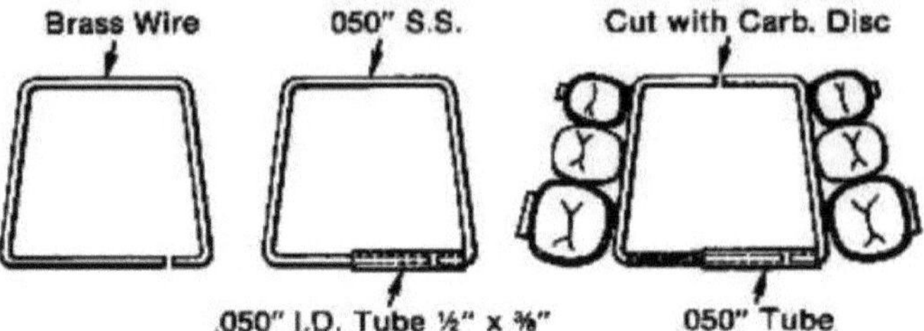

Fig 156. Armação de arame de 0,050" rachado posteriormente e tubind de 3/8"- ⅜" 0,050" adicionado

2) Esta é duplicada em fio .050, com uma junta de rabo aberto perto da distal da parte superior

esquerda primeiro molar.

Cortar com carboidrato. Disco

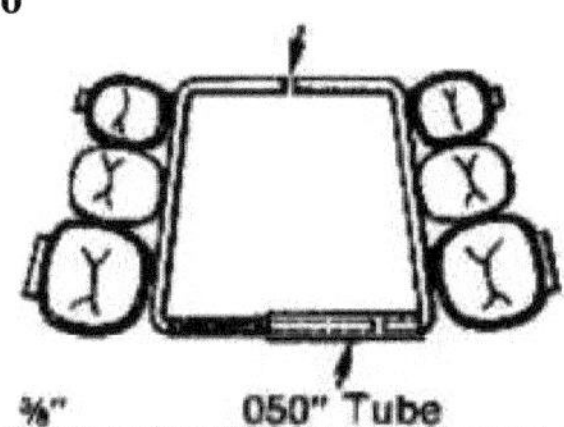

Fig 157 .Soldado a fitas,
acrescentada mola helicoidal de 0,014

3) Um pedaço de tubo de .050 (I.D.) ⅜" - 3/8" de comprimento é deslizado sobre a extremidade curta na junta do rabo.

4) A moldura .050 é soldada ao lingual das bandas bicúspides e aos cantos mesiolingues das bandas molares.

5) O aparelho soldado é retirado do modelo, cortado no meio da secção anterior com um disco carborundum, separado e polido.

6) Um comprimento de .014 mola de bobina aberta suficiente para produzir 3 libras de força quando comprimida em posição no aparelho completado é colocada no lugar sobre a extremidade posterior mais longa do aparelho. Isto é calibrado deslizando uma gola de 0,050 tubos equipados com um gancho e medindo a força quando uma balança Deliar puxa o gancho para comprimir a mola até ao seu comprimento comprimido no aparelho acabado.

Estas molas helicoidais são prontamente fabricadas montando um núcleo .050 num mandril, fazendo uma curva de ângulo recto na extremidade do fio .014, prendendo-o no mandril e guiando o fio com um dedo com luvas, uma vez que a velocidade lenta do motor é utilizada para rodar o mandril no sentido dos ponteiros do relógio.

7) As peças são testadas na boca sem a mola da bobina, removida, e a mola é montada. Um pedaço de arame de latão é enrolado à volta do aparelho para segurar as duas partes com compressão total da mola da bobina.

8) O aparelho é cimentado no seu lugar. Após o cimento ser colocado, o fio de latão é cortado e removido.

Após tratamento, o aparelho pode ser removido, fixado com uma mancha de solda e utilizado como aparelho de retenção.

A) EXPANSOR PALATINO DO HILGER

O Hilgers Palatal Expander é um aparelho híbrido que utiliza as melhores características da quad-helix flexível, o botão rígido de Nance palatal, e o aparelho rígido de disjunção palatina média. Provou ser especialmente eficaz no tratamento da maloclusão de Classe II com deficiência maxilar concomitante. Este aparelho foi introduzido por James J. Hilgers (1991)[136]

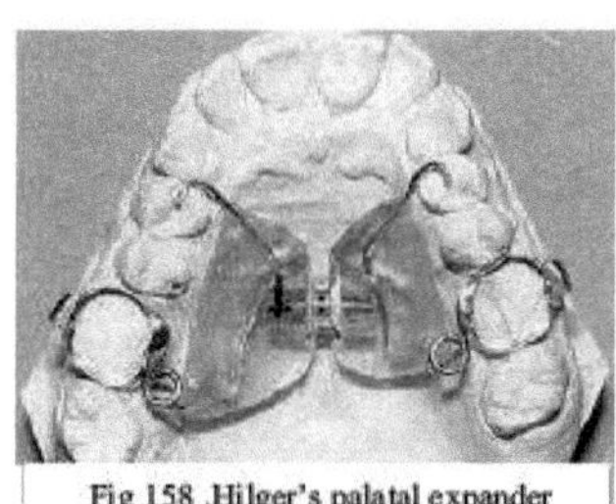

Fig 158 .Hilger's palatal expander

O aparelho pode expandir ortopedicamente a maxila, mudar a forma do arco, rodar e distalizar os primeiros molares superiores, criar espaço para as cúspides em erupção, reunir espaço nos segmentos bucais superiores, e desbloquear a oclusão anterior - tudo isto sem depender da adesão do paciente.

O expansor palatino do Hilger consiste em duas bandas molares com helicoidal horizontal soldada e uma placa acrílica com parafuso de macaco incorporado. A extensão anterior do fio serve de suporte oclusal em bandas, quer nos primeiros bíceps, quer nos primeiros molares decíduos. As hélices servem para rodar e distalizar os molares superiores, utilizando o palato de tecido mole como ancoragem. O parafuso de macaco produz uma disjunção ortopédica de médio-palatal. O aparelho é assim capaz de alcançar alterações no arco e na forma, bem como rotação distal e movimento dos primeiros molares superiores.

Fabrico de aparelhos:

Para fabricar o aparelho, primeiro encaixar bem as bandas molares nos primeiros molares. Estas bandas devem ter tubo molar único, porque o arco superior será colado e o arco inicial será colocado antes do aparelho de expansão ser completamente removido, aproveitando o espaço criado nos segmentos bucais.

Colocar cuidadosamente as bandas molares numa impressão de alginato, aloteá-las no lugar com cera pegajosa e verter um modelo de trabalho.

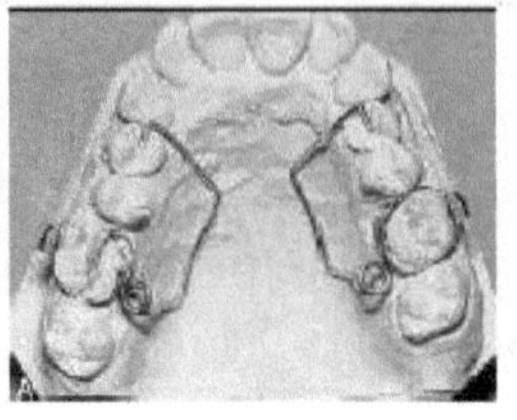

(Dobrado a partir de fio SS 0,036" para que a hélice fique no mesmo plano horizontal que as bandas molares. Isto evitará a extrusão indesejada de molares.

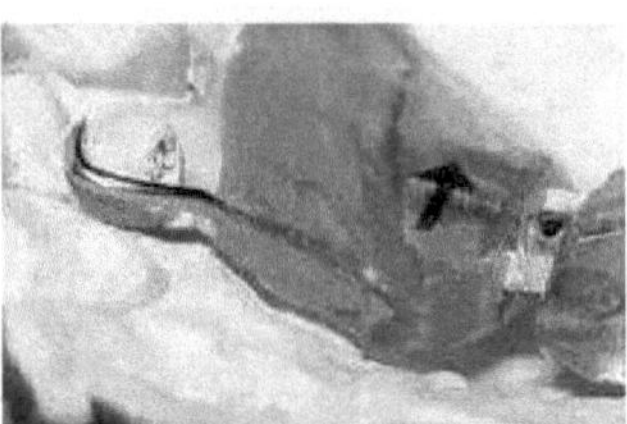

Estender o fio em ângulo recto a partir da hélice, aproximando-o do palato e curvando-o para criar um descanso na superfície oclusal do primeiro molar decíduo ou do primeiro bicúspide.

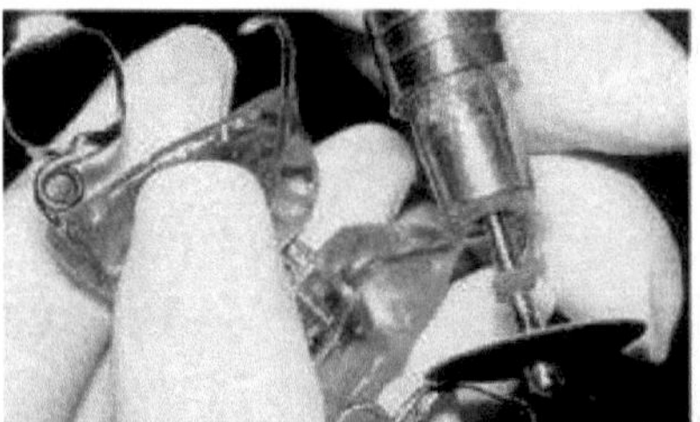

Fig 161 A junta soldada é afinada no ponto de contacto mesial para evitar interferências rotacionais)

Solda a extensão mesial da hélice para a porção mesiolingual da banda molar. Acrescentar o acrílico e o parafuso de macaco. Arredondar os bordos do acrílico.

Pré-activação do aparelho:

Três movimentos básicos assegurarão uma pré-ativação adequada do aparelho para rotação molar e movimento distal.

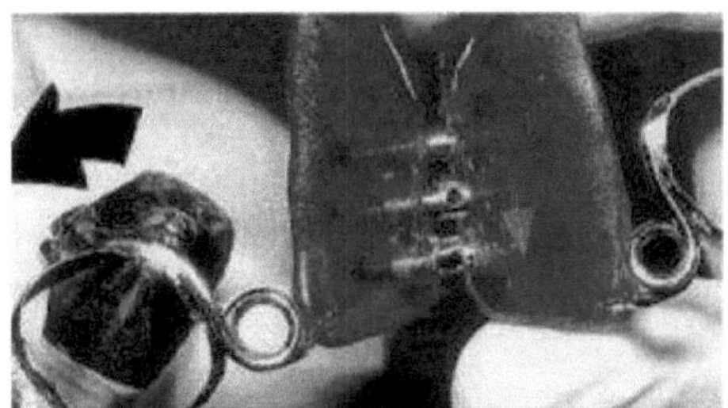

Fig 162: Alicate de cabeça acoplado na junta de solda mesial superior do molar. A banda é torcida distalmente em torno da hélice para incorporar o dobro da quantidade de rotação necessária)

Primeiro, utilizar um alicate para arnês para torcer as bandas molares distalmente em torno das hélices horizontais, incorporando aproximadamente o dobro da quantidade de rotação necessária. Quando o aparelho é cimentado, cerca de metade desta rotação será perdida por causa da compressão da mola.

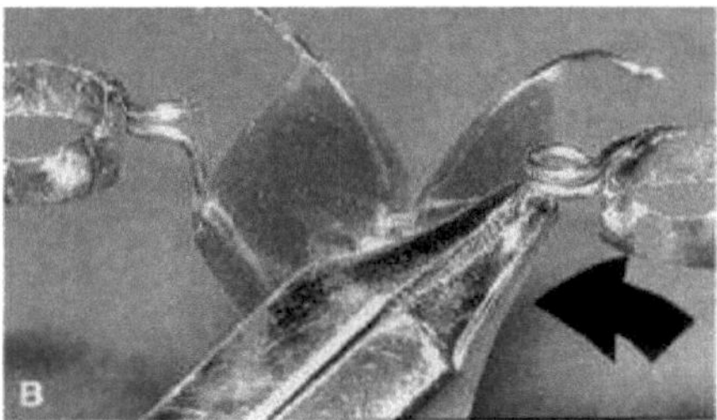

Fig 163 Alicate colocado na porção vertical do fio directamente abaixo da hélice e torcido lingualmente para constringir a banda molar

Em segundo lugar, constringir as bandas molares com o alicate, colocando uma curva lingual na porção vertical do fio que se estende para fora do acrílico.

Isto assegura que a rotação molar ocorrerá em torno do longo eixo do dente, sem sobre-expansão. Caso contrário, os molares podem ser movidos para a mordida cruzada vestibular antes de se conseguir a disjunção palatina média. Para compensar a inclinação, aplanar as hélices de volta à horizontal.

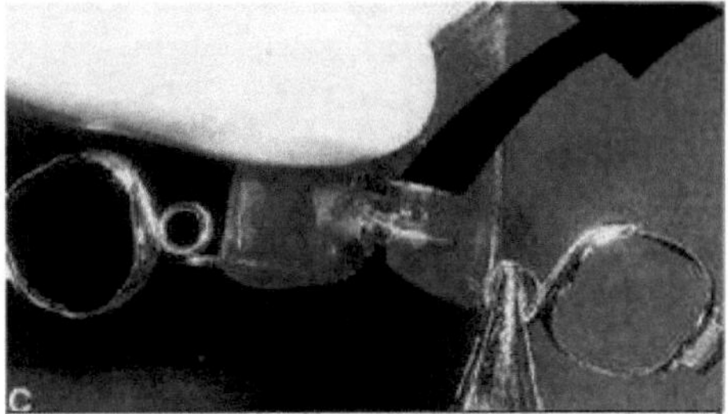

Fig 164. Hélice segurada com alicate e aparelho dobrado ligeiramente palatino para colocar uma pequena força de inclinação na banda molar

Terceiro, para garantir que os apoios oclusais se encaixem nas fossas dos dentes anteriores, segurar o laço de rotação com o alicate do arnês e dobrar ligeiramente o aparelho de forma palatina para colocar uma pequena força de inclinação sobre os molares. Esta activação pode parecer inconsequente, mas descobri que sem ela, uma vez cimentado o aparelho aos molares, a porção anterior não tocará no palato e os apoios oclusais deixarão de caber nas fossas dos bicúspides.

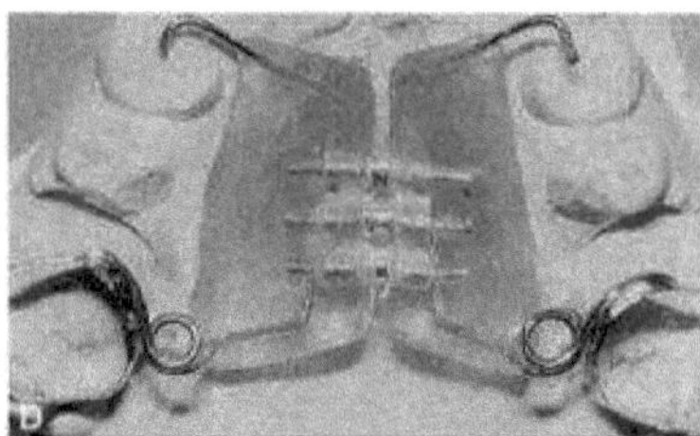

Fig 165 Aparelho pré-ativado verificado em relação ao modelo de trabalho para antecipar a rotação molar e o movimento distal

Para uma indicação da quantidade de rotação molar e movimento distal a esperar, colocar o aparelho pré-ativado sobre o modelo de trabalho.

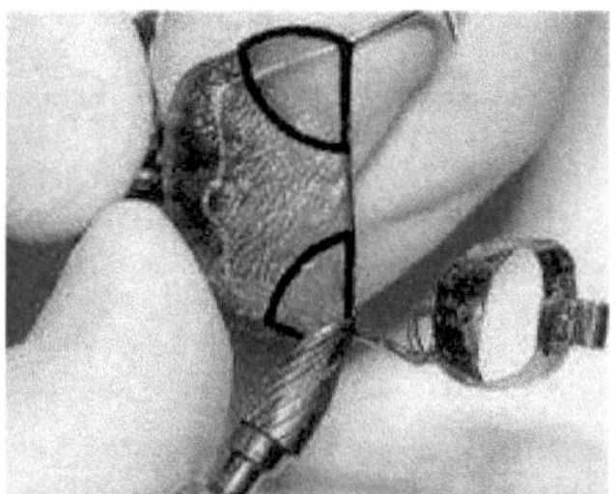

Fig 166 .Pequena quantidade de acrílico removido dos quatro cantos do aparelho no lado palatino para manter o acrílico longe do tecido compressivo. Todo o acrílico deve ser arredondado e alisado para conforto do paciente

Antes de cimentar o aparelho no local, remover pequenas quantidades de acrílico dos cantos para evitar o impacto do tecido à medida que a expansão ocorre. Como em qualquer aparelho palatino, é crucial para o conforto do paciente que as porções de acrílico sejam arredondadas e alisadas.

COLOCAÇÃO E ACTIVAÇÃO DO APARELHO:-

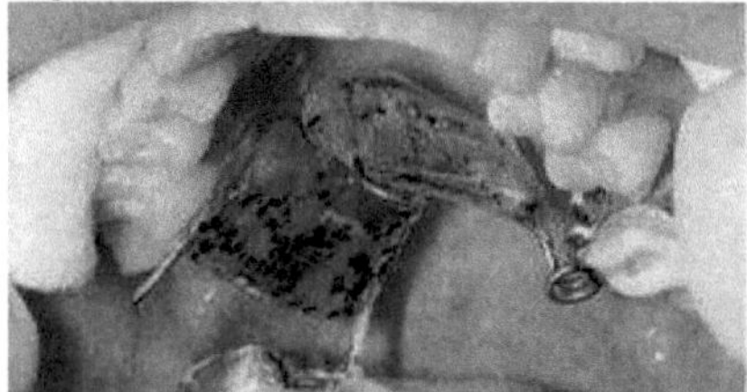

Fig 167: Assim que a banda molar inicial é sentada passivamente, o resto do aparelho cai em direcção ao palato mole

Colocar cimento nas faixas molares e assentar o aparelho um molar de cada vez. Assim que a banda inicial tiver sido colocada, a rotação molar pré-ativada fará com que o aparelho volte a cair no palato mole. Estabilizar o aparelho com um dedo e levá-lo imediatamente para a frente para evitar o reflexo da mordaça.

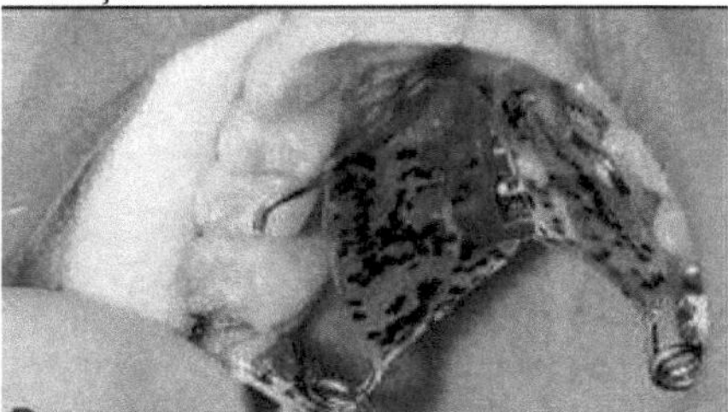

Fig 168: O médico deve mover-se rapidamente para a posição oposta à banda molar

Com o aparelho na sua posição palatina correcta, comprimir a banda molar oposta e colocá-lo solto sobre o dente. A chave é colocar o aparelho aproximadamente no lugar sem retirar a pré-activação. Após a colocação inicial, colocar cada banda molar na sua posição final com um condutor de banda ou mordedor de banda.

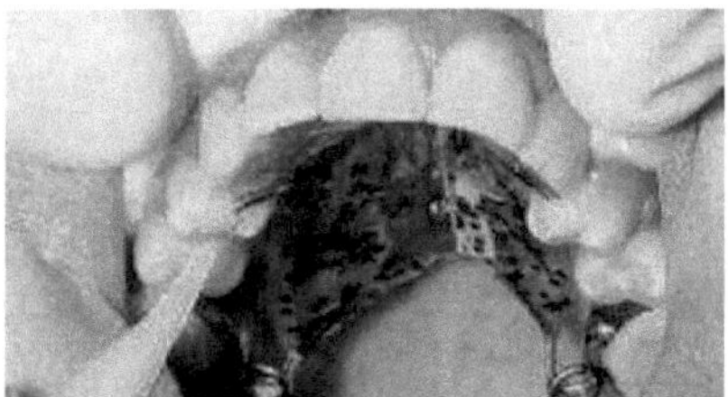

Fig 169. Descanso oclusal colado na fossa do
primeiro bicúspide

Tirar os bicúspides, e utilizar uma seringa para colocar uma pequena quantidade de adesivo sobre os suportes oclusais, ligando-os às fossas.

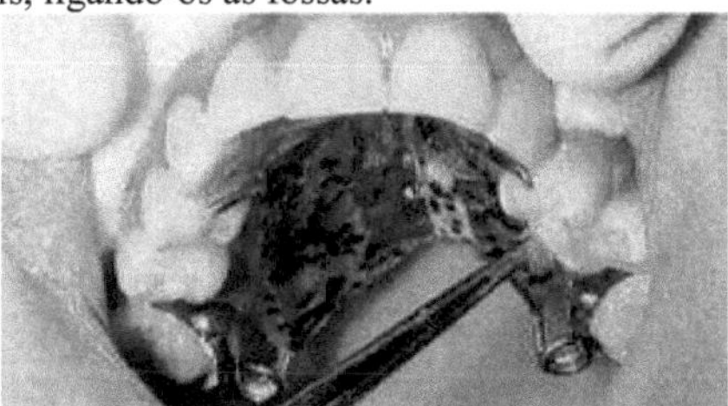

Fig 170 Adesivo alisado com
mistura de selante
em mini-esferas de espuma

Alisar o adesivo com uma mistura de selante sobre uma mini-esponja de espuma. Embora a colocação de bandas nos bicúspides (ou primeiros molares decíduos) o tornasse mais rígido, seria virtualmente impossível cimentar quatro bandas de uma só vez.

Como se trata de um aparelho de expansão muito mais activo do que o tipo rígido e fixo, a activação do parafuso deve proceder lentamente para minimizar o desconforto do paciente e o impacto do tecido. Haverá alguma sensibilidade inicial devido à rotação molar, pelo que se deve dizer ao paciente para iniciar a activação quando estiver confortável com o aparelho (cerca de cinco dias após a cimentação). Depois, o paciente deve activar o parafuso de um quarto de volta de dois em dois dias, e deve ser visto novamente dentro de duas semanas.

O aparelho é reactivado até que as cúspides linguísticas dos segmentos bucais superiores se situem no topo da inclinação bucal dos segmentos bucais inferiores. É então estabilizado durante três meses enquanto se recolhe espaço nos segmentos vestibulares. A activação do parafuso macaco palatino médio aumenta consideravelmente o movimento distal dos molares superiores, especialmente quando estão a ser movidos para trás contra a erupção dos segundos molares.

B) jacto de primavera:-

Aldo Carano e Mauro Testa (1999)[137] descreveram um novo aparelho com banda chamado *jacto de mola* para expansão palatal.

Desenho do aparelho:

Os componentes activos do Jacto de Mola são soldados ou presos a bandas molares, como em qualquer expansor tradicional.

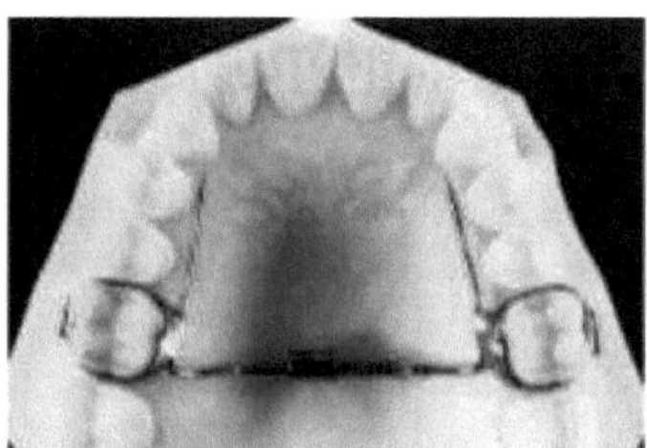

Fig *182 .Jacto de mola utilizando mola helicoidal de Níquel titânio e parafuso de bloqueio*
O arco transpalatal é substituído por uma unidade telescópica com uma mola helicoidal de níquel titânio e um parafuso de fecho.

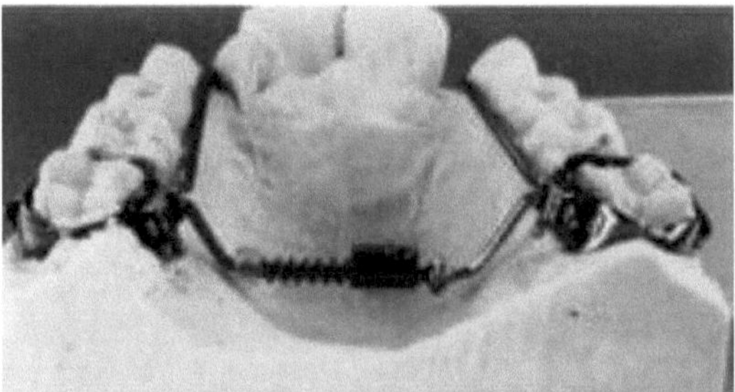

Fig *183 Unidade telescópica deve estar cerca de 5 mm acima do nível molar do molar, mas a 1-1,5 mm de distância do tecido*

A unidade telescópica é colocada no palato, cerca de 5mm acima do centro das bandas molares, de modo a que a linha de força passe perto do centro de resistência dos dentes maxilares.

Activação:

A activação da mola helicoidal é conseguida simplesmente movendo o parafuso de fecho horizontalmente ao longo do tubo telescópico. Um batente esférico no fio transpalatal permite que a mola seja comprimida.

Estão disponíveis duas molas helicoidais diferentes. A recomendada é a utilização da mola de 240g na dentição mista e a de 400g na dentição permanente. Uma vez que o nível de força da mola tende a diminuir à medida que se abre, o parafuso de fecho é concebido para manter a compressão total da mola, assegurando um nível de força constante durante toda a expansão.

C) Expansor borboleta:-
Paola Cozza *et al.,* (1999)[138] tinha desenvolvido um expansor Butterfly para utilização no período de dentição mista.

Desenho do aparelho:
O expansor borboleta segue um desenho básico de Hass com algumas modificações.

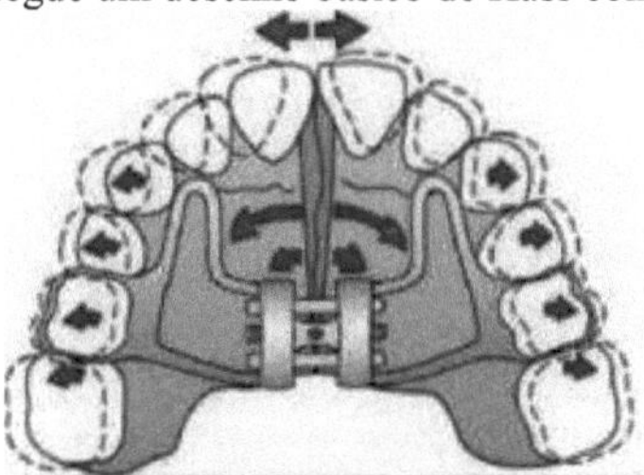

Fig *184 Desenho do expansor de borboletas*
Um saca-cacos médio-palatal alto é fixado a uma estrutura de aço inoxidável em forma de borboleta que se estende para a superfície palatal dos caninos decíduos. O aparelho é soldado às bandas dos segundos molares decíduos.

Um laser de alta potência é utilizado para soldar os dois braços à caixa do parafuso, garantindo uniões perfeitas, de uma só peça e eliminando qualquer possibilidade de desprendimento. Como o raio laser está concentrado numa pequena área, os braços não são sobreaquecidos; por conseguinte, as suas características mecânicas são mantidas e a sua resistência à quebra é melhorada.

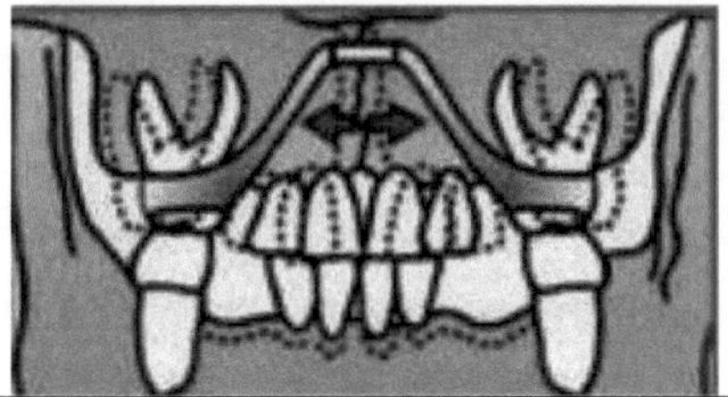

Fig 185 Colocação de expansor borboleta em abóbada palatal coloca força transversal ao centro de resistência do tetth posterior.

A rigidez do aparelho e a sua localização é elevada na abóbada palatina, permitindo que a

151

força transversal seja entregue perto do centro de resistência dos dentes posteriores do que com os expansores convencionais. O desenho da borboleta minimiza assim a inclinação posterior e a extrusão.

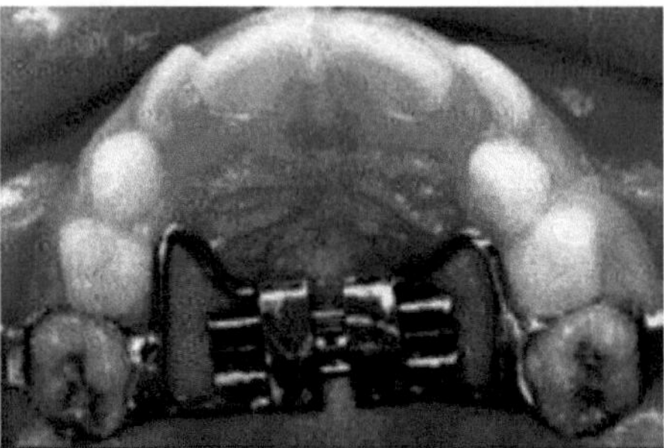

Fig 185 Colocação de expansor borboleta em abóbada palatina coloca a força transversal ao centro de resistência dos dentes posteriores

Activação:

A activação do parafuso é iniciada com uma volta completa (quatro quartos de volta) imediatamente após a cimentação do aparelho. Os pais devem ser instruídos a activar o parafuso de um quarto de volta três vezes por dia (manhã. tarde, noite).

A activação leva sete a nove dias, dependendo do grau de constrição maxilar. A expansão transversal é normalmente considerada suficiente quando a mordida cruzada posterior é sobrecorrigida em 2-3 mm. o parafuso é então bloqueado e o aparelho é deixado no lugar como um retentor passivo.

As radiografias oclusais e antero-posteriores devem ser tomadas neste momento para confirmar a expansão.

APARELHOS COLADOS

Um desenho alternativo aos aparelhos com fitas, os aparelhos que têm uma tala que cobre o número variável dos dentes de cada lado a que o parafuso de macaco está ligado.

A tala pode ser de dois tipos: **a)** tala de cobertura fundida **b)** tala acrílica

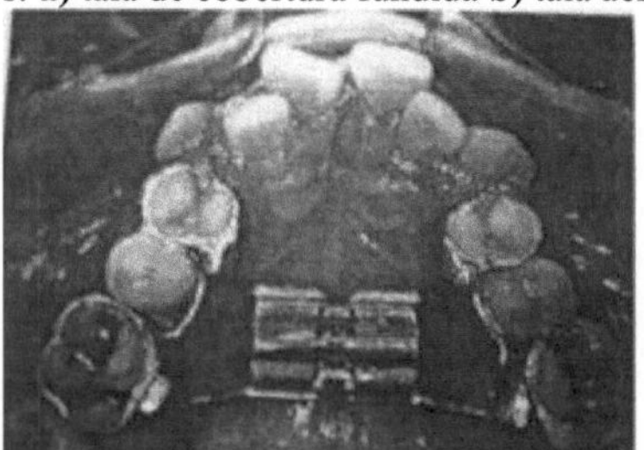

Fig 187 Um expansor palatino rápido na boca

Aparelho standard - Aparelho de tala de casquilho de casquilho

Para a preparação do aparelho padrão são levadas impressões para a mordida dada. Os moldes

152

são verificados quanto à presença de rebocos e cerca de 1mm de gesso é removido da crista gengival. Para as tampas, os dentes são cobertos com cera de incrustação fina, deixando os incisivos. São adicionadas extensões palatinas para formar uma fechadura mecânica com a porção acrílica. O padrão de cera é então investido.

O parafuso deve ser idealmente montado o mais alto possível no cofre palatal. O centro do parafuso deve ser encerado para o manter afastado do acrílico. O parafuso deve ser montado na linha média da abóbada com o eixo da rosca em linha com as bordas anteriores dos primeiros molares permanentes. O eixo da rosca deve estar em ângulo recto com o plano sagital.

As talas da tampa são agora colocadas e pode ser necessário aparar as extensões palatinas para acomodar o parafuso. A montagem é completada pela aplicação de acrílico de cura a frio para unir o parafuso com as talas da tampa. O aparelho deve ser mantido afastado da mucosa no terço mais alto da abóbada palatina ou causará irritação grave. O eixo de rosca do parafuso deve estar alinhado com as bordas anteriores dos primeiros molares permanentes.

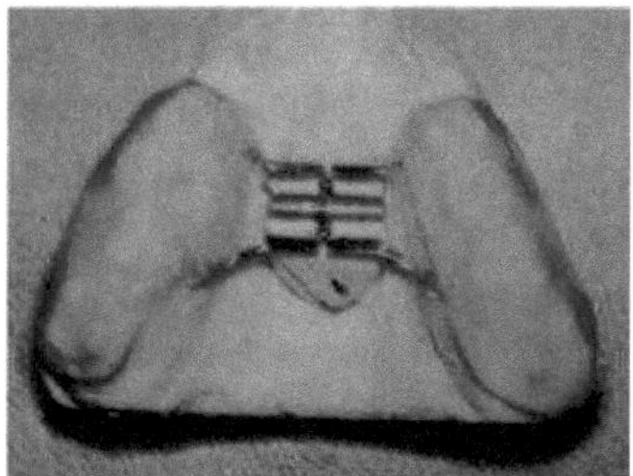

Fig *188 .Acrílico de autopolimerização adicionado sobre fios de reforço e posterior*

A modificação deve ser feita em casos de dentes decíduos ou em fase precoce de dentição mista. As talas da tampa são fundidas sem as flanges palatinas, uma vez que o acrílico não é utilizado e o parafuso é fixado directamente por uma junta soldada. O parafuso é cortado no comprimento correcto antes de ser soldado no local. Os filetes podem reforçar a junta. É preferível para utilização na retenção fixa da criança mais nova e facilita a difícil fase de retenção removível.

GESTÃO CLÍNICA DE RME COLADA

Impressões

Uma mistura média de material de impressão de alginato é colocada na bandeja e a impressão é tirada da forma habitual.

Tirar duas impressões da arcada dentária maxilar. Uma impressão é utilizada como modelo de trabalho para dobrar e soldar arame, enquanto o segundo modelo é utilizado durante a aplicação de acrílico na estrutura do arame.

Uma única impressão mandibular é tirada e um retentor invisível é fabricado no modelo de

153

trabalho subsequente. Este tipo de retentor pode ser usado durante a noite pelo paciente para evitar o desgaste oclusal grave do aparelho de RME colado. Uma tala macia feita de material de protecção da boca com 2 mm de espessura também pode ser utilizada para este fim.

FABRICAÇÃO

Estrutura de arame:

O expansor de tala acrílica incorpora um parafuso do tipo hyrax numa estrutura de arame feito de aço inoxidável de 0,040 polegadas. A estrutura estende-se à volta das superfícies bucais e linguais da dentição, com o fio a atravessar a oclusão entre os caninos superiores decíduos e os molares decíduos. O arame também se curva em torno do aspecto distal dos primeiros molares superiores. Deve ser aplicada uma solda adequada na junção do arame.

Uma pequena mistura de pedra ou gesso é colocada no paladar para fornecer uma matriz de referência para o parafuso de expansão. O parafuso é colocado no palato com a linha média do parafuso alinhada com a linha média do palato e a cerca de 2 mm de distância da superfície do palato. Após a mistura ser endurecida, o parafuso é removido do gesso, e é estabelecida uma posição de referência do parafuso. As extensões dos fios do parafuso são ajustadas para contactar as superfícies linguais dos molares decíduos e a cúspide distolingual dos primeiros molares permanentes. As quatro escoras são soldadas à armação depois de terem sido soldadas ou coladas temporariamente.

Aplicação de acrílico

A tala de três mm Biocryl™ é aquecida num Biostar e depois, através da aplicação de quatro atmosferas de pressão, o acrílico amaciado é empurrado para o lugar na estrutura de arame. Enquanto o acrílico é amolecido, uma pequena mistura de acrílico transparente de cura a frio é aplicada à estrutura de arame para assegurar a aderência do acrílico à estrutura.

Entrega de aparelhos

Anti-siálogo:

Se um doente tiver saliva pesada, é administrado um antissilogénio (sulfato de atropina) para reduzir o fluxo salivar.

Preparação do expansor:

O acrílico do expansor deve ser amaciado de modo a aumentar a coesão do agente de ligação ao plástico. O metacrilato de metilo é pintado no interior do aparelho no início do procedimento.

Prova preliminar:

O próximo passo no procedimento de colagem é assegurar que o aparelho se adapta adequadamente ao paciente.

Púmice:

Os dentes são limpos com material abrasivo sem óleo, geralmente chão de pedra-pomes. A pedra-pomes é aplicada aos dentes usando um copo de borracha numa peça de mão contra-angular. Após os dentes terem sido devidamente limpos, os dentes são enxaguados com água abundante.

Colocação de retractor de bochechas:

O isolamento de são de interesse deve ser feito com retractor de bochechas e a vaselina deve ser aplicada nos lábios.

Gravura:

As superfícies vestibular e lingual dos dentes posteriores, as superfícies mesiais dos dentes mais anteriores e a superfície distal do último dente molar devem ser gravadas com ácido fosfórico a 37%.

Lavar e secar os dentes gravados:

O enxaguamento e a secagem minuciosos dos dentes gravados devem ser feitos.

Aplicação de selante:

A selagem dos dentes envolve normalmente a colocação de uma resina não cheia em todas as superfícies dentárias gravadas.

Preparar o aparelho para a colagem:

Adesivo curado por químicos:

O adesivo deve ter um longo tempo de trabalho e uma viscosidade baixa. Os adesivos normalmente utilizados são Excel^{TM} , Reliance Orthodontic Products.

Após as duas partes do adesivo serem misturadas durante 10 segundos, a mistura é colocada no aparelho e colocada sobre os dentes com uma pressão firme dos dedos. Após o material ser colocado, é utilizado um escalador universal para remover o material em excesso.

Adesivo fotopolimerizável:

Vários adesivos fotopolimerizáveis, por exemplo, Bond^{TM} , Reliance Orthodontic Products são utilizados. Após a selagem dos dentes gravados com um adesivo fotopolimerizável, o adesivo fotopolimerizável é injetado na porção oclusal do expansor acrílico. O expansor é colocado sobre a dentição maxilar e pressionado firmemente no seu lugar. O material de colagem em excesso é novamente removido do aparelho.

Comparação de Hyrax e aparelhos de expansão colada

Os aparelhos Hyrax ou Biederman são um tipo comum de aparelho de expansão rápida maxilar (RME). É transportado pelos dentes e consiste num parafuso de macaco e numa estrutura totalmente metálica que é soldada a bandas nos primeiros pré-molares e primeiros molares. Vários estudos até à data demonstraram que os aparelhos RME contribuem para um aumento da dimensão vertical. Estes estudos relataram uma descida de maxila com abertura da mordida. Além do deslocamento para baixo da maxila, extrusões dentárias, rotação lateral dos segmentos maxilares, e as interferências cúspides foram também atribuídas a esta característica de abertura da mordida de RME.

Um dos principais defensores do conceito de expansão rápida da maxila foi a Haas. Defendeu a utilização de massas acrílicas contra o palato para exercer forças pesadas contra a base maxilar durante a activação. Haas defendeu que só com esta concepção é possível um movimento ortopédico óptimo. Haas também encontrou um aumento da dimensão vertical nos seus pacientes. Haas atribuiu esta descoberta como secundária ao abaixamento da abóbada palatina, devido à acção de escora dos contrafortes zigomáticos.

Em 1985, Praskins comparou o aparelho Haas com o aparelho Hyrax, utilizando vários parâmetros dentários e esqueléticos. Ela descobriu que ambos tendiam a ter efeitos semelhantes no complexo dentofacial. Ambos os aparelhos abriram a mordida, com o aparelho Haas a demonstrar uma mudança ligeiramente mais vertical do que o Hyrax.

Outros estudos RME relatam a expansão assimétrica das metades maxilares. Alpern e Yurosko atribuíram este fenómeno a interferências unilaterais. Estudos recentes sugerem que os aparelhos de RME ligados utilizando acrílico podem não só controlar a dimensão vertical, mas também expandir as metades maxilares de forma mais corpórea e simétrica.

também a moda. Pensava-se que o acrílico interoclusal evitava o aumento vertical em alguns pacientes hiperdivergentes, exercendo uma força intrusiva sobre os dentes maxilares e mandibulares.

Sarver and **Johnson (1989)**[139] comparou uma amostra de aparelho colado com o aparelho Hyrax. Os cefalogramas laterais pós-tratamento revelaram que a maxila apresentava um ligeiro movimento superior do aspecto posterior do plano palatino relativo do aparelho colado, indicando um melhor controlo da dimensão vertical.

Ao rever a literatura, apenas estudos recentes abordaram alguns dos efeitos adversos da RME. Foram relatados aparelhos de expansão rápida com cobertura oclusal em acrílico para contrariar estes efeitos secundários.

Foi realizada uma investigação por Steven Asanza *et al.,* (1997)[140] para comparar os dois tipos de aparelhos (Hyrax e expansor acrílico colado) através de análise radiográfica e para determinar diferenças entre eles relativamente à expansão simétrica, a quantidade de inclinação, e a mudança na dimensão vertical.

Concluíram que,

1) O aparelho de RME colado mostrou menos movimento inferior do aspecto posterior do palato, medido por SN-PNS em mm.

2) O aparelho colado mostrou um deslocamento menos anterior da maxila do que o aparelho

Hyrax, medido pelo ponto S em mm.

3) O aparelho Hyrax mostrou um aumento maior na altura vertical da face, medida pelo ANS-Me em mm.

4) Ambos os aparelhos resultaram na inclinação dos dentes posteriores, que era altamente variável e assimétrica.

Modificações:-

A) UM APARELHO DE EXPANSÃO PALATINO DE LIGAÇÃO DIRECTA MELHORADA :-

Um aparelho de expansão palatal rápida colado foi descrito por Cohen e Silverman (1973)[141] que era uma alternativa viável ao aparelho de expansão tradicional com banda Haas. Este aparelho é um aperfeiçoamento adicional do aparelho colado e a sua fabricação em laboratório e utilização clínica são as seguintes.

Construção:-

1) Obtém-se um molde maxilar preciso, sobre o qual o aparelho será construído.

2) O molde é revestido com meio de separação, e a cera da placa de base que transporta o parafuso de expansão é colocada na posição ao longo da linha média. Isto servirá para manter o parafuso na posição ao longo da linha média. Isto servirá para manter o parafuso em posição e separar as duas metades do aparelho, uma vez que todo o palato deve ser coberto com o acrílico.

3) A porção acrílica do aparelho é vertida cobrindo o lingual e oclusal, e sobrepondo-se à superfície vestibular.

4) Enquanto o acrílico ainda é trabalhável uma ranhura rasa % a profundidade do acrílico é colocada apenas dentro da cúspide lingual para ajudar na remoção do aparelho.

5) Após o acrílico ter endurecido, o aparelho é aparado e polido

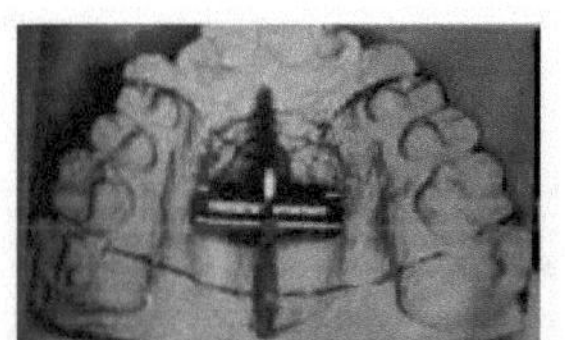
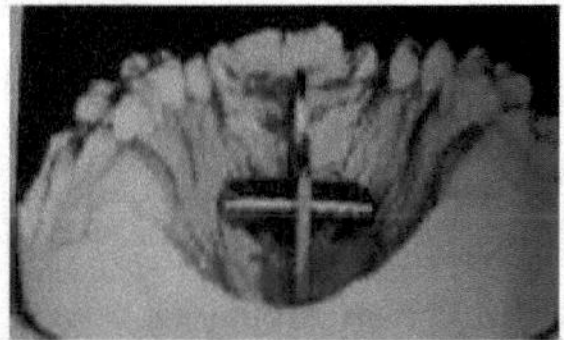

Fig *189 .Posicionamento do parafuso*

Fig *190 .Fabrico do aparelho em acrílico*

Inserção:-

O aparelho pode ser colado directamente aos dentes utilizando a maior parte dos agentes de colagem ortodônticos disponíveis actualmente. Para assegurar uma ligação firme, mas facilitar uma fácil remoção, a combinação de Nuva-Seal aplicada aos dentes gravados e depois polimerizada com uma luz ultravioleta, e Bracket-Bond inserida no próprio aparelho e depois assentada totalmente nos dentes maxilares, provou ser extremamente bem sucedida.

Activação:-

1) A activação do aparelho é efectuada da forma habitual 5 minutos após a inserção na boca. A lixagem selectiva das superfícies oclusais do aparelho eliminará as prematuros e manterá um contacto maxilo-mandibular bilateral à medida que a maxila se expande. Isto pode proporcionar maior conforto ao paciente e é importante em pacientes com sintomas da articulação temporomandibular.

2) Nos casos em que é necessária uma expansão adicional para além da capacidade do parafuso, é possível soltar o parafuso queimando à volta do parafuso num dos lados do aparelho e utilizando um instrumento para separar essa metade do parafuso da sua porção do aparelho. O parafuso é então fechado enquanto na boca e a resina autopolimerizável é embalada à volta do parafuso, preenchendo o vazio anteriormente ocupado pelo parafuso de expansão. O aparelho é então capaz de ser activado novamente em toda a sua extensão sem remoção do aparelho.

Remoção:-

A remoção do aparelho é facilitada pelo aprofundamento das ranhuras ao longo das cúspides linguísticas com um instrumento rotativo, depois a remoção do acrílico bucal, oclusal e parte do acrílico lingual do aparelho com um removedor de bandas ou um cortador de ligaduras pesadas. Com estas porções removidas, o aparelho geralmente desiste, ou pode ser mais solto, tentando suavemente com um escaler.

Vantagens do aparelho:-

1) Construção simples devido à completa falta de dobragem do fio.

2) A remoção foi grandemente simplificada pela incorporação de ranhuras rasas sobre as pontas das cúspides linguísticas durante a construção do aparelho.

3) É mais barato de fazer, uma vez que utiliza um simples parafuso de expansão.

4) O aparelho pode ser adicionado em qualquer ponto durante o tratamento onde estejam a ser utilizados aparelhos totalmente colados. Também é possível colar este aparelho às superfícies oclusais em casos que tenham sido totalmente colados. Nesses casos, os adesivos Nuva-Tech devem ser utilizados para colar às superfícies oclusais dos dentes posteriores.

Investigação recente no Departamento de Ortodontia da Universidade de Detroit concluiu que a expansão dentária e esquelética obtida com este aparelho produziu resultados clínicos inteiramente comparáveis aos obtidos com o aparelho Haas tradicional.

B) Expansor rápido maxilar com cobertura total:

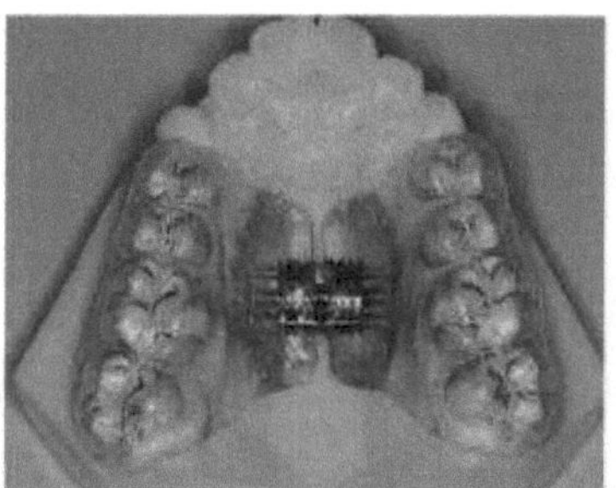

Fig *191 Um aparelho de expansão totalmente colado*

John Spolyar (1984)[142] descreveu um aparelho de expansão palatal rápida com cobertura total totalmente colada. O desenho prevê apenas a ancoragem do dente com cobertura total no pré-molar e nos molares. O parafuso de expansão está no centro e é soldado directamente às talas da tampa. Após a preparação do aparelho, este pode ser colado com um material de colagem após a gravação da superfície da coroa.

A.   Concepção e fabrico:-

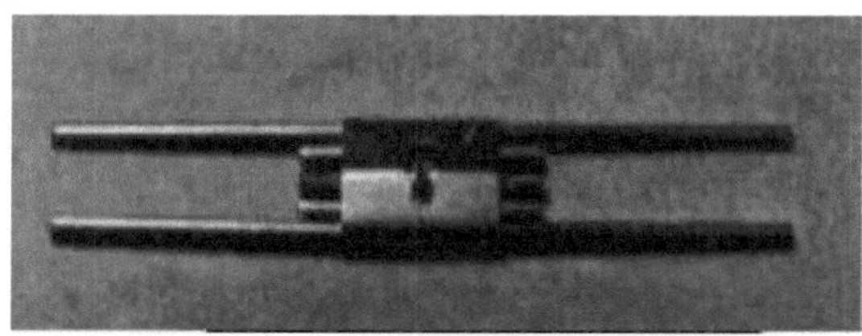

Fig *192 Parafuso tipo aranha*

O desenho do aparelho incorpora a utilização de um parafuso de expansão rígido do tipo aranha para fornecer a força mecânica para o deslocamento lateral da maxila. O desenho prevê unicamente a ancoragem de segmentos vestibulares totalmente cobertos. O corpo do parafuso de expansão deve ser colocado o mais anterior possível para manter a imposição da língua ao mínimo durante a deglutição, a fala e em repouso fisiológico. É importante dobrar cada braço do aparelho num "U invertido" adjacente à superfície da coroa lingual para ajudar a criar rigidez estrutural entre o dispositivo mecânico e o meio de fixação, impedindo assim a rotação do segmento vestibular moldado durante a expansão. O parafuso de expansão "preparado" é então revestido com acrílico de cura a frio no U invertido de interface com o modelo para eliminar os cortes de arame e criar uma área de fixação para o próximo passo na construção.

Na fabricação, uma das principais características é a moldagem térmica de uma bolacha de policloreto de vinilo de 2mm sobre o parafuso de expansão preparado e modelo de trabalho. O modelo é colocado numa máquina de pressão positiva, bloqueado com contas de chumbo para expor as áreas de ancoragem, e depois o material plástico térmico é formado sobre o modelo de trabalho e o parafuso de expansão.

O aparelho é recortado e recortado até à margem gengival. Uma alternativa no fabrico é a utilização de acrílico de cura a frio para o corpo da porção não metálica do aparelho. O aparelho está agora pronto para ser experimentado e colado.

B. Colocação:

O aparelho é experimentado pela primeira vez na boca para verificar se existe mesmo contacto oclusal bilateralmente. As pontas das cúspides dos segmentos do aparelho são aparadas planas para controlar a abertura da mordida durante a expansão e geração de pontos de contacto excêntricos e unilaterais.

O material de colagem de escolha é um acrílico não compósito (colagem entre parênteses, GAC internacional) que proporciona uma retenção adequada do aparelho e uma remoção notavelmente fácil. Este material permanecerá rotineiramente em interface com o aparelho e não com a dentição quando o aparelho é removido.

O isolamento do campo seco e a decapagem total da coroa são utilizados durante o tempo recomendado. O procedimento padrão de enxaguamento, isolamento e secagem são utilizados na colagem do aparelho aos dentes maxilares. Em cada recesso oclusal dos segmentos vestibulares é introduzida uma mistura fina de monómeros-polímeros; o aparelho é sentado no lugar e mantido por pressão oclusal contra rolos de algodão. A expressão marginal do excesso de acrílico de cura a frio é removida, e o aparelho é verificado de novo quanto ao ajuste oclusal, dentário e de conforto. O regime de expansão centrou-se no controlo da força mecânica lateral excessiva e na eficiência do deslocamento basal da maxila. Para casos de rotina, é utilizado um regime de expansão multifásico. Em cada fase são utilizados 4 a 5 mm de abertura do parafuso, com período de repouso de 6 semanas entre fases; estas fases são repetidas até se atingir a quantidade desejada de expansão do aparelho. Esta quantidade de repouso é consistente com a dissipação da carga residual e do stress biofísico acumulado durante a fase de expansão activa. Alguns ajustes no regime são feitos com base na idade do paciente, desenvolvimento da oclusão, a quantidade de expansão desejada, ou quaisquer factores que possam afectar a quantidade de resistência biofísica durante a RME.

APARELHO DE EXPANSÃO RÁPIDA PALATINO REMOVÍVEL:-

Um aparelho de expansão palatina rápida em acrílico fácil de fazer pode ser fabricado sem bandas ou fechos, e utilizado para tratar mordidas cruzadas e para expansão maxilar e mandibular. Distribui a força igualmente a todas as áreas da boca, não apenas à região pré-molar e primeiro molar.

O aparelho que foi construído por Vel Ivanovski (1985)[143] consiste num parafuso de expansão colocado no centro, fixado em acrílico que se estende no palato e também na superfície lingual dos dentes maxilares e mandibulares. Isto ajuda na expansão simultânea da maxila e do arco mandibular.

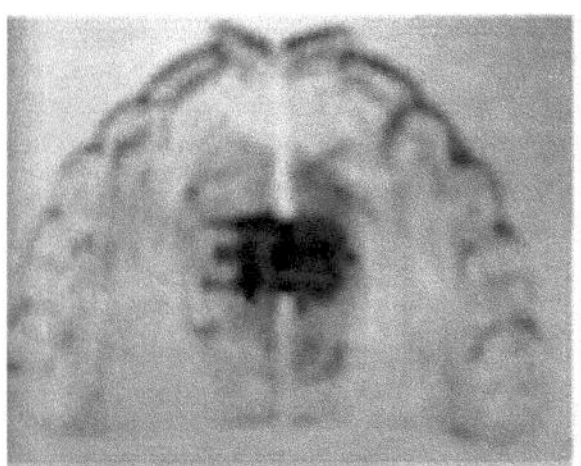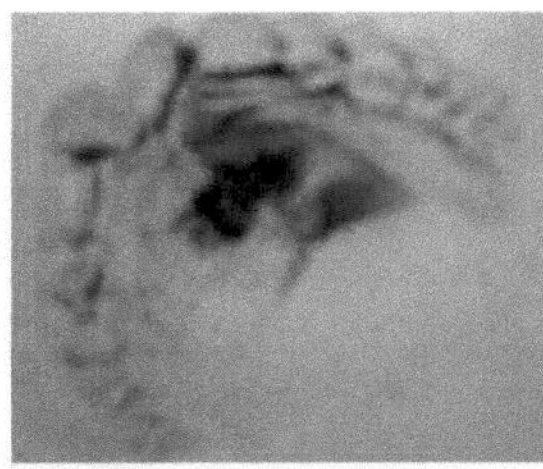

Fig **193 Um aparelho de expansão rápida palatal amovível**

O paciente pode remover facilmente o aparelho para limpeza e pode adaptar-se ao mesmo no prazo de 2-3 dias se a expansão puder ser completada dentro de 6-12 semanas.

GESTÃO CLÍNICA DA EXPANSÃO PALATAL RÁPIDA:-

1) Durante um procedimento clínico de RME, o seu princípio deve ser cuidadosamente explicado ao doente e ao progenitor ou tutor. A sua assistência será necessária, juntamente com a aprovação da custódia.

2) Depois do aparelho estar completamente preparado, o clínico deve examiná-lo e certificar-se da qualidade do trabalho de laboratório. Só quando o clínico estiver satisfeito de que o aparelho se adapta com precisão e se senta com precisão sem causar dor ou desconforto, deve proceder à cimentação.

3) Uma generosa película de cimento é aplicada sobre as superfícies internas secas de encaixe das talas da tampa. Ao mesmo tempo, os dentes maxilares são secos e isolados. O aparelho é prensado com firmeza e o paciente é aconselhado a morder num rolo de algodão. Todos os restos do parafuso são removidos e o parafuso é verificado.

TEMPO DE TRATAMENTO

Investigações anteriores a curto prazo demonstraram que a rápida expansão maxilar é capaz de eliminar uma discrepância transversal entre os arcos dentários devido à constrição maxilar. O tratamento induzido pelo alargamento da maxila leva à correcção das mordidas cruzadas posteriores, à coordenação das arcadas dentárias maxilares e mandibulares antes do tratamento ortopédico ou funcional das más oclusões de Classe II e Classe III e a um ganho no perímetro das arcadas em pacientes com discrepâncias de tamanho dentário/arco. Os poucos estudos de longo prazo da RME demonstraram que os incrementos na dimensão transversal maxilar são relativamente estáveis.

Uma questão que ainda não obteve atenção suficiente na literatura é o papel do tempo de tratamento na determinação das modificações craniofaciais após a terapia de RME. A informação disponível relacionada com o tempo ideal de tratamento da deficiência transversal maxilar por meio de um dispositivo ortopédico consiste principalmente em estudos do crescimento e maturação do sistema sutural intermaxilar. Melsen utilizou material de autópsia para examinar histologicamente a maturação da sutura palatina média em diferentes fases de desenvolvimento. Nas fases "infantil" (até aos 10 anos de idade), a sutura era ampla e lisa e em forma de "Y", onde como nas fases "juvenil" (dos 10 aos 13 anos) tinha evoluído para uma sutura escamosa mais típica, com secções sobrepostas e "T

moldados. Finalmente, durante as fases "adolescente" (13 e 14 anos de idade) a sutura foi mais ondulada com interdigitações crescentes e tem aparência de "quebra-cabeças".[111] No seu estudo de 1982, Melsen também incluiu observações das fases "adultas" da sutura que notaram que as sinostoses são numerosas formações de pontes ósseas através da sutura. A partir destes dados histológicos, a inferência é que os pacientes que mostram uma fase avançada de maturação esquelética da sutura palatina média podem ter dificuldade em submeter-se à expansão ortopédica maxilar. O apoio clínico ao achado histológico de Melsen deriva dos resultados de um estudo de Wertz e Dreskin que observou alterações ortopédicas maiores e mais estáveis em pacientes com menos de 12 anos de idade.

Os estudos com implantes demonstraram que o padrão de crescimento transversal da maxila segue curvas de distância e velocidade semelhantes às da altura do corpo com tempos semelhantes de surto de crescimento e conclusão do crescimento. Assim, os resultados do tratamento da expansão rápida da maxila precisam de ser avaliados em relação às fases de maturação esquelética, a fim de detectar possíveis diferenças entre os sujeitos antes e depois do pico pubertário.

É bem conhecido que a maturação do esqueleto apresenta grandes variações individuais. A maturidade esquelética pode ser avaliada por meio de uma série de indicadores biológicos; aumento da altura estatural; maturação esquelética da mão e do pulso; desenvolvimento e erupção dentária; menarca, alterações mamárias e vocais; e maturação cervical vertebral. Tiziano Baccetti *et al.,* (2001) [144] e colaboradores analisaram a validade de 6 estágios de maturação vertebral cervical (Cvs 1 até Cvs6) como uma maturidade esquelética biológica em 42 sujeitos. O método de maturação vertical cervical (CVM) foi capaz de detectar o maior incremento no crescimento mandibular e craniofacial durante o intervalo entre a fase cervical vertebral 3 e a fase 4 (Cvs3-Cvs4). A taxa de prevalência de indivíduos examinados que apresentaram o pico em altura estatural e em crescimento mandibular neste intervalo foi de 93,5%. O método CVM tinha sido utilizado anteriormente para a avaliação do tempo óptimo de tratamento para a correcção da má oclusão de Classe II por meio de aparelhos funcionais como o bloco duplo.

Avaliar as diferenças nos efeitos dentosqueléticos a curto e longo prazo da terapia de RME em indivíduos tratados antes e depois do surto de crescimento puberal avaliado através do método de maturação vertebral cervical, a fim de avaliar o tempo ideal de tratamento para a expansão ortopédica maxilar.

A aplicação do método de maturação cervical para a avaliação das diferenças no resultado da terapia de ERM em relação ao tempo de tratamento revelou que a terapia de ERM com o expansor Haas induz alterações transversais clinicamente significativas e reprodutíveis a nível dento-alveolar em pacientes tratados antes ou depois do pico da velocidade de crescimento dentário. Os pacientes tratados antes da puberdade apresentam alterações significativas e mais eficazes a longo prazo ao nível do esqueleto, tanto nas estruturas maxilares como circun-maxilares. Quando o tratamento RME é realizado, então o surto de crescimento pubertário, as adaptações maxilares à terapia de expansão passam do nível esquelético para o nível dento-alveolar.

RÁPIDA EXPANSÃO MAXILAR EM PALATO FENDIDO PATIENTES

A fenda é uma anomalia congénita com uma etiologia multifactorial. O embrião humano é a influência mais vulnerável durante o primeiro trimestre de vida intra-uterina. Qualquer mecanismo indutivo, genético ou ambiental, que perturbe a sequência organogénica no desenvolvimento fetal, causará uma malformação congénita.

Os pacientes com fissura palatina requerem um tratamento extenso e prolongado desde o nascimento até à idade adulta. Esta é uma área onde a abordagem em equipa é muito necessária e um ortodontista desempenha um papel importante juntamente com um cirurgião oral e um dentista prostético.

Os pacientes com fissuras palatinas apresentam uma variedade de irregularidades dentárias, cuja gravidade será determinada pela extensão da deformidade e pela forma como foi reparada cirurgicamente. Podem ser encontradas rotações dos incisivos superiores, arcadas dentárias colapsadas, falta de dentes congénitos, dentes supranumerários na zona da fenda, dentes ectopicamente erupcionados, hipoplasia das superfícies labiais dos incisivos superiores, deficiências no comprimento do arco, problemas verticais anteroposteriores e desvio da linha média.

As mordidas cruzadas em fendas completas do lábio e do palato têm frequentemente certas características. O deslocamento medial dos segmentos maxilares é geralmente muito mais severo na região canina e, de facto, os molares podem estar em relação lateral correcta. Existe também frequentemente uma deficiência de desenvolvimento vertical, que é pior na região canina logo atrás da fenda. Assim, há frequentemente necessidade de alargar consideravelmente o arco superior na região canina, mas quase nunca na região molar; por outras palavras, de produzir uma expansão diferencial.

A RME pode alcançar os melhores resultados no tratamento de pacientes com fissuras palatinas. Pois apesar dos alinhamentos cirúrgicos e da melhoria do procedimento de encerramento cirúrgico, o colapso de segmentos maxilares continua a ser uma ocorrência comum. Como o colapso envolve osso basal, a expansão maxilar lenta convencional apenas causa inclinação dos dentes, pelo que é provável que ocorra uma recaída.

Subtelny (1957), descobriu que a largura entre os hamuli pterigoides era ligeiramente maior do que em sujeitos não esquerdinos. Com a largura total do pterigoide e o colapso anterior, a mordida cruzada só se tornou evidente em direcção à região anterior. O carácter do colapso não é paralelo, mas uma rotação interna sobre a fulcra, nas regiões pterigoideas.

O lúmen das vias respiratórias nasais é reduzido e o consequente aumento da resistência imporá algum grau de respiração bucal. A morfologia das superfícies lisas normalmente apresentadas à corrente de ar pode ser estragada em fendas, pelo que aumentará a resistência nasal.

Bodil Rune *et al.,*[145] (1980) estudaram o efeito do tratamento de expansão e do enxerto ósseo secundário em lábio leporino e palato fendido. O movimento de segmentos laterais da maxila em quatro pacientes com fenda bilateral completa de lábio e palato foi complicado e assimétrico e observou-se um maior alargamento da arcada dentária. A menor expansão foi encontrada nos pacientes mais antigos. O enxerto ósseo não trouxe uma relação de zibelina entre os segmentos. Num paciente com a fenda unilateral do lábio e do crescimento do palato primário na sutura palatina média seguiu o padrão observado em pacientes não esquerdinos, mas foi menos extensa.

A expansão em palato fendido pode ser feita por: -

1. Alargamento simétrico
2. Alargamento do diferencial

Alargamento simétrico: -

O ortodontista no seu armamentário terapêutico tem vários aparelhos de expansão eficaz, incluindo o arco W, Quad helix, Hyrax, Haas parafusos de expansão para resolver arcos maxilares apertados. Dos quais o arco "W" e a hélice Quad podem causar alguma quantidade de expansão diferencial.

Ao seleccionar o aparelho de eleição, são necessários certos pré-requisitos como, por exemplo, que esteja bem adaptado ao paladar, que não seja volumoso, que seja fácil de limpar e que actue como retentor durante um longo período de tempo. O arco "W" e a hélice Quad parece oferecer a maioria dos requisitos e em breve também não afecta a fala dos pacientes. O único problema pode ser a quantidade de expansão possível, uma vez que alguns dos pacientes têm um arco completamente colapsado.

Expansão diferencial: -

Um aparelho de expansão palatal diferencial foi descrito por **Foster** e **Chinn** em 1977, que eles modificaram em 1982. O aparelho consiste de uma tala metálica fundida em cada segmento, unida por um parafuso de expansão fixado numa caixa circular em cada lado. A caixa, por sua vez, está a ser fixada às talas por meio de placas de bloqueio. O parafuso é colocado bem à frente entre o dente canino, e a caixa circular consiste numa junta giratória que permite a rotação dos segmentos. Um parafuso tipo ventilador também pode ser utilizado. A modificação para evitar a expansão molar consiste numa barra palatina que está ligada às talas de tal forma que permite a rotação do segmento mas não permite o aumento da largura intermolar. A barra palatina é formada a partir de uma barra lingual, oval em secção transversal. Laços de fio inoxidável de 0,7 mm são soldados às talas de cada lado em

a região molar e estes estão ligados através de arame de fecho meio redondo de 6 calibres soldado às extremidades da barra palatina. Em caso de discrepâncias mais graves, o parafuso pode ser facilmente trocado sem muitas recaídas.

As vantagens deste aparelho em relação ao aparelho tradicional são: -

1) É capaz de expandir a região canina mais do que a região molar.

2) Produz uma expansão rápida a fim de reduzir o tempo de tratamento.

3) É útil em casos em que é necessária uma grande variedade de acções.

4) Pode ser mantido limpo.

Após o fecho de uma fenda labial e palatina, o paciente sofre frequentemente um colapso dos fragmentos maxilares, resultando numa fraca oclusão e numa incapacidade de mastigar correctamente. Enquanto a intervenção cirúrgica precoce melhora a qualidade de vida do paciente, a reparação dos lábios e o fecho da fenda palatina também tendem a contrair a maxila e a produzir mordida cruzada anterior. A deficiência maxilar resultante é provavelmente o problema mais comum observado em tais casos.

Embora a expansão transversal da maxila seja utilizada por ortodontistas há mais de um século para corrigir anomalias maxilares, pode ser extremamente difícil utilizar pacientes com palato fendido.

Muitos clínicos dependem de alguma forma de expansão palatal rápida ou lenta para correcções transversais maxilares. Os expansores palatais convencionais, para além de serem desconfortáveis para os pacientes, podem exigir uma construção laboratorial intensiva. Além disso, a aplicação intermitente de força torna-os ineficientes, e são frequentemente fixados aos primeiros molares superiores com rotações mesiolingues pré-existentes que os dispositivos não são capazes de corrigir. Tal rotação pode distorcer os aparelhos, desperdiçando muito do tempo de expansão potencial até que as rotações sejam corrigidas.

A condição mais comum é o colapso anterior, pelo que a expansão paralela é indesejável.

Para restringir a expansão posterior, a parte esquerda e direita do aparelho deve ser atada de alguma forma, deixando a parte anterior a expandir-se completamente. Isto pode ser conseguido com uma mola ómega.

Os pacientes com fissura palatina têm um problema de disponibilidade limitada da coroa clínica, pelo que a retenção é um grande problema. Isto pode ser resolvido através da utilização de tala rígida de cobertura de gesso.

A hélice quad, o aparelho de hyrax bandado e o expansor rápido palatino colado requerem procedimentos laboratoriais extensivos e múltiplos ajustes, são desconfortáveis de usar e incapazes de corrigir as rotações molares maxilares.

Luca Levrini e Vittorio Filippi (1999)[146] tinham desenvolvido um expansor maxilar em forma de leque para o tratamento do arco maxilar apertado.

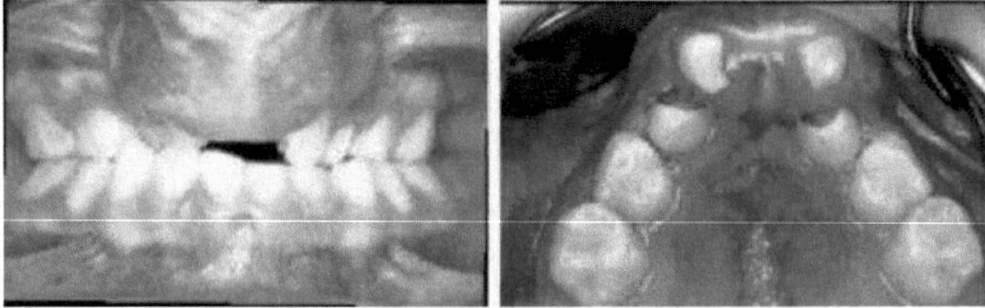

Fig *194 Pacientes com fissura bilateral labial e palatina antes do tratamento*

Concepção do aparelho:

O expansor é feito de aço inoxidável de qualidade médica, com parafuso aranha como componente activo. Existem três pontos de pivot: um posterior, que permite a abertura do "ventilador" e dois anteriores, que contrariam as forças de torção produzidas durante a expansão. Quatro braços, dois mesiais e dois distais, são soldados ao expansor e a bandas nos dentes.

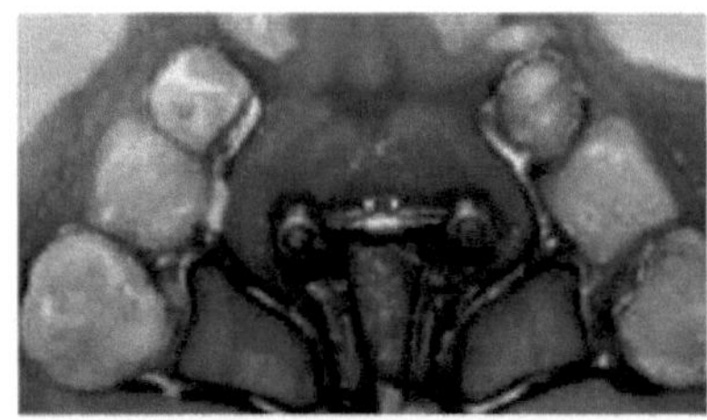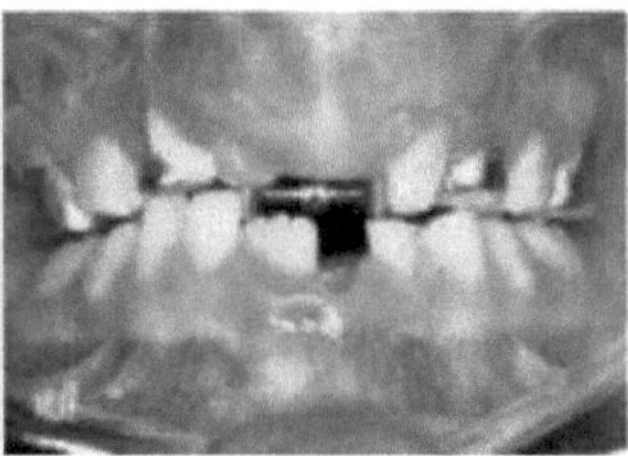

Fig *195 .Após a colocação do expansor maxilar*

Este tipo de expansão produzida depende da angulação e do comprimento dos braços. Se os braços estiverem mesialmente inclinados (ângulos anteriores agudos em relação ao parafuso), a distância entre braços aumentará tanto anterior como posteriormente durante a expansão. Com braços distalmente dirigidos (ângulos anteriores obtusos em relação ao parafuso), haverá uma contracção na distância intermédia posterior, sem alteração anterior. O encurtamento dos braços diminuirá qualquer um destes efeitos.

A colocação do expansor em forma de leque é semelhante à de um expansor palatino rápido tradicional. Depois de um registo da mordida ser efectuado com as bandas no local, o parafuso é adaptado e soldado às bandas pelo técnico de laboratório.

MUDANÇAS APÓS RÁPIDA EXPNESSÃO PALATAL

A rápida expansão palatal ocorre quando a força aplicada aos dentes e os processos alveolares superiores excedem os limites necessários para a movimentação dentária ortodôntica. A pressão aplicada (3 a 10 lb com cada volta) actua como uma força ortopédica. O aparelho comprime o ligamento periodontal, dobra os processos alveolares, inclina a ponta do dente de ancoragem e abre gradualmente a sutura palatina média.

<u>ALTERAÇÕES DO PERÍMETRO DO ARCO</u>

Michael D. Adkins *et al.*, (1990)[147] tinha examinado as relações entre as alterações no perímetro do arco e a largura do arco resultantes da rápida expansão palatina com o aparelho Hyrax. Analisaram os moldes de estudo dentário de 21 pacientes adolescentes. Foram utilizadas fotografias e medições dos moldes dentários obtidas antes do tratamento e aproximadamente 3 meses após a estabilização. A análise de regressão indicou que as alterações na largura dos pré-molares eram altamente preditivas de alterações no perímetro do arco (r^2 =0,69) a aproximadamente 0,7 vezes a expansão dos pré-molares. Sem qualquer aparelho ortodôntico ligado aos dentes mandibulares em 16 dos 21 pacientes, foram quantificadas a verticalização vestibular do movimento posterior do incisivo maxilar e a inclinação vestibular dos dentes de ancoragem. A previsão de alterações do perímetro do arco para uma determinada quantidade de expansão é útil no planeamento do tratamento de casos de expansão palatina rápida e pode facilitar o tratamento ortodôntico não extractivo.

1) Maxilla-

As duas metades da maxila são rodadas tanto no plano sagital como no frontal. Foi deslocada para baixo e para a frente. O tratamento de expansão palatina rápida (RPE) tem sido defendido por Hass como método preferido para a correcção da constrição do arco maxilar. Uma vez que o aparelho produz movimentos ortopédicos, a expansão foi considerada como sendo esquelética e, portanto, mais estável. No plano frontal, diz-se que o RPE separa igualmente as duas metades do superoinferior da maxila, estando o ponto de rotação em algum lugar próximo da sutura frontomaxilar.

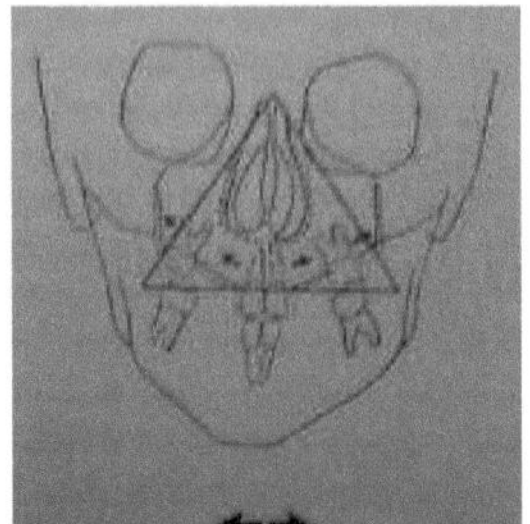

Fig _196. Alterações dentárias e esqueléticas após o maxilar_

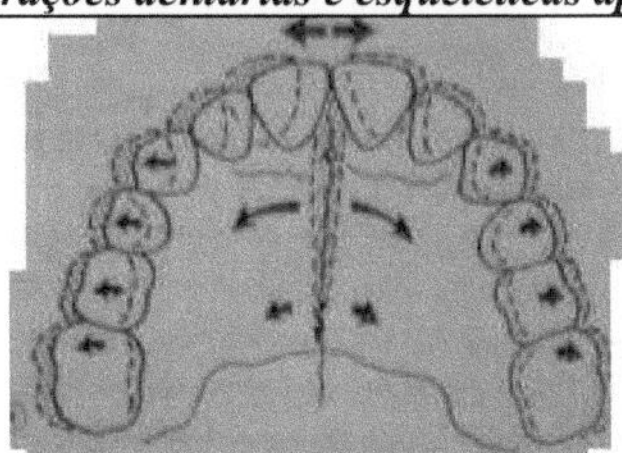

Fig _197 .Padrão triangular de expansão maxilar no plano frontal_

Robert,Krebs[148] estudou o efeito do RPE com a utilização de implantes metálicos na crista infra-zigomática e no processo alveolar lingual até aos caninos superiores. Descobriu que o ganho na largura da arcada dentária era cerca do dobro do dos segmentos basais da maxila.

Hass[131] encontrado em doentes tratados com RPE o maxilar é deslocado para baixo e para a frente. Da mesma forma, **Wertz** observou que a maxila se deslocou para baixo 1 a 2 mm numa base regular. O movimento para a frente não foi consistente, contudo, e raramente foi superior a 1,5 mm. Comentou também a literatura que apoia a alegação de que o dispositivo RPE, além dos seus outros efeitos, pode proporcionar espaço adicional no arco para aliviar o apinhamento. O aparelho, se utilizado dentro de certos limites de idade, quando indicado, é um adjunto útil para o tratamento ortodôntico.

2) _PALATAL VAULT_-

Os processos palatinos da maxila foram baixados em resultado da inclinação para fora das metades maxilares. **Davis** e **Kronman** relataram que a cúpula palatina permaneceu na sua altura original. Paul T. Ladner e Zane F. Muhl (1995)[149] tinham descrito os métodos de medição da alteração da largura palatina, profundidade palatina e alteração do alvéolo maxilar.

MÉTODO DE MEDIÇÃO DAS ALTERAÇÕES DE LARGURA PALATAL

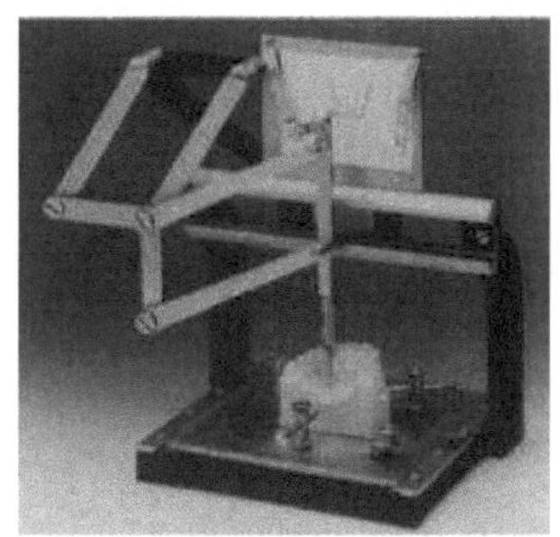

Fig 198 *Simetrografia*

A mudança de largura palatal, uma medida de expansão esquelética, foi avaliada indirectamente a partir de moldes dentários. Foram obtidos traçados de contornos palatais coronais com o uso de um simetógrafo, de acordo com uma descrição fornecida por **Lebret**[149] Os traçados de contorno palatino pré-tratamento e pós-tratamento foram sobrepostos como descrito por **Lebret** para se obter uma medida da expansão transversal através do raphe palatino médio.

MÉTODO DE MEDIÇÃO DAS ALTERAÇÕES DE PROFUNDIDADE PALATAL

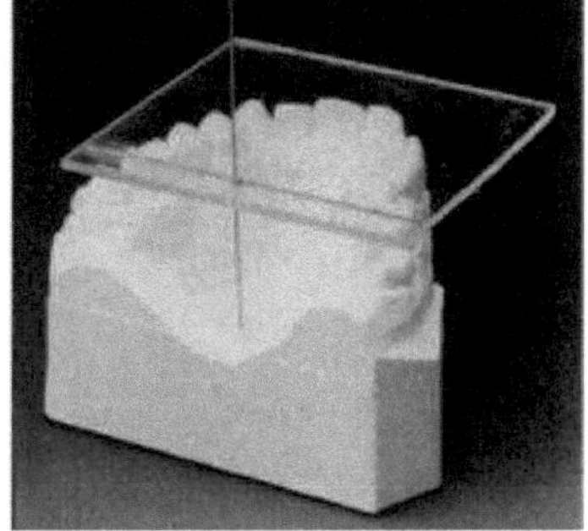

A profundidade palatal foi medida com um instrumento feito de um pedaço de plástico transparente com um comprimento de fio ortodôntico rectangular passando por ele perpendicularmente. O fio passa através de um tubo rectangular de encaixe apertado embutido no plástico. Uma linha através do plástico, que intersecta o fio deslizante, permite que o fio seja posicionado através das pontas da cúspide mesiolingual dos primeiros dentes molares.

O plástico, que se estende anteriormente para além dos incisivos, foi colocado sobre o molde dentário de modo a contactar as cúspides mais proeminentes dos primeiros dentes molares e o primeiro mesial de contacto com os molares. O fio foi estendido para contactar o ráquis palatino mediano. A distância entre o plástico e a extremidade do fio foi medida com um calibre de Boley.

3) PROCESSO ALVEOLAR - Como o osso é resistente, a flexão lateral do processo alveolar ocorre cedo durante a rápida expansão palatal. A maior parte das forças aplicadas tendem a dissipar-se dentro de 5 a 6 semanas. Após a estabilização terminar, quaisquer forças residuais no tecido deslocado actuarão sobre o processo alveolar causando a sua ricochete. Portanto, pode-se apreciar a necessidade de correcção excessiva da arcada dentária apertada para compensar a posterior verticalização do segmento vestibular.

MÉTODO DE MEDIÇÃO DA MUDANÇA DO ALVÉOLO MAXILAR

A inclinação das metades maxilares e do seu alvéolo foi medida nestes mesmos traçados de contorno palatino coronal. Foi traçada uma linha tangente à porção mais vertical de um dos lados do traçado pós-tratamento. O traçado do pré-tratamento foi sobreposto nesse lado do traçado pós-tratamento e a mesma linha foi traçada no traçado do pré-tratamento. Os traçados de pré-tratamento e pós-tratamento foram então sobrepostos no lado contralateral do traçado. O ângulo formado pelas duas linhas foi uma medida de inclinação do alvéolo maxilar.

4) TEOR ANTERIOR MAXILAR - Do ponto de vista dos pacientes uma das mudanças mais espectaculares que acompanha a expansão palatal rápida é a abertura de um diastema entre os incisivos centrais maxilares. Estima-se que durante a abertura da sutura activa, os incisivos separam aproximadamente metade da distância, o parafuso de expansão foi aberto. Durante a estabilização, pensa-se que a inclinação mesial dos incisivos é causada pelo recuo elástico das fibras transseptalares.

5) TEOR POSTERIOR MAXILAR - Com a flexão alveolar inicial e compressão do ligamento periodontal há mudanças definitivas no longo eixo dos dentes posteriores. Observa-se a inclinação dos dentes que pode ser acompanhada por alguma extrusão.

Donald J. Timms[150] **(1980)** tinha investigado o efeito da expansão rápida da maxila na horizontal e posterior à arcada dentária, havendo algumas dúvidas de que a expansão seria levada a cabo nesta dimensão e se era possível a dilatação dos ossos não dentários. Tinha examinado 32 pacientes adultos após a expansão rápida da maxila. Encontrou um aumento da largura inter-hamular e da largura inter-molar. Mas descobriu também que a taxa de aumento da largura inter-hamular e inter-molar diminui à medida que a idade avança.

MÉTODO DE MEDIÇÃO DA INCLINAÇÃO DOS DENTES POSTERIORES MAXILARES

A mudança na orientação angular vestibulolingual dos primeiros dentes molares foi medida com a utilização de um goniómetro, tal como descrito por **Thorne.** A medição da inclinação foi feita através da sobreposição de negativos fotográficos. Um valor negativo indicava a inclinação lingual e um valor positivo a inclinação vestibular.

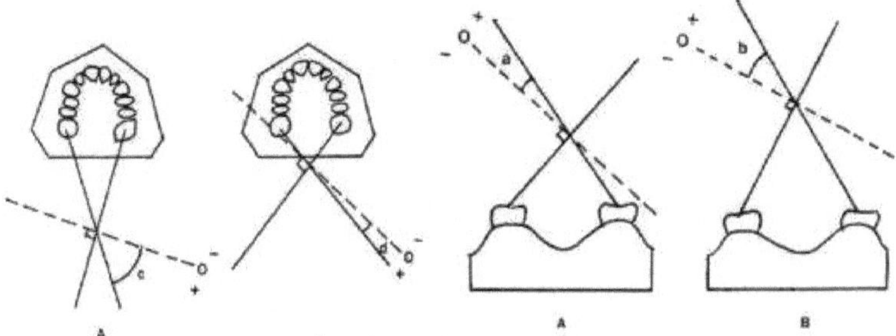

Fig *199 MÉTODO DE MEDIÇÃO DA ROTAÇÃO DO TEOR MOLAR SUPERIOR*

A medição angular da rotação superior do primeiro molar foi semelhante à utilizada para as relações angulares bucolingues molares. Os fios ortodônticos foram inseridos em tampas compostas nos primeiros dentes molares, de modo a serem paralelos ao plano oclusal e cruzados quando observados de cima. Uma fotografia do molde pré-tratamento com as tampas no lugar foi tirada de cima com o plano do filme e o plano oclusal paralelo. As tampas foram retiradas do molde de pré-tratamento, colocadas no molde de pós-tratamento, e novamente fotografadas de cima. A quantidade de rotação foi medida pela sobreposição de negativos fotográficos. Um valor positivo indicava rotação mesiovestibular e um valor negativo rotação mesiolingual.

6) MANDÍVEL- É geralmente aceite que durante a expansão palatal rápida há uma tendência concomitante para a mandíbula oscilar para baixo e para trás. Existe alguma discordância quanto à magnitude e à permanência da mudança. A abertura bastante consistente do plano mandibular durante a expansão palatina rápida é provavelmente causada pela ruptura da oclusão causada pela extrusão e inclinação dos dentes posteriores maxilares, juntamente com a flexão alveolar.

7) TESTE MANDIBULAR - Após a expansão palatina rápida, os dentes mandibulares foram observados em pé ou a permanecer relativamente estáveis.

8) MEDIÇÕES DENTÁRIAS TRANSVERSAIS: É também essencial medir a largura intercaninos pré-tratamento e pós-tratamento, a largura intermolares e o overjet molar vestibular.

a) As dimensões intermolares de pré-tratamento e pós-tratamento foram medidas entre as pontas das cúspides mesiovestibulares dos primeiros dentes molares superiores e inferiores.

b) A largura intercaninos superior e inferior pós-tratamento foi também medida entre as pontas incisais destes dentes.

c) Foi calculado um índice de sobressaliência molar vestibular como a razão entre a largura intermolar superior e inferior.

d) Os rácios de intermolar superior para intercanino e intermolar inferior para intercanino foram utilizados como um índice de forma de arco superior e inferior.

9) ESTRUTURAS FACIAIS ADJACENTAS- Os ossos crainofaciais que se articulam directamente com a maxila são deslocados excepto o osso esfenoidal. O arco zigomático actua como o principal contra a expansão maxilar. Um estudo mostrou que as suturas lambdoidais, parietais e mid-sagitais também mostraram desorientação. Portanto, a expansão palatal rápida poderia afectar estruturas relativamente remotas e não está limitada aos ossos palatinos.

ALTERAÇÕES RADIOGRÁFICAS COM EXPANSÃO:-

Um exame dos filmes oclusais mostra que a abertura da sutura palatina média estende-se através das placas horizontais dos ossos palatinos. A sutura palatina média parece abrir obliquamente, sendo a abertura mais larga na espinha nasal anterior, enquanto diminui posteriormente. A porção palatina do palato duro é aberta em muitos casos, mas o sucesso de tal em todos os casos não pode ser definitivamente estabelecido.

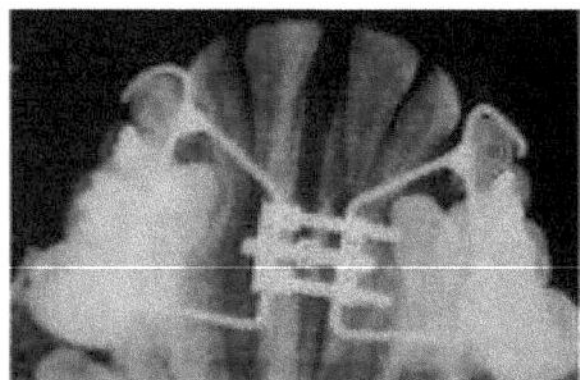

Fig *200 . Radiografia oclusal mostrando a expansão palatal*

Os cefalogramas laterais mostram a maxila a mover-se para baixo mas raramente para a frente. A extrusão dos dentes, juntamente com a queda para baixo da maxila, é responsável pela abertura geral do plano mandibular. O efeito de rotação sobre a mandíbula e o ponto B indica um aumento do ângulo ANB. Isto seria acentuado por qualquer envolvimento avançado do ponto A.

Aspectos médicos:-

O movimento dentário e a mecânica de expansão palatina rápida insere-se basicamente no campo da ortodontia. No entanto, as suas ramificações levam-no a outros princípios cirúrgicos, como a cirurgia oral, otorrinolaringológica e plástica.

O aparelho de expansão rápida palatino fixado aos dentes e expandido rapidamente irá forçar a separação dos ossos maxilares juntamente com os ossos palatinos e o processo pterigóides do osso esfenóide. Há algum movimento para baixo e para a frente para que se possa dizer que a cavidade nasal aumenta nas três dimensões, mas devido à abertura triangular, o maior aumento será na largura do chão. Como a cavidade nasal é alta e estreita, um pequeno aumento na largura produzirá um grande aumento na área da secção transversal e permitirá a passagem de um volume de ar muito maior.

Cerca de três quartos dos pacientes após a expansão palatal rápida notarão subjectivamente uma melhoria na respiração nasal, especialmente onde anteriormente houve dificuldades.

Pode ser visto como uma mudança da respiração oral para a nasal. Os pais e os pacientes podem muito bem anunciar que a inquietação e o ressonar foram substituídos pela tranquilidade, enquanto que as constipações alérgicas e os ataques asmáticos são menos frequentes.

Alguns trabalhadores têm relatado melhorias na fonação, uma vez que há perda de twang nasal se a via aérea for desobstruída. Em geral, verificou-se que muitas das alterações causadas pela respiração bucal são reversíveis se a respiração for corrigida. Obviamente, qualquer efeito a longo prazo no desenvolvimento do esqueleto não responderá prontamente, pelo que é importante tratar cedo. Deve-se lembrar que as bases de muitas doenças crónicas do peito foram colocadas durante a infância e estão relacionadas com a respiração bucal.

Todas as várias melhorias que foram atribuídas à expansão palatal rápida podem acrescentar mudanças notáveis na saúde do paciente. A elevação psicológica e o aumento da confiança com uma qualidade de vida mais vigorosa e superior não passará despercebida.

ALTERAÇÕES HISTOLÓGICAS:-

O conhecimento da reacção da sutura à expansão palatal rápida baseia-se em estudos histológicos de material de autópsia de animais experimentais e material de biópsia humana.

Após um período inicial de hiperemia, há actividade osteoblástica com aparecimento de novo osso nas extremidades dos feixes de fibras. Este tipo de resposta é normal quando as fibras osteogénicas ficam sob tensão. O defeito é invadido pelas células ósseas; o osteóide é primeiro colocado e depois convertido em sistema Haversian.

Os doentes acima da idade puberal mostraram ilhas ósseas e áreas de reabsorção com actividade osteo-blástica. O aumento da complexidade no homem é atribuído ao curso excessivamente serpentino da sutura atingido pela adolescência e são necessárias micro-fracturas múltiplas antes que os processos palatinos possam ser separados. A cura após a rápida expansão palatal nesta idade mais avançada pode resultar em pontes ósseas entre a maxila e a porção de tecido mole.

A escala de tempo para a cicatrização da sutura palatina média é dentro de 2-3 meses quando a análise radiográfica indica uma mineralização geral.

De acordo com a experiência A. R. Ten cate *et al*, o efeito imediato da aplicação de força à sutura foi um trauma. Pequenas lágrimas localizadas ocorreram no interior da sutura nos locais mais frequentemente associados a vasos sanguíneos. Tais rasgões nunca envolveram o periósteo ou as camadas unificadoras, que permaneceram intactas. Estes pequenos defeitos eram preenchidos com exsudado, alguns glóbulos vermelhos extravasados, filamentos dispersos de fibrina, e algumas finas fibrilhas de colagénio. Assim, na periferia do rasgão, ocorreu a morte de alguns dos fibroblastos juntamente com a ruptura dos feixes de fibras de colagénio à medida que se separavam. Observou-se uma resposta polimórfica transitória na região dos defeitos nas primeiras 12 horas e, posteriormente, não se voltou a ver. Após a resposta do polimorfismo, um afluxo de macrófagos e fibroblastos pioneiros ao defeito ocorreu em 24 horas. No espaço de 3 a 4 dias, a formação óssea tinha começado nas margens da sutura alcançada pelos osteoblastos pré-existentes e não danificados. Estes formaram lamelas sucessivas ao longo da margem da sutura. No período de tempo seguinte (aproximadamente 1 a 2 semanas), durante o qual a força aplicada à sutura estava a diminuir progressivamente, o fino aspecto estrutural da sutura era de fibrogénese e osteogénese avassaladoras. As fibras de colagénio e

As células foram alinhadas transversalmente ao longo da sutura, correspondendo aos níveis de tensão. A nova formação óssea ocorreu agora ao longo do mesmo eixo que as trabéculas formadas em ângulos rectos em relação às lamelas depositadas inicialmente nas margens da sutura.

<u>Alterações na raiz e no tecido periodontal de suporte:</u>

A reabsorção activa foi o processo dominante nos pré-molares de âncora após rápida expansão. Após a reabsorção radicular, o tecido de reparação observado é sempre o cimento celular, independentemente da localização na raiz da área de reabsorção. Este cemento celular reparador apareceu histologicamente e topograficamente idêntico ao cemento celular apical normal.

Não foram observados montes de fibras cortantes no tecido de reparação.

<u>Alterações na pressão dos lábios, bochechas e língua após rápida expansão maxilar:</u>

As mudanças nas pressões que são exercidas no maxilar pela língua, lábios e bochechas antes e depois da expansão e durante o período de retenção foram estudadas por Nazan Kucukkele e Cenk Ceylanoglu (2003)[151] . Doze pacientes (cinco homens, sete mulheres) com deficiências transversais maxilares foram seleccionados aleatoriamente. As primeiras medições de pressão foram feitas antes da expansão utilizando um transdutor de pressão de diafragma. As segundas medições foram feitas logo após os dispositivos de expansão maxilar e as medições foram feitas no final do primeiro, segundo e terceiro meses de retenção. Os valores de pressão no lado vestibular do primeiro molar superior e incisivo aumentaram significativamente logo após a expansão mas começaram a diminuir durante a retenção. Os valores no final do terceiro mês de retenção foram semelhantes aos valores da pré-expansão. As pressões da língua no lado lingual do primeiro molar superior e do incisivo superior diminuíram significativamente com a expansão, mas começaram a aumentar após o procedimento de expansão. Mesmo no final do terceiro mês do período de retenção, os valores não eram semelhantes aos valores da pré-expansão. Estes valores mostram que as bochechas e os lábios quase se adaptam à nova posição dos arcos dentários no final do terceiro mês, enquanto que a adaptação da língua levou comparativamente mais tempo.

Efeito da rápida expansão maxilar na síndrome da apneia obstrutiva do sono:

O papel preciso da constrição maxilar na patofisiologia da apneia obstrutiva do sono (AOS) não é claro. No entanto, sabe-se que os sujeitos com constrição maxilar têm aumentado a resistência nasal e a resultante respiração oral, características tipicamente observadas em doentes com AOS (Apneia Obstrutiva do Sono). A constrição maxilar está também associada a alterações na postura da língua que podem resultar no estreitamento retroglossal das vias respiratórias, outra característica da AOS. A expansão rápida da maxila (RME) é um tratamento ortodôntico para a constrição maxilar que aumenta a largura da maxila e reduz a resistência nasal.

Cistullip A. *et al.,* (1998)[152] estudou 10 adultos jovens (8 homens, 2 mulheres, idade média 27 ± 2 anos) com AOS ligeira a moderada (índice apneia/hipopneia-AHI 19 ± 4 e Sa_{O2} $89\pm1\%$ mínimo), e evidência de constrição maxilar na avaliação ortodôntica. Todos os pacientes foram submetidos a tratamento com RME, seis casos que necessitaram de assistência cirúrgica electiva. A polissonografia foi repetida na conclusão do tratamento. Nove dos 10 pacientes relataram melhorias no ronco e hipersomnolência. Houve uma redução significativa do AHI (19 ± 4 vs 7 ± 4, $p<0,05$) em todo o grupo. Em sete pacientes, o IAH voltou ao normal (isto é, $=<5$); apenas um paciente não mostrou qualquer melhoria. Estes dados preliminares sugerem que o IAM pode ser uma alternativa de tratamento útil para pacientes seleccionados com AOS.

Em apoio a este estudo, <u>Maria Pia Villa, Caterina Malagola, Jacopo Pagani</u> (2007)[153] tinha examinado os sintomas da síndrome da apneia do sono em crianças após rápida expansão maxilar e constataram que o índice de apneia-hipoponeias, índice hipopneia-obstrutivo e índice de excitação diminuíram significativamente.

<u>RETENÇÃO</u>

O objectivo da retenção é manter a expansão enquanto todas as forças geradas pela expansão se deterioram. À primeira vista, isto parece ser um período assustador em termos de duração, pois estudos de longo prazo mostram que 5 anos podem passar antes de a estabilização ser alcançado. A oclusão final será determinada por factores ambientais e em todo o caso a quantidade de recaída é mínima nos dois últimos anos.

Durante os primeiros três meses, o aparelho fixo pode funcionar como aparelho de retenção. O acontecimento mais importante durante a estabilização é o ajustamento sutural. O ajuste sutural permite a dissipação da força residual criada e é realizado no prazo de seis semanas por reacções celulares nos vários sítios articulares maxilares. Coincidentemente, o osso é visto a preencher a lacuna criada na sutura palatina média e os incisivos centrais migram espontaneamente juntos neste período. Em crianças, a retenção fixa pode ser mantida durante cerca de 6 meses.

Depois disto, é feita uma placa de retenção removível composta por quatro presépios de Adão. O tempo necessário para a preparação permite uma recuperação máxima e um tempo mínimo de atraso para uma recaída. Os raminhos auxiliares podem ser adicionados à placa de retenção para correcção de outras formas de más oclusões. Assim, o longo período de retenção pode ser utilizado para outros fins. Esta é uma razão importante para fazer primeiro uma rápida expansão palatal. Outra é que a má oclusão tem frequentemente uma aparência diferente e é mais fácil de tratar após a expansão palatina rápida, como resultado de uma relação maxilar mandibular alterada.

CAPÍTULO 6

REDUÇÃO INTERPROXIMAL DO ESMALTE

INTRODUÇÃO

A redução interproximal do esmalte (IER) é entendida como o acto clínico de remover parte do esmalte dentário da área de contacto interproximal. O objectivo desta redução é criar espaço para o tratamento ortodôntico e dar aos dentes uma forma adequada sempre que problemas de forma ou tamanho exijam atenção. Na literatura, este acto clínico é normalmente referido como "decapagem", embora outros nomes possam ser encontrados, tais como "calúnia", "fatiagem", "aparas de Hollywood", "lixagem selectiva", "redução mesiodistal", "reaproximação", "desgaste interproximal", e "coronoplastia". O IER é um procedimento crítico. Por conseguinte, o planeamento e a execução precisam de ser cuidadosamente avaliados. Este tratamento deve ser considerado como uma redução exacta do esmalte interproximal e não apenas como um método simples para resolver problemas.

HISTÓRIA

O stripping dentário interproximal tem sido utilizado por ortodontistas há muitos anos[154]. Foi inicialmente utilizado para ganhar espaço ao corrigir o apinhamento dos incisivos mandibulares ou para prevenir tal apinhamento.

Em 1944, Ballard recomendou uma cuidadosa remoção das superfícies interproximais, principalmente do segmento anterior, quando se verifica uma falta de equilíbrio.

Em 1954, Begg publicou o seu estudo sobre a dentição do homem da Idade da Pedra, onde se referia ao encurtamento da arcada dentária ao longo do tempo, que ocorreu através de abrasão. Embora o grau de encurtamento da arcada dentária encontrado por Begg tenha sido contestado, a existência desta redução natural levou à publicação e desenvolvimento da técnica de redução interproximal do esmalte.

Em 1958, Bolton[156] publicou o seu estudo seminal intitulado "Disharmony in tooth size and its relation to the analysis and treatment of malocclusion". Este estudo, juntamente com o estudo de Ballard, apoiou a necessidade, em problemas de discrepância de dimensão dentária, de utilizar stripping interproximal para corrigir problemas de equilíbrio dentário.

Em 1985, Sheridan publicou o seu artigo "Air-rotor stripping"[157] e, em 1987, "Air-rotor stripping update".[158] Estes artigos revolucionaram totalmente a técnica e os objectivos da redução do esmalte interproximal. Ele recomendou:

1. Utilização de uma turbina com broca de carboneto, em vez de discos e tiras de diamante.

2. Descarnando nos sectores bucais; por outras palavras, distalmente nos caninos ou mesialmente nos segundos molares em ambos os arcos. Isto consegue um maior espaço e permite a preservação dos incisivos.

3. Utilização de procedimentos de decapagem para obter espaço (até 8 mm por arco) para a

correcção da desarmonia dento maxilar moderada, sem recurso à extracção ou expansão excessiva.

Em 1986, Zachrisson[159] propôs uma nova direcção para a remoção dos dentes: melhoria da forma dos dentes, principalmente para os incisivos e redução do espaço triangular preto acima da papila.

INDICAÇÕES

A técnica dos DPI evoluiu ao longo dos anos; foi utilizada pela primeira vez apenas para a remoção de incisivos mandibulares, com o objectivo de prevenir e corrigir o apinhamento. As áreas de aplicação têm continuado a crescer:

1. Discrepância no tamanho do dente. Em 1944, Ballard recomendou a remoção cuidadosa das superfícies proximais dos dentes anteriores quando houvesse desequilíbrio.

2. Aglomeração de incisivos mandibulares. A remoção foi utilizada pela primeira vez6 para obter espaço para a correcção e prevenção de apinhamento.

3. Forma do dente e estética dentária. A decapagem pode e deve ser utilizada para a remodelação do esmalte em alguns dentes, contribuindo assim para um melhor acabamento do tratamento ortodôntico e estética dentária.

4. Normalização do contorno gengival e eliminação dos espaços triangulares acima da papila, melhorando assim grandemente a estética e o sorriso.

5. Desarmonia dento maxilar moderada. Esta é uma área primária de aplicação para a redução do esmalte interproximal na técnica desenvolvida por Sheridan em 1985 e 1987, que permitiu obter espaço para a correcção do apinhamento dentário moderado; até 8 mm por arco poderia ser alcançado sem a necessidade de extracção ou expansão excessiva.

6. Redução da expansão e extracção de pré-molares.

7. Correcção da curva de Spee. Para a correcção de uma curva exagerada de Spee, é necessário criar alguns milímetros de espaço no arco. Isto pode ser conseguido através de desnudamento moderado.

CONTRA-INDICAÇÕES

Existem várias contra-indicações para a técnica de aproximação:

1. Grande afluência de público (mais de 8 mm por arco). Com a aplicação do IER, seria perigoso realizar uma correcção ortodôntica. Haveria o risco de perda excessiva de esmalte e de todas as consequências daí resultantes.

2. Má higiene oral e/ou ambiente periodontal deficiente. O IER não deve ser utilizado quando existe doença periodontal activa ou falta de estabilidade dentária. Embora existam poucas provas científicas que associem o IER e o aumento da mobilidade dentária, é prudente evitar esta técnica nestas situações. Além disso, o IER não deve ser utilizado quando há má

higiene oral; o ortodontista poderia ser responsabilizado por toda a actividade iatrogénica subsequente. Vanarsdall chamou a atenção para as potenciais deleteriousconsequências[160] .

3. Dentes pequenos e hipersensibilidade ao frio. O stripping não deve ser utilizado nestas situações, pois o risco de aparecimento ou de aumento da sensibilidade dentária é grande.

4. Susceptibilidade à decadência ou restaurações múltiplas. Existe o risco de causar desequilíbrio em situações orais instáveis, embora a remoção de restaurações, em vez de superfícies de esmalte, seja uma opção a considerar.

5. Forma dos dentes. A decapagem não deve ser efectuada sobre dentes "quadrados" - dentes com superfícies proximais rectas e bases largas - pois estas formas produzem amplas superfícies de contacto, e podem potencialmente causar impacção alimentar e reduzir o osso interseptal.

Material e Métodos de Redução Interproximal do Esmalte Interproximal

O IER correcto é composto por quatro fases: redução, remodelação, polimento e protecção do esmalte. Existem duas técnicas principais para o IER, dependendo se são utilizados métodos manuais ou mecânicos.

Método manual

Este método consiste em tiras metálicas, impregnadas com óxidos metálicos abrasivos, e numerosos dispositivos de retenção (Fig. 201). Este método foi descrito pela primeira vez na literatura por Hudson[155] .

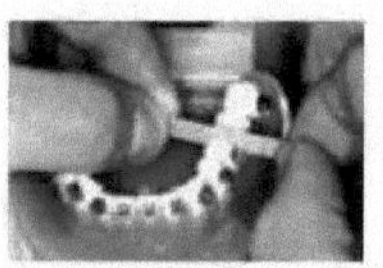

A técnica é raramente utilizada por três razões:
(1) É um processo moroso;

(2) Há dificuldade técnica em trabalhar com dentes posteriores; e

(3) Causa ranhuras muito mais profundas no esmalte raspado do que as causadas pela instrumentação mecânica.[161]

Método mecânico

Esta técnica reduz grandemente o tempo de trabalho. As ferramentas para a sua utilização consistem principalmente em discos para peças manuais ou contra-ângulos[162-164] , peças manuais de alta velocidade, e ficheiros mecânicos para cabeças de contra-ângulo com movimento de vaivém (Fig. 202) Uma nova geração de discos perfurados foi recentemente testada por Zhong e colegas24 (Fig. 202). Em Zurique, van Waes and Matter desenvolveram um "sistema de orthostrips" (Intensiv; GAC International, York, PA, EUA) de tiras flexíveis para cabeças de vaivém de contra-ângulo compostas por quatro pequenas tiras metálicas de grão decrescente.

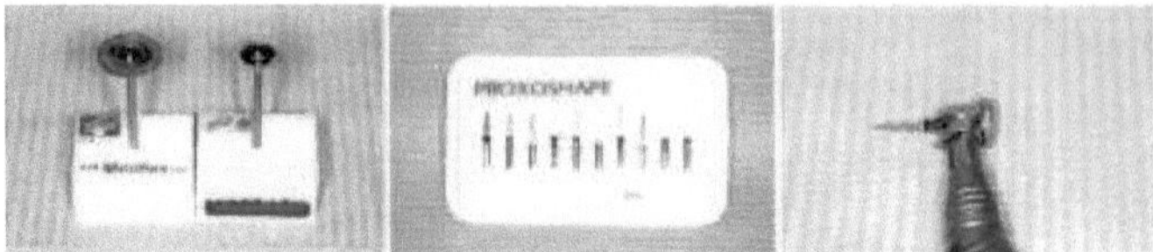
Figura 202. Broca e disco de remoção de proximidade

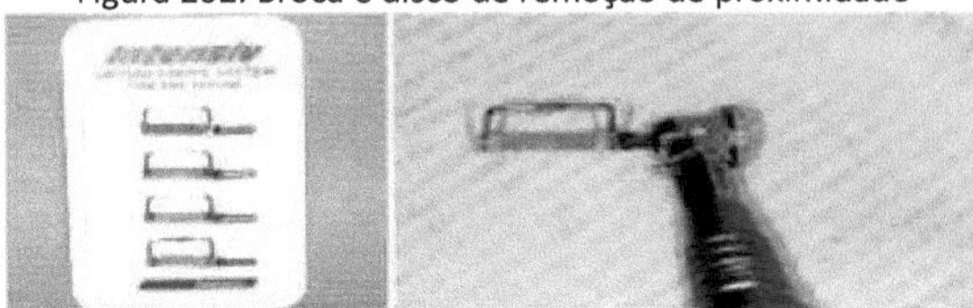
Figura 203 faixa proximal com pega

As seguintes etapas de tratamento são descritas em mais pormenor abaixo.
1. Planeamento completo do tratamento, com medição precisa dos moldes de estudo.
2. Assegurar que não existem contra-indicações ao IER.
3. Colocar aparelhos ortodônticos e rotação correcta.
4. Colocar separadores elásticos ou de molas.
5. Cuidadosamente fazer o IER (levado a cabo sequencialmente).
6. Moldar e polir a superfície despojada.
7. Medir e controlar o espaço obtido.
8. Verificar ancoragem posterior.
9. Reduzir a fricção e realizar a distalização progressiva.
10. Aplicar flúor.
11. Alinhar os dentes anteriores.
12. Conservar adequadamente para manter resultados óptimos.

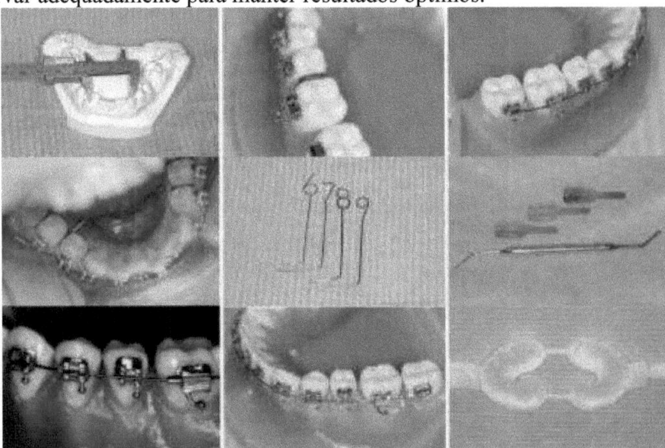
Figura 204. Procedimento clínico

Para uma boa prática desta técnica, o primeiro passo deve ser planear o tratamento e medir

com precisão, nos moldes do estudo, a quantidade de espaço necessário18 para a correcção

desejada (Fig. 204). Não devem existir contra-indicações ao despojamento por parte do paciente. Alguns dias antes do stripping, são colocados separadores em posição (Fig 204) ou, como Sheridan18 recomenda, é colocada uma mola (Fig 204) para separar cada dente na área de contacto. Isto tem a vantagem de permitir que o despique seja efectuado individualmente em cada dente.

No entanto, isto também requer a medição prévia do espaço aberto pelo elástico (ou mola) para uma redução óptima (Fig204).

Utilizando uma ou mais das técnicas anteriormente descritas, o IER e o polimento são então realizados na superfície mesial do último dente a ser extraído e na superfície distal do penúltimo dente. O espaço obtido é medido com o instrumento recomendado por Sheridan[165,166] ou com fios calibrados, como recomendado por Philippe[167] (Figs 204). Prepara-se então a ancoragem dos dentes posteriores, que pode ser feita com paragens (Fig. 204), curvas no arco, ou através da colocação prévia de barras palatinas e linguísticas. A distalização deve ser feita dente a dente para evitar qualquer perda de espaço. O fio do arco deve deslizar livremente nos braquetes, pelo que são recomendados arcos de aço redondos (Fig. 204). Também podem ser utilizados braquetes com um gancho esférico, o que permite o encaixe de uma ligadura metálica no braquete e a aplicação de força nesse ponto (Fig. 204).

No final de cada sessão de decapagem e polimento, deve ser feita uma aplicação tópica de flúor[168] . Inicialmente, Sheridan recomendou a utilização de vedantes,[169] mas mais tarde retirou estas recomendações porque a remineralização poderia ocorrer espontaneamente. Quando a distalização do dente está concluída, todo o processo é repetido no espaço contíguo seguinte (Fig. 204). Quando as fases de remoção e distalização estão completas, é colocado um arco de níquel-titânio ou termoactivo, seguido de alinhamento dos dentes anteriores. As figuras 18 e 19 ilustram, com fotografias pré e pós tratamento, os resultados alcançados com a técnica IER adequada em dois pacientes com má oclusão de Classe I e apinhamento moderado.

Vantagens da redução do esmalte interproximal

As principais vantagens da técnica IER são as seguintes:

1. O espaço obtido pode ser continuamente monitorizado para o ajustar ao espaço necessário para atingir os objectivos de tratamento.

2. Evita-se a sobre-expansão da arcada dentária.

3. A extracção de dentes é muito reduzida.

4. A necessidade de movimentação excessiva dos dentes, bem como a possível perda de osso e de cimento de raiz, é reduzida devido ao facto de o potencial iatrogénico ser considerado menor do que com a extracção.

5. O tempo de tratamento é reduzido.

6. A qualidade do tratamento é significativamente melhorada em pacientes com apinhamento e contra-indicações para extracção, como no caso de picadas fechadas.

7. A estética é melhorada, tal como a saúde final da papila gengival, que se adapta melhor a uma redução do espaço interdental do que ao espaço deixado pela extracção.

8. O tratamento de adultos com ligeiro ou moderado apinhamento é possível, sem a necessidade de extracção.

9. É possível uma maior estabilidade pós-tratamento.

Desvantagens da redução do esmalte interproximal
1. É um tratamento moroso

2. Sensibilidade temporária

Precauções

1. Realizar sempre IER com novos instrumentos.

2. Cuidadosamente proteger os tecidos moles.

3. Nunca realizar IER até que a rotação dentária tenha sido corrigida, para que possa ser feita nas áreas de contacto correctas.

4. Nos casos de más oclusões de Classe I, sem discrepância de tamanho dos dentes, realizar sempre IER em ambos os arcos.

5. Ter em consideração que a IER sobre dentes anteriores pode prejudicar a sua aparência estética.

CARIES RISCO

Assume-se geralmente que quanto mais fino for o tamanho do grão utilizado para remover o esmalte, mais fácil e menos demorado será o polimento subsequente. Se não for efectuado um polimento adequado, os riscos e sulcos permanecem na superfície do esmalte. Estes promovem a aderência das bactérias da placa e aumentam potencialmente a susceptibilidade à cárie dentária.[190] Desde a introdução da técnica ARS, foram levantadas preocupações acerca do potencial aumento da susceptibilidade à cárie da superfície do esmalte raspado.[169,170]

Estudos demonstraram que o ARS deixa ranhuras profundas e sulcos na superfície do esmalte, independentemente do método de polimento, criando áreas de retenção de placas. Além disso, foi relatado que as superfícies de esmalte abrasivo são mais propensas à desmineralização do que as superfícies intactas em condições in-vitro.[170] Esta última foi atribuída, em parte, à remoção da camada externa, menos solúvel e rica em fluoroapatite, do esmalte[171]. Consequentemente, a aplicação de produtos fluoreto tópicos após a redução do esmalte tem sido defendida. Além disso, um selante proximal ou gravura química do esmalte pode ser utilizado para recriar uma superfície lisa do esmalte[172]. Embora exista claramente um risco potencial, nunca foram observadas clinicamente diferenças na incidência de cárie entre superfícies tratadas com ARS e superfícies de controlo.[173]

Brudevold et al[174] , descobriram que a remineralização de superfícies de esmalte abrasivo ocorre logo 1 hora após a exposição ao ambiente oral. os resultados indicam que a remoção do ARS não resulta num aumento de cáries de esmalte em pacientes submetidos a terapia ortodôntica com aparelhos colados fixos. Além disso, a aplicação tópica de flúor da superfície do esmalte raspado parece ter um valor benéfico limitado na prevenção da formação de cárie em pacientes expostos a outras fontes de flúor, tais como água fluoretada e pasta de dentes. No entanto, são necessários estudos controlados para avaliar o valor relativo da suplementação com flúor para a prevenção da cárie após a ARS em pacientes não expostos a água fluoretada.[175] A redução do esmalte interdentário com este protocolo não resultou num aumento do risco de cárie nos dentes posteriores. Não encontrámos provas de que a redução mesiodistal adequada do esmalte dentro de limites reconhecidos e em situações apropriadas causará danos aos dentes e estruturas de suporte.

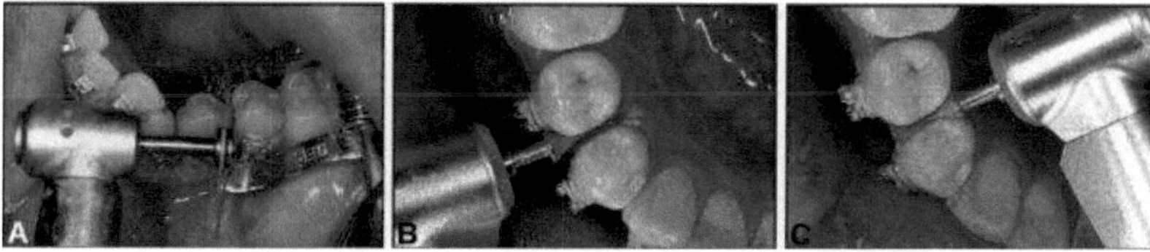

Figura 205. Decapagem proximal com disco e broca

Os agentes fluoretados tópicos não foram aplicados nas superfícies dentárias moídas, mas todos os pacientes foram rotineiramente instruídos a utilizar 0,05% de fluoreto de sódio neutro para enxaguar a boca uma vez por dia e pastas de dentes fluoretadas. Se se verificasse um aumento da sensibilidade após o procedimento de remoção, os pacientes eram instruídos a enxaguar com flúor duas vezes por dia durante 1 a 2 semanas. (Zachrisson) As cáries interproximais em cada superfície foram registadas por Zachrisson et al, de acordo com uma escala de 5 níveis, utilizada rotineiramente no Departamento de Pedodontia na

Universidade de Oslo (Fig. 206): grau 1, cárie na metade exterior do esmalte; grau 2, cárie na metade interior do
esmalte; grau 3, cárie na metade exterior da dentina; grau 4, cárie na metade interior da dentina; e grau 5, lesões de cárie que atingem a polpa. As radiografias foram examinadas contra um ecrã de luz e sob uma lupa. Todos os dentes foram examinados, e todas as superfícies cariosas interproximais foram registadas. Pacientes com ataques caritivos de grau 3 a 5 foram encaminhados para tratamento dentário.

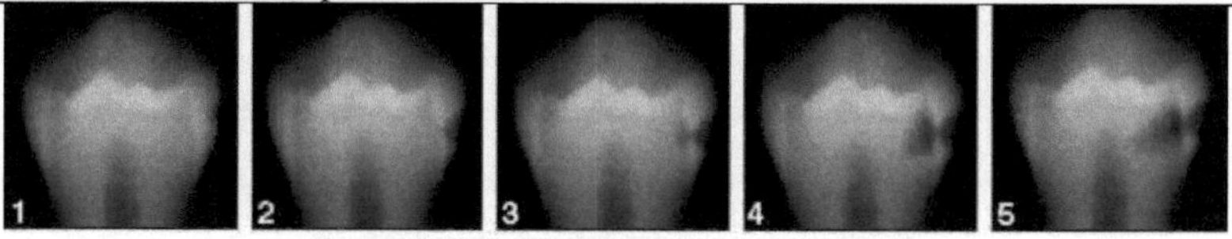

Figura 206. Classificação das cáries interproximais
De acordo com um inquérito recente nos Estados Unidos, existem 2 factos marcantes no que diz respeito ao uso de strip posterior pelos ortodontistas contemporâneos: (1) apesar das

vantagens óbvias, aparentemente poucos ortodontistas usam esta técnica rotineiramente, e (2) nenhuma técnica de reproximação é uniformemente aceite como o método de escolha.[176] Outro possível efeito secundário do striptease é o calor gerado durante este procedimento. Portanto, Zachrisson e Sheridan enfatizam o arrefecimento durante o striptease. Sheridan sugeriu a utilização de um spray de água para evitar o possível efeito prejudicial do calor friccional durante o stripping do rotor de ar (ARS) e do fio indicador para evitar hemorragias, obtendo assim uma maior visibilidade. Zachrisson recomendou o arrefecimento do fluxo de água e ar; não obter aspiração odontolástica nos túbulos; ter superfícies lisas e auto-limpantes; e reduzir a dor, mas exigiu uma maior visibilidade na afinação fina após recontagem grosseira.

As mudanças médias de temperatura só ultrapassaram o nível crítico de 5,5_C quando os dentes incisivos foram removidos com uma queimadura de carboneto de tungsténio com uma peça manual de alta velocidade. Uma tira de metal utilizada nos dentes pré-molares parece ser o procedimento mais seguro para alterações térmicas na câmara da polpa.

CAPÍTULO 7

TRATAMENTO MIOFUNCIONAL E NÃO EXTRACÇÃO
ABORDAGEM

O termo "aparelho funcional" refere-se a uma variedade de aparelhos amovíveis concebidos para alterar a disposição de vários grupos musculares que influenciam a função e a posição da mandíbula a fim de transmitir forças à dentição e ao osso basal. Normalmente estas forças musculares são geradas pela alteração da posição mandibular no plano sagital e vertical, resultando em alterações ortodônticas e ortopédicas.

Os objectivos e benefícios da Fase I do tratamento são considerados substanciais: saúde e função óptimas,[177] estética facial superior, menos extracções, redução da duração e dificuldade da terapia subsequente, menos riscos de tratamento, eliminação consistente e previsível do tratamento de Fase II, melhor autoconceito do paciente, menos riscos de tratamento, um substituto para a cirurgia ortognática, resultados únicos, específicos, e não possíveis apenas pelas abordagens tradicionais. O "desenvolvimento activo do arco mandibular" poderá então ser útil para resolver 3 a 4 mm de apinhamento.

Segundo Kraus "O desenvolvimento fisiológico do estereótipo motor na acção muscular no sistema orofacial é interrompido devido à sucção do polegar ou da língua, levando a perturbações funcionais na formação dos componentes esqueléticos.

O coeficiente médio de eficiência para ortopedia funcional da mandíbula (quantidade média de alongamento suplementar real da mandíbula em indivíduos tratados versus controlos de Classe II após o período global de tratamento dividido pelo número de meses de tratamento em cada estudo) foi de 0,16 mm por mês. O aparelho Herbst, tal como relatado em 4 amostras, tinha um coeficiente de eficiência de 0,28 mm por mês. O coeficiente para o aparelho Twin-block foi de 0,23 mm por mês, tal como reportado em 7 amostras. O coeficiente para o bionator (0,17 mm por mês) foi igual ao coeficiente médio, conforme reportado em 5 amostras; para o activador, foi ligeiramente inferior (0,12 mm por mês), conforme reportado em 7 amostras. O coeficiente de eficiência para o aparelho Frankel, tal como reportado em 8 amostras, foi o mais baixo (0,09 mm por mês).

Planos inclinados funcionais têm sido utilizados para alterar a distribuição das forças oclusais em experiências com animais investigando o efeito do deslocamento mandibular funcional no crescimento mandibular e na mudança adaptativa da articulação temporomandibular (Stutzmann & Petrovic 1979, Mcnamara 1980). Os resultados têm demonstrado um melhor crescimento mandibular em animais experimentais em comparação com animais de controlo.

O tratamento ortodôntico precoce com os aparelhos funcionais Twin-block e bionator pareceu ser eficaz na correcção das relações molares e na redução do overjet em crianças com más oclusões de Classe II Divisão 1.

As seguintes conclusões podem ser tiradas deste estudo.

1. Nenhum dos aparelhos foi eficiente em restringir o crescimento da maxila.

2. Ambos os aparelhos aumentaram o crescimento mandibular, mas o Twin-block induziu mais crescimento mandibular do que o bionator.

3. Ambos os aparelhos foram significativamente eficazes na restrição do movimento de avanço dos molares maxilares.

4. Ambos os aparelhos resultaram em movimento mesial dos molares mandibulares, com o Twinblock a produzir um pouco mais de movimento do que o bionator.

5. Ambos os aparelhos ajudaram dramaticamente na correcção molar, e o Twin-block corrigiu a relação molar de forma mais eficiente do que o bionator.

6. O movimento para a frente dos incisivos maxilares foi restringido pelos aparelhos.

7. Os aparelhos Twin-block e bionator causaram movimentos significativos para a frente dos incisivos mandibulares.

8. Ambos os aparelhos foram eficazes na redução de sobrejacto em doentes com má oclusão de Classe II Divisão 1, mas o aparelho Twin-block foi melhor do que o bionator[178]

McNamara concluiu que as alterações observadas com o tratamento funcional precoce são

*   Contenção do crescimento do esqueleto maxilar.

*   Inibição da migração para baixo e para a frente da dentição maxilar.

*   Migração mesial da dentição mandibular.

*   Aumento do crescimento do esqueleto mandibular.

*   Adaptação noutra região

Aparelhos funcionais e crescimento mandibular

A influência dos aparelhos funcionais no crescimento mandibular é uma questão controversa. A questão principal é se o tratamento com um aparelho funcional pode induzir um aumento clinicamente significativo no crescimento mandibular que criaria um rosto mais bonito do que a terapia ortodôntica tradicional. Muito do trabalho que demonstra a capacidade dos aparelhos funcionais de estimular o crescimento mandibular é baseado na experimentação animal. Se estas descobertas sobre modelos animais são aplicáveis a seres humanos durante o tratamento clínico de rotina é discutível. São esperadas discrepâncias entre estudos em animais e em humanos, uma vez que a experimentação em animais envolve frequentemente o uso de forças contínuas. Estes tipos de forças são geralmente impraticáveis e muitas vezes indesejáveis na maioria das situações clínicas; por conseguinte, é de esperar que os resultados do tratamento sejam menos dramáticos e mais variáveis.

McNamara[179] avaliou os resultados obtidos no seu laboratório e os da Petrovic e concluiu que se pode esperar um aumento máximo de 5% a 15% no comprimento mandibular em animais experimentais em condições laboratoriais controladas e durante períodos de crescimento activo.

Johnston,[180] após rever uma série de estudos experimentais, concluiu que o crescimento do côndilo pode ser alterado descarregando ou distraindo o côndilo. Segundo Broderick, 8 mudanças na magnitude do crescimento condilar são o resultado da posição alterada do côndilo e não da função muscular alterada. Estudos clínicos em pacientes tratados com aparelhos funcionais indicam que o crescimento da mandíbula pode ser alterado, mas de uma forma muito menos previsível.

Em seres humanos McNamara[181] encontrou um aumento do crescimento mandibular sobre os controlos de 1,2 mm por ano, Creekmore e Radney" encontrou um aumento de 1,1 mm por ano, e Baumrind e associados" encontrou um aumento de 0,71 mm. Se estes aumentos são clinicamente significativos, é a cada clínico que decide. É improvável, no entanto, que tais diferenças possam produzir uma mudança notável na aparência facial

Efeitos de Vários Electrodomésticos nas Estruturas Dentofaciais

A. Efeitos da terapia ativadora

Efeitos sobre a mandíbula. Birkebaek, Melsen e Teip[182] num estudo de implantes que apresentava laminografias da articulação temporomandibular, concluíram que os principais efeitos do tratamento com activador eram um aumento do crescimento condilar e uma remodelação da fossa articular. A combinação destes efeitos resultou no deslocamento anterior permanente da mandíbula. Utilizando os implantes para sobreposições cefalométricas, determinaram que o aparelho não inibia o crescimento da maxila, mas que fazia com que a maxila e a mandíbula rodassem no sentido descendente e para trás. O crescimento condilar durante o período de 10 meses de tratamento com activador aumentou 1,1 mm e foi redireccionado 12" numa direcção mais posterior em comparação com os controlos sem tratamento.

Verificaram também que o tratamento resultou num deslocamento ligeiramente para a frente da fossa glenoidal em comparação com o deslocamento ligeiramente para trás nos controlos. Além disso, a altura facial anterior aumentou em 1,1 mm e o ângulo do plano mandibular foi aumentado em 2,5". O ângulo do plano mandibular diminuiu ligeiramente nos controlos. Outros investigadores também encontraram aumentos incrementais de 1,0 a 2,0 mm no crescimento da mandíbula após a utilização de activadores.

B. Efeito do regulador funcional sobre as estruturas dentofaciais

Efeitos sobre a mandíbula. Frankel e Reiss" reportaram um deslocamento de pogão e ponto B a uma taxa de 4 mm por ano em crianças de 6 a 9 anos e 6 mm por ano em crianças de 9 a 13 anos de idade. McNamara descobriu que o FR resultou num aumento médio de 1,2 mm por ano no crescimento mandibular. Righellis descobriu também que o FR aumentou o comprimento mandibular em 1,8 mm por ano. De acordo com Creekmore e Radney", contudo, o FR não contribuiu para um aumento estatisticamente significativo do comprimento mandibular em relação ao dos controlos não tratados.

CAPÍTULO 8

SISTEMA DE SUPORTES DE AUTOLIGAÇÃO

Os parênteses auto-ligantes têm vindo a ganhar popularidade nos últimos anos. No entanto, a auto-ligação não é um conceito novo. O primeiro suporte auto-elegante, o acessório Russell, foi introduzido por Stolzenberg[183] . No início dos anos 30, os braquetes autoligáveis podem ser divididos em 2 categorias principais, activa e passiva, de acordo com os seus mecanismos de fecho. Os suportes auto-ligantes activos têm um grampo de mola que armazena energia para pressionar contra o fio do arco para rotação e controlo de binário.

In-Ovation (GAC International, Central Islip, NY), SPEED (Strite Industries, Cambridge, Ontário, Canadá), e Time (Adenta, Gilching/Munich, Alemanha) são exemplos de parênteses auto-ligantes activos. Por outro lado, os parênteses auto-ligantes passivos têm normalmente uma lâmina que pode ser fechada que não invade o lúmen da ranhura, não exercendo assim nenhuma força activa sobre o fio do arco. Damon (Ormco, Glendora, Califórnia) e SmartClip (3M Unitek, Monvoria, Califórnia) são 2 marcas populares de design passivo, embora a aparência do Smart Clip se assemelhe aos braquetes convencionais e não tenha uma lâmina. Propõe-se que os braquetes auto-fligantes tenham as potenciais vantagens de produzir movimentos dentários mais fisiologicamente harmoniosos, não dominando a musculatura e interrompendo o fornecimento vascular periodontal.[184] Por conseguinte, é alegada a possibilidade de maior geração de osso alveolar, maior quantidade de expansão, menor proclinação dos dentes anteriores, e menor necessidade de extracções.

A filosofia subjacente ao uso pretendido do Sistema Damon é a de aproximar as forças biologicamente induzidas, de movimentação dos dentes em cada fase do tratamento ortodôntico. O Sistema Damon atinge este objectivo por meio de uma conduta passiva, virtualmente livre de fricção, de auto-bloqueio do aparelho fixo que maximiza todo o potencial dos actuais fios de arcos de alta tecnologia. Ao fazê-lo, o Sistema Damon proporciona um meio fiável e simples de alcançar o melhor equilíbrio facial possível para cada paciente através do uso de força ligeira que promove a adaptação correctiva funcional da forma do arco enquanto maximiza o conforto do paciente durante o tratamento[185] . Este sistema é inventado por **Dwight H. Damon**. Esta adaptação funcional é semelhante ao "efeito Frankel" no seu resultado posterior de alargamento do arco. Damon enfatiza a resposta bio adaptativa: Bio implica trabalhar em conjunto com princípios biológicos sólidos. Adaptiva indica a utilização de mecanismos de tratamento que permitem ao clínico assistir o corpo na adaptação da posição dentária e forma de arco fisiologicamente determinada do indivíduo.

A mecânica de tratamento bio adaptável utiliza forças extremamente leves que trabalham com o complexo orofacial - os músculos da face, língua, ossos e tecidos - para permitir que o corpo restabeleça um equilíbrio natural.

Resultados clínicos extensivos indicam que o clínico pode manter a maioria das dentições completas, mesmo em arcos gravemente apinhados, utilizando fios de arcos de alta tecnologia de força muito leve no aparelho passivo Damon que alteram o equilíbrio de forças entre os lábios, língua e músculos da face. Esta alteração cria um novo equilíbrio de forças que permite que a forma do arco se reconfigure para se posicionar. Os autores referem-se a este fenómeno como posicionamento dentário "fisiologicamente determinado".

O sistema Damon segue o princípio dos suportes auto-ligantes passivos: Estes suportes de baixo perfil caracterizam-se pela ausência da necessidade de suportes auxiliares A-lastics e de amarras de aço (como nos suportes convencionais) ou clipes dentro dos suportes (como nos suportes auto-ligantes activos) para manter o fio do arco no lugar. O fio de arco num suporte auto-ligante passivo é mantido no seu lugar por um mecanismo de deslizamento labial. O arco de arame não é, portanto, ligado contra a base do suporte e a fricção é minimizada. O lúmen da fenda é efectivamente maior, permitindo que o arco de arame corrija livremente as rotações, bem como nivelar e alinhar bem dentro dos limites biológicos. O efeito resultante é de proporcionar maior movimento com menos força aplicada. Aproveitando esta característica única, o objectivo é aplicar forças biológicas aos dentes que não tenham um impacto negativo no fornecimento vascular da membrana periodontal. Em sistemas convencionais ou de suporte auto-ligante activo, a ligação e o atrito resultantes forçam o clínico a utilizar forças mais elevadas, o que torna mais desafiante a permanência na Zona de Biozone ou na Zona de Força Óptima. Ao não necessitar de mudar rotineiramente as amarras do suporte, os intervalos de consulta podem ser alargados com segurança.

O ortodontista praticante **Alan Pollard** descreve o sistema de aparelho Damon como único ao oferecer "Alinhamento rápido com forças suaves, adaptação funcional e posicionamento dentário preciso e previsível com micro precisão".

O Pollard refere-se ao aparelho Damon como um "tubo". O "tubo" é uma descrição geométrica útil e precisa deste aparelho passivo. O aparelho é um tubo com asas de gravata em vez de um suporte e, como tal, tem uma parede facial estática quando o seu mecanismo de fecho é fechado.

<u>FILOSOFIA</u>

★ O sistema oferece um impacto negativo mínimo sobre a forma do arco ao alinhar dentes gravemente mal posicionados.

★ A força adequada e a relação fio/lúmen produz um efeito de alargamento do arco tipo Frankel na parte posterior, a largura do canino inferior do fio permanece aproximadamente a mesma.

★ Os músculos orbicularis oris e mentalis criam um efeito de pára-choques labial, que minimiza o movimento anterior dos incisivos.

★ Em casos tratados com não-extracção, à medida que o arco se alarga na parte posterior, a língua normalmente levanta-se e avança, criando um novo equilíbrio de forças entre ela e os lábios e músculos do rosto.

★ O conceito de Biozone ou Optimal force zone explicou que o nível de forças que são suficientemente elevadas para estimular a actividade celular sem ocluir completamente os vasos sanguíneos na membrana periodontal. Deve-se aplicar uma força suficientemente forte para estimular a actividade celular sem afectar negativamente o fornecimento vascular ou de oxigénio, a fim de maximizar o potencial de movimento dentário num sistema de entrega ortodôntica.

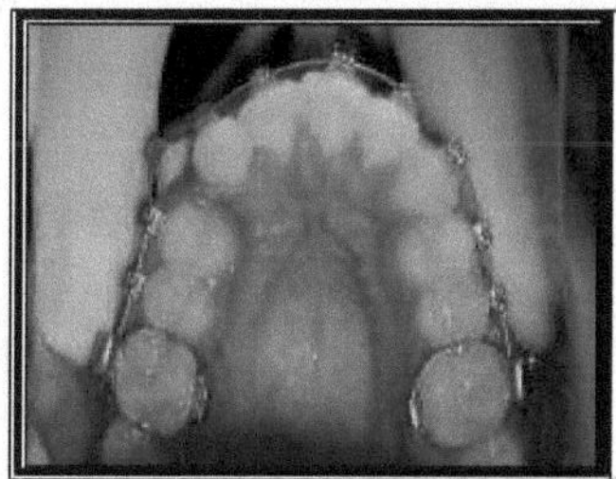

Fig.207 (Occlusal view)

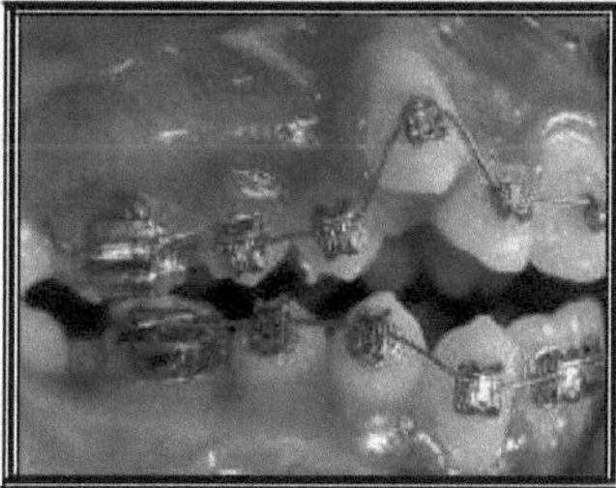

Fig.208 (Lateral view)

A. INDICAÇÕES

* Em casos de grande afluência de público.
* Em arcos apertados.

B. VANTAGENS

* Elimina a necessidade de distalização molar, extracção e expansão palatal.
* Produz o movimento corporal dos dentes em todos os três planos do espaço.

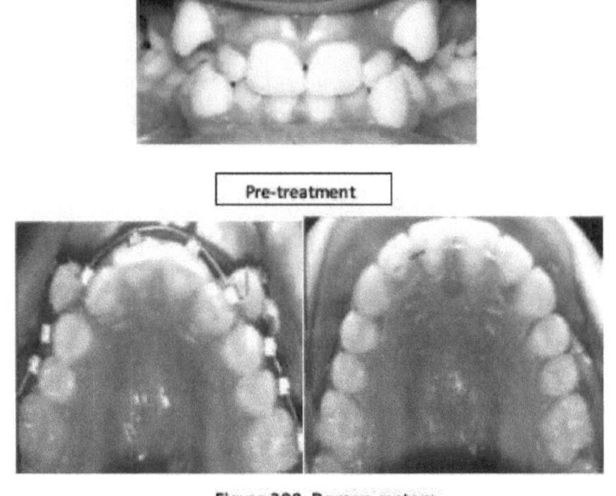

Figure 209. Damon system
Pré-tratamento
Figura 209. Sistema Damon

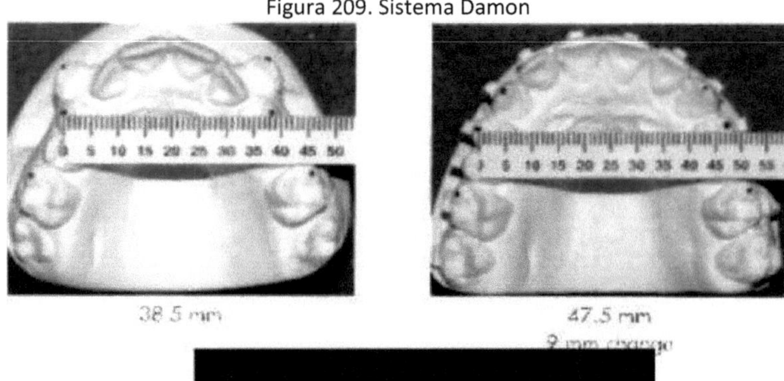

É um sistema que foi desenvolvido para tentar adequar cada fase de tratamento aos sistemas de força natural de crescimento e desenvolvimento normais. É tão evidente que se o clínico puder aplicar a força biológica apropriada no momento certo do tratamento, o impacto pode ter um profundo efeito positivo na movimentação dentária eficiente.

Expansão ou adaptação posterior

O impacto dos músculos orofaciais no alinhamento e desenvolvimento do arco. Ao equilibrar estas forças, a expansão do arco é de natureza posterior que alivia o apinhamento através de um equilíbrio do sistema de entrega, fornecimento de sangue e músculos. Este fenómeno permite ao operador tratar os casos de não-extracção sem a queima dos dentes anteriores ou forçar esses dentes anteriores através do osso cortical como anteriormente associado a técnicas agressivas de não extracção. As posições anteroposteriores dos dentes anteriores permanecem estáveis enquanto uma adaptação posterior perceptível e mensurável dos

192

segmentos vestibulares. Este fenómeno é muito semelhante ao observado "efeito Frankel" gerado pelo aparelho Frankel. (Estas alterações adaptativas demonstraram ser tão estáveis como outros tipos de tratamento que envolvem a terapia de extracção). O impacto clínico desta observação clínica de rotina permite que muito mais casos sejam tratados com o Planeamento de Tratamento Face-Driven.

Nos casos de apinhamento tratados com não-extracção, houve um aumento global da proclinação dos incisivos mandibulares e da largura do arco em ambos os grupos de parênteses. Em comparação com os casos tratados com aparelhos convencionais, os casos tratados com braquetes de Damon3 resultaram em maiores aumentos da largura inter molar; no grupo de braquetes de Damon3, a alteração da inclinação dos incisivos inferiores foi influenciada não só pelo apinhamento mandibular e pela largura inter molar antes do tratamento, mas também pelo padrão esquelético do paciente e pelas alterações da largura do arco durante o tratamento.

Porquê usar a palavra "Sistema" quando se fala desta nova abordagem da Ortodontia clínica? "Sistema" é a mistura de braquetes autoligáveis passivos e fios de arco de alta tecnologia cuidadosamente seleccionados para manter a força aplicada na "Zona de Força Ideal" em cada uma das quatro fases de tratamento. Estas quatro fases de tratamento incluem:

RESUMO:

A fase inicial inicia o movimento dentário, controlo de rotação, nivelamento, alinhamento, forma do arco, e prepara para a segunda fase de sequenciação do fio do arco.

A segunda, ou fase de alta tecnologia edgewise, é o "coração e alma" do Sistema. Esta fase começa a trabalhar no torque, angulações radiculares, níveis, completa o controlo da rotação, continua o desenvolvimento da forma do arco, consolida o espaço nos segmentos anteriores, e prepara-se para a terceira fase de sequenciação de arcos. É extremamente importante tomar um panorex e avaliar a posição da raiz e do suporte antes de prosseguir para a fase principal da mecânica de tratamento.

A terceira, ou grande fase mecânica da sequenciação do fio de arco, é a fase de trabalho do tratamento. Isto inclui o fechamento posterior do espaço, a correcção dentária anteroposterior, e o ajustamento das discrepâncias bucolinguísticas. Os arcos de aço inoxidável são utilizados principalmente para manter o controlo vertical e buccolingue durante esta importante fase mecânica do tratamento.

A quarta fase é a fase de acabamento e detalhamento da sequência de arames em arco. Se os ajustes e requisitos de torque forem mínimos, o fio de arco de trabalho pode ser utilizado para completar o tratamento. Se forem necessárias curvas e binários moderados, é fortemente recomendada a utilização de TMA edgewise. Este suave fio de arco torna o acabamento fácil tanto para o paciente como para o clínico. Antes de detalhar as selecções de arcos, é importante enfatizar a enorme variável na resposta do paciente aos arcos de arame recomendados.

Os objectivos do tratamento são:

1. Permitir à mecânica de baixa força trabalhar com o complexo muscular orofacial, osso e tecido para estabelecer uma nova posição fisiológica do dente que permita à língua mover-se para a sua posição normal para contrariar a força dos músculos faciais.

2. Ganhar o comprimento do arco maxilar e mandibular.

3. Mecânica de tratamento de concepção para eliminar a necessidade de expansão palatal rápida de alta força.

4. Estabelecer uma adequada relação dente anterior ao lábio.

5. Estabelecer melhor osso, tecido e suporte vascular em torno das cúspides superior e inferior.

6. Melhorar o perfil e o apoio facial lateral

CONCLUSÃO

À medida que o campo da ortodontia se expande e progride para um futuro mais avançado, experimentamos a metamorfose de uma seita obscura e desconhecida na odontologia num campo altamente avançado e tecnológico. Como sabemos, a mecanoterapia está constantemente a mudar de forma, evoluindo e amadurecendo com novos materiais, com aparelhos e técnicas a serem introduzidos por investigadores de todo o mundo. O objectivo universal, naturalmente, de criar uma forma mais fácil e eficiente, bem como mais confortável para o paciente, é o caminho para o sorriso dos perfeitos.

Há duas questões que requerem exame. Uma é que as larguras de arco após tratamento de extracção são mais estreitas do que as larguras de arco após tratamento sem extracção. A segunda é que os sorrisos dos pacientes tratados por procedimentos de extracção são menos estéticos que os sorrisos dos indivíduos tratados sem extracções.

O efeito estético do tratamento no perfil facial provou ser uma função do tipo de tratamento, da protrusão inicial do perfil, e do fundo do observador. O tratamento de extracção teve um efeito estético que foi proporcional à protuberância do lábio pré-tratamento do paciente (lábio inferior ao plano E). Em contraste, o tratamento sem extracções teve pouco efeito na estética facial, independentemente da protrusão inicial do perfil.

A conclusão é que o ortodontista deve compreender a mecânica envolvida em cada distalizador, expansão palatal, terapia miofuncional, sistema de braquetes auto-ligantes e decidir qual deles funcionaria melhor nas suas mãos para o caso particular e não há nenhuma regra relacionada com o aparelho de escolha, uma vez que cada caso lhe apresenta um desafio diferente.

BIBILOGRAFIA

1. Gottlieb EL, Nelson AH, Vogels 3rd DS. 1990 Estudo JCO dos procedimentos de diagnóstico e tratamento ortodôntico. 1. Resultados e tendências. Journal of clinical orthodontics: JCO. 1991 Mar 1;25(3):145-56.
2. Holman JK, Hans MG, Nelson S, Powers MP. Uma avaliação da extracção versus tratamento ortodôntico sem extracções utilizando o índice de avaliação por pares (PAR). O Ortodontista Angle. 1998 Dez;68(6):527-34.
3. Proffit WR. Revisão de 40 anos de frequências de extracção numa clínica ortodôntica universitária. O Ortodontista Angle. 1994 Dez;64(6):407-14.
4. Wahl N. Ortodontia em 3 milénios. Capítulo 6: Mais aparelhos do início do século XX e a controvérsia sobre a extracção. Revista americana de ortodontia e ortopedia dentofacial. 2005 Dez 1;128(6):795-800.
5. Hemley S. Oclusão; o ponto de vista ortodôntico. A revista de medicina dentária. 1950 Jul;5(3):59.
6. Ângulo EH. T reatment of Malocclusion of the teeth. ed 7th edition. Philadelphia, SS White Dental, Mfg. 1907.
7. Dugoni SA. Tratamento completo da dentição mista. Revista americana de ortodontia e ortopedia dentofacial. 1998 Jan 1;113(1):75-84.
8. OP de Kharbanda. Crescimento do complexo cranifacial. Diagnóstico Ortodôntico e Gestão da Maloclusão e Deformidades Dentofaciais. 1ª ed. Gurgaon: Ed. Elsevier Publishers. 2009:59-60.
9. Cetlin NM. Nenhum tratamento de extracção. J Clin Ortodontia. 1983;17:396-413.
10. Hunter J. The Natural History Or the Human Teeth: Explicando a sua estrutura, uso, formação, crescimento e doenças. J. Johnson; 1771.
11. Angel JL. Factores na forma de articulação temporomandibular. American Journal of Anatomy. 1948 Set;83(2):223-46.
12. Pollock HC. St. Louis e a ortodontia precoce. American Journal of Orthodontics. 1955 Nov 1;41(11):809-18.
13. Lundstrom AF. Maloclusão dos dentes considerada como um problema relacionado com a base apical. International Journal of Orthodontia, Oral Surgery and Radiography. 1925 Dez 1;11(12):1109-33.
14. Wahl N. Ortodontia em 3 milénios. Capítulo 6: Mais aparelhos do início do século XX e a controvérsia sobre a extracção. Revista americana de ortodontia e ortopedia dentofacial. 2005 Dez 1;128(6):795-800.
15. Cordato M. Seminários: Uma discussão sobre o modelo de oclusão attritional do Begg como oclusão correcta. Revista ortodôntica australiana. 1990 Mar;11(3):190-4.
16. Thompson Jr WM. Dr. Robert HW Strang 1881-1982. O ortodontista anglo-saxónico. 1983 Jan;53(1):3-6.
17. Nance HN. As limitações do tratamento ortodôntico: I. Diagnóstico e tratamento misto da dentição. American Journal of Orthodontics and Oral Surgery. 1947 Apr 1;33(4):177-223.
18. Adams WM. IN MEMORIAM-HAYS NANCE. REVISTA AMERICANA DE ORTODONTIA E ORTOPEDIA DENTOFACIAL. 1964 Jan 1;50(6):460.
19. Proffit WR, Fields Jr HW, Sarver DM. Ortodontia Contemporânea. Elsevier Health Sciences; 2006 dez 8.
20. Vaden JL, Kiser HE. Conversa directa sobre extracção e nenhuma extracção: uma decisão de diagnóstico diferencial. Revista americana de ortodontia e ortopedia dentofacial. 1996 Abr 1;109(4):445-52.
21. Tweed CH. A aplicação dos princípios do arco edgewise no tratamento da classe II, divisão 1, maloclusão. O Ortodontista Angle. 1936 Jul;6(3):198-208.
22. Tweed CH. A Aplicação dos Princípios do Arco Edgewise na reatação T da Classe II, Divisão 1, Maloclusão: Parte II: Uma Discussão da Extracção no Tratamento de Casos Marcados de Dupla Protrusão. O Ortodontista Angular. 1936 Out;6(4):255-7.
23. Merrifield LL. Diagnóstico diferencial com análise do espaço total. J Charles Tweed encontrado. 1978 Mar;6:10-5.
24. Richardson ME. O efeito da extracção do primeiro pré-molar mandibular no espaço do terceiro molar. O Ortodontista Angular. 1989 Dez;59(4):291-4.
25. Ledyard BC. Um estudo da área do terceiro molar mandibular. American Journal of Orthodontics and Dentofacial Orthopedics. 1953 Maio 1;39(5):366-73.
26. Merrifield LL, Cross JJ. Forças direccionais. Revista americana de Ortodontia. 1970 Maio 1;57(5):435-64.
27. Little RM, Riedel RA, Stein A. O comprimento do arco mandibular aumenta durante a dentição

mista: avaliação pós-retenção da estabilidade e recaída. American Journal of Orthodontics and Dentofacial Orthopedics. 1990 1;97(5):393-404 de Maio.

28. Little RM, Riedel RA, Stein A. O comprimento do arco mandibular aumenta durante a dentição mista: avaliação pós-retenção da estabilidade e recaída. American Journal of Orthodontics and Dentofacial Orthopedics. 1990 1;97(5):393-404 de Maio.

29. Paquette DE, Beattie JR, Johnston Jr LE. Uma comparação a longo prazo da terapia sem extracções e extracção de pré-molares em doentes "limítrofes" de Classe II. American Journal of Orthodontics and Dentofacial Orthopedics. 1992 Jul 1;102(1):1-4.

30. Noffel SE. Identificação da verticalização dos incisivos mandibulares. American Journal of Orthodontics and Dentofacial Orthopedics. 1995 Abr 1;107(4):426-33.

31. Merrifield LL. A linha do perfil como um auxílio na avaliação crítica da estética facial. Revista americana de ortodontia. 1966 Nov 1;52(11):804-22.

32. Noffel SE. Identificação da verticalização dos incisivos mandibulares. American Journal of Orthodontics and Dentofacial Orthopedics. 1995 Abr 1;107(4):426-33.

33. Graber TM, Robert L. Vanarsdall Jr. Orthodontics, princípios e técnicas actuais. 4ª ed., Robert L. Vanarsdall Jr. Mosby, St. Louis: Ed. Vig Publisher. 2000:557-646.

34. Chang JZ, Chen PH, Kuo SC. Um aparelho para substituir dentes anteriores maxilares perdidos prematuramente utilizando coroas duplas de aço inoxidável nos dentes de pilar. O Journal of clinical pediatric dentistry. 1999 Jan 1;23(4):285-8.

35. Chang JZ, Chen PH, Kuo SC. Um aparelho para substituir dentes anteriores maxilares perdidos prematuramente utilizando coroas duplas de aço inoxidável nos dentes de pilar. O Journal of clinical pediatric dentistry. 1999 Jan 1;23(4):285-8.

36. Kisling E, H0ffding J. Perda prematura de dentes primários: parte IV, um controlo clínico do mantenedor espacial de Sannerud, tipo I. Revista ASDC de odontologia para crianças. 1979;46(2):109-13.

37. Richardson ME. A relação entre a quantidade relativa de espaço presente na arcada dentária decídua e a taxa e grau de encerramento do espaço após a extracção de um molar decíduo. O dentista e o registo dentário. 1965 Nov;16(3):111-8.

38. Hoffding J, Kisling E. Perda prematura dos dentes primários: parte I, o seu efeito global na oclusão e espaço na dentição permanente. Revista ASDC de dentisteria para crianças. 1978 Jul 1;45(4):279-83.

39. CF M, JM C. ESPAÇO DISPONÍVEL PARA OS INCISIVOS DURANTE O DESENVOLVIMENTO DENTÁRIO - UM ESTUDO DE CRESCIMENTO BASEADO NA IDADE FISIOLÓGICA. O Ortodontista Angle. 1965 Jan 1;35:12-22.

40. Lin YT, Chang LC. Alterações de espaço após a perda prematura do primeiro molar primário mandibular: um estudo longitudinal. The Journal of clinical pediatric dentistry. 1998 Jan 1;22(4):311 - 6.

41. Lin YT, Lin WH, Lin YT. Mudanças de espaço imediatas e semestrais após a perda prematura de um primeiro molar maxilar primário. The Journal of the American Dental Association. 2007 Mar 1;138(3):362-8.

42. Tweed CH. A aplicação dos princípios do arco edgwise no trato da Classe II, Divisão I, parte II. Angle Orthdont. 1941;6:256.

43. Dugoni SA, Lee JS, Varela J, Dugoni AA. Tratamento de dentição mista precoce: avaliação pós-retenção da estabilidade e recaída. O Ortodontista Angle. 1995 Oct;65(5):311-20.

44. Bergersen EO. Um estudo cefalométrico do uso clínico do pára-choques labial mandibular. Revista americana de ortodontia. 1972 Jun 1;61(6):578-602.

45. Macena MC, Katz CR, Heimer MV, e Silva JF, Costa LB. O espaço muda após a perda prematura de molares caducifólias entre as crianças brasileiras. Revista americana de ortodontia e ortopedia dentofacial. 2011 Dez 1;140(6):771-8.

46. Pequena RM. Estabilidade e recaída: tratamento precoce da deficiência de comprimento de arco. Revista americana de ortodontia e ortopedia dentofacial. 2002 Jun 1;121(6):578-81.

47. Villalobos FJ, Sinha PK, Nanda RS. Avaliação longitudinal do controlo vertical e sagital no arco mandibular pelo arco lingual fixo mandibular. Revista Americana de Ortodontia e Ortopedia Dentofacial. 2000 Oct 1;118(4):366-70.

48. Proffit WR. Teoria do equilíbrio revisitada: factores que influenciam a posição dos dentes. O Ortodontista Anglo. 1978 Jul 1;48(3):175-86.

49. Moss JP. O ambiente de tecidos moles dos dentes e maxilares. Um estudo experimental e clínico: parte 1. Revista britânica de ortodontia. 1980 Jul 1;7(3):127-37.

50. Ghafari J. Um aparelho activado por lábios no tratamento ortodôntico precoce. O Journal of the American Dental Association. 1985 Nov 1;111(5):771-4.

51. WS O. Nanda RS, Currier GF. Am J Ortopedia Dentofacial Ortopédica. 1991;99(6):527-32.

52. Subtelny JD, Sakuda M. Função muscular, malformação oral, e alterações de crescimento. Revista americana de Ortodontia. 1966 Jul 1;52(7):495-517.

53. Hodge JJ, Nanda RS, Ghosh J, Smith D. Forças produzidas por pára-choques labiais em molares mandibulares. Revista americana de ortodontia e ortopedia dentofacial. 1997 Jun 1;111(6):613- 22.

54. Baldini G. Interacção entre o torque da raiz bucal e a expansão usando o arco palatino de Goshgarian. Informationen aus Orthodontie und Kieferorthopadie: mit Beitragen aus der internationalen Literatur. 1981 Jan 1;13(3):181-6.

55. Gianelly AA. T reatação de apinhamento na dentição mista. American Journal of Orthodontics and Dentofacial Orthopedics. 2002 Jun 1;121(6):569-71.

56. Re M. Handbook of Orthodontics para o estudante e praticante geral. Chicago: Anuário Médico. 1973.

57. Ghosh J, Nanda RS. Avaliação de uma técnica de distalização intra-oral de molares maxilares. American Journal of Orthodontics and Dentofacial Orthopedics. 1996 Dez 1;110(6):639-46.

58. Haas AJ. Headgear therapy: a forma mais eficiente de distalizar os molares. InSeminars in Orthodontics 2000 Jun 1 (Vol. 6, No. 2, pp. 79-90). WB Saunders.

59. Egolf RJ, BeGole EA, Upshaw HS. Factores associados à conformidade do paciente ortodôntico com o elástico intra-oral e o desgaste do arnês. American Journal of Orthodontics and Dentofacial Orthopedics. 1990 Abr 1;97(4):336-48.

60. Keles A, Erverdi N, Sezen S. Distalização corporal de molares com ancoragem absoluta. O Ortodontista Angle. 2003 Ago;73(4):471-82.

61. Cisneros G. Molar distalização: Introdução. InSeminars in Orthodontics 2000 (Vol. 6, No. 2, pp. 77-78). WB Saunders Ltd.

62. Daskalogiannakis J, McLachlan KR. Retracção canina com ímanes de terras raras: uma investigação sobre a validade da hipótese da força constante. American Journal of Orthodontics and Dentofacial Orthopedics. 1996 May 1;109(5):489-95.

63. Armstrong MM. Controlar a magnitude, direcção e duração da força extra-oral. Revista americana de Ortodontia. 1971 Mar 1;59(3):217-43.

64. Gianelly AA. Movimento distal dos molares maxilares. American Journal of Orthodontics and Dentofacial Orthopedics. 1998 Jul 1;114(1):66-72.

65. Langlade M. Distalização clínica com o Distalix. Revista Mundial de Ortodontia. 2003 Set 1;4(3).

66. Haas AJ. Headgear therapy: a forma mais eficiente de distalizar os molares. InSeminars in Orthodontics 2000 Jun 1 (Vol. 6, No. 2, pp. 79-90). WB Saunders.

67. Azizi M, Shrout MK, Haas AJ, Russell CM, Hamilton Jr EH. Um estudo retrospectivo das más oclusões de Classe I de Angle tratadas ortodonticamente sem extracções, utilizando dois métodos de expansão palatal. Revista americana de ortodontia e ortopedia dentofacial. 1999 Jul 1;116(1):101-7.

68. Guerrero JJ. Movimento posterior de segmentos bucais. Revista Americana de Ortodontia. 1959 Fev 1;45(2):125-30.

69. Wilson WL. Sistemas ortodônticos modulares. Parte 1. Journal of clinical orthodontics: JCO. 1978 Apr 1;12(4):259-67.

70. Wilson WL, Wilson RC. Tratamento multidireccional 3D funcional de Classe II. Diário de ortodontia clínica: JCO. 1987 Mar 1;21(3):186-9.

71. Dietz VS, Gianelly AA. Distalização molar com o aparelho acrílico occipital cervical. InSeminars in Orthodontics 2000 Jun 1 (Vol. 6, No. 2, pp. 91-97). WB Saunders.

72. Bernstein L. O aparelho Acco. JPO: a revista de ortodontia prática. 1969 Set 1;3(9):461-8.

73. Byloff FK, Darendeliler MA. Movimento molar distal utilizando o aparelho de pêndulo. Parte 1: avaliação clínica e radiológica. O Ortodontista Angle. 1997 Ago;67(4):249-60.

74. Maino BG, Alessandrini PA, Mura PA. Um ACCO modificado para tratamento sem extracções de Classe II. Journal of Clinical Orthodontics. 2006 Oct 1;40(10):605.

75. Kalra V. O aparelho distalizante molar K-loop. Diário da ortodontia clínica: JCO. 1995 Maio;29(5):298-301.

76. Hilgers JJ. O aparelho de pêndulo para a terapia de não conformidade de Classe II. J Clin ortodôncia. 1992;26:706-14.

77. Ghosh J, Nanda RS. Classe II, Divisão 1, má oclusão tratada com terapia de distalização molar. Revista americana de ortodontia e ortopedia dentofacial. 1996 Dez 1;110(6):672-7.

78. Scuzzo G, Pisani F, Takemoto K. Maxillary molar distalization com um aparelho pêndulo modificado. Diário de ortodontia clínica: JCO. 1999 Nov;33(11):645-50.

79. Scuzzo G, Takemoto K, Pisani F, Della Vecchia S. O Aparelho de Pêndulo Modificado com Braços Removíveis - Este aparelho pode ser reactivado fora da boca. Journal of Clinical Orthodontics. 2000;34(4):244-6.

80. Echarri P, Scuzzo G, Cirulli N. Um aparelho de pêndulo modificado para controlo de ancoragem anterior. Diário de ortodontia clínica: JCO. 2003 Jul;37(7):352-9.

81. Kinzinger GS, Gross U, Fritz UB, Diedrich PR. Qualidade de ancoragem de molares decíduos versus pré-molares para a distalização de molares com um aparelho pendular. Revista americana de ortodontia e ortopedia dentofacial. 2005 Mar 1;127(3):314-23.

82. Kinzinger G, Fuhrmann R, Gross U, Diedrich P. Aparelho pêndulo modificado, incluindo parafuso distal e activação ascendente para terapia de não conformidade de má oclusão de Classe II em crianças e adolescentes. Journal of Orofacial Orthopedics/Fortschritte der Kieferorthopadie. 2000 1;61(3):175-90 de Maio.

83. Jones RD, White JM. Correcção molar rápida de classe II com um jig de bobina aberta. Revista de ortodontia clínica: JCO. 1992 Oct;26(10):661-4.

84. CD Brickman, Sinha PK, Nanda RS. Avaliação do aparelho Jones jig para movimento molar distal. Revista americana de ortodontia e ortopedia dentofacial. 2000 Nov 1;118(5):526-34.

85. Carano A, Testa M, Siciliani G. O Jacto Distal para a elevação dos molares inferiores. Revista de ortodontia clínica: JCO. 1996 Dez;30(12):707-10.

86. Bowman SJ. Modificações do jacto distal. Diário da ortodontia clínica: JCO. 1998 Set;32(9):549-56.

87. Rápido AN, Harris AM. Distalização molar com um aparelho de jacto distal modificado. Diário de ortodontia clínica: JCO. 2000 Jul;34(7):419-23.

88. Carano A, Testa M, Bowman SJ. O jacto distal foi simplificado e actualizado. Journal of Clinical Orthodontics. 2002 Oct 1;36(10):586-91.

89. Kinzinger GS, Lisson JA, Frye L, Gross U, Hourfar J. Uma investigação cefalométrica retrospectiva de dois aparelhos ortodônticos funcionais fixos no tratamento de classe II: advancer mandibular funcional vs. aparelho herbst. Investigações clínicas orais. 2018 Jan;22(1):293- 304.

90. Gianelly AA. Distalização de molares com ímanes repelentes. J Clin Ortodontia. 1988;22:40-4.

91. Reiner TJ. Aparelho de Nance modificado para distalização molar unilateral. Diário de ortodontia clínica: JCO. 1992 Jul 1;26(7):402-4.

92. Ghafari J. Modified Nance e aparelhos linguísticos para o movimento unilateral dos dentes. Revista de ortodontia clínica: JCO. 1985 Jan;19(1):30-3.

93. Benauwt A. T ube Placas. Activação de Dispositivos para Aparelhos Removíveis. Journal of clinical orthodontics: JCO. 1972 Maio;6(5):278-90.

94. Hanley KJ. Ortodontia: Princípios e Técnicas Actuais. Revista Dentária do Estado de Nova Iorque. 2005 Nov 1;71(6):69.

95. Greenfield RL. Aparelho de pistão fixo para correcção rápida de Classe II. J Clin Ortodontia. 1995;29:174-83.

96. Carano A, Testa M, Siciliani G. O sistema de distalizadores linguísticos. O Jornal Europeu de Ortodontia. 1996 Jan 1;18(1):445-8.

97. Baccetti T, Franchi L. Um novo aparelho para a distalização molar. Notícias Ortho. 2001;1(22):2-6.

98. Marasa F. Crozat Appliance Treatment of Buccal Crossbite. Revista de ortodontia clínica: JCO. 2003 Jun;37(6):329-14.

99. CV Ocidental. O aparelho Crickett. Diário da ortodontia clínica: JCO. 1984 Nov;18(11):806- 10.

100. Miyajima K, Nakamura S. Distalização com 'driftodontics'. Revista de ortodontia clínica: JCO. 1994 Jul 1;28(7):393-4.

101. Gumus A, Arat ZM. Um aparelho removível de Classe II para distalização e expansão simultânea. Diário de ortodontia clínica: JCO. 2005 Oct 1;39(10):613-7.

102. Gelgor IE, Karaman AI, Buyukyilmaz T. Comparação de 2 sistemas de distalização suportados por parafusos intra-ósseos. American Journal of Orthodontics and Dentofacial Orthopedics. 2007 Fev 1;131(2):161-e1.

103. Karaman AI, Ba§QiftQi FA, Polat O. Movimento molar distal unilateral com um aparelho de jacto distal apoiado por implante. O Ortodontista Angle. 2002 Abr 1;72(2):167-74.

104. Karcher H, Byloff FK, Clar E. O pêndulo suportado pelo implante Graz, uma nota técnica. Journal of Cranio-Maxillofacial Surgery. 2002 Abr 1;30(2):87-90.

105. Kyung SH, Hong SG, Park YC. Distalização de molares maxilares com um mini-implante palatino médio. Revista de ortodontia clínica: JCO. 2003 Jan;37(1):22-6.

106. Escobar SA, Tellez PA, Moncada CA, Villegas CA, Latorre CM, Oberti G. Distalização de molares maxilares com o pêndulo apoiado em osso: um estudo clínico. American Journal of Orthodontics and Dentofacial Orthopedics. 2007 Abr 1;131(4):545-9.

107. Benauwt A. Placas Tubulares. Activação de Dispositivos para Aparelhos Removíveis. Journal of

clinical orthodontics: JCO. 1972 Maio;6(5):278-90.

108. Oberti G, Villegas C, Ealo M, Palacio JC, Baccetti T. Maxillary molar distalization with the dual-force distalizer supported by mini-implants: um estudo clínico. American Journal of Orthodontics and Dentofacial Orthopedics. 2009 Mar 1;135(3):282-e1.

109. Choi YJ, Lee JS, Cha JY, Park YC. Distalização total do arco maxilar num paciente com maloclusão de Classe II esquelética. Revista americana de ortodontia e ortopedia dentofacial. 2011 Jun 1;139(6):823-33.

110. Byloff F, Darendeliler MA, Stoff F. Distalização molar mandibular com o aparelho Franzulum Appliance. Journal of Clinical Orthodontics. 2000 Set 1;34(9):518-23.

111. Kinzinger GS, Gross U, Diedrich PR. Distalização molar inferior com o aparelho unilateral Frozat. Diário de ortodontia clínica: JCO. 2004 Dez;38(12):646-72.

112. Sarver DM, Proffit WR, Fields HW. Ortodontia Contemporânea.

113. Marasa F. Crozat aparelho de tratamento de mordida cruzada bucal. Revista de ortodontia clínica: JCO. 2003 Jun;37(6):329-14.

114. Haas AJ. Expansão palatal: apenas o início da ortopedia dentofacial. Revista americana de ortodontia. 1970 Mar 1;57(3):219-55.

115. Dipaolo RJ. Pensamentos sobre a expansão palatal. Diário de ortodontia clínica: JCO. 1970 Set 1;4(9):493-7.

116. Haas AJ. Expansão rápida da arcada dentária maxilar e da cavidade nasal através da abertura da sutura palatina média. O Angle Orthodontist. 1961 Abr;31(2):73-90.

117. Wertz RA. Alterações no incidente do fluxo de ar nasal para uma rápida expansão maxilar. O Ortodontista Angle. 1968 Jan 1;38(1):1-1.

118. JooNDEPH DR, RIEDEL RA, MOORE AW. Pont's index: uma avaliação clínica. O ortodontista anglo-saxónico. 1970 Abr;40(2):112-8.

119. Stifter J. Um estudo das análises de Pont's, Howes', Rees', Neff's e Bolton sobre as dentições adultas de classe i. O Ortodontista Angle. 1958 Oct;28(4):215-25.

120. McNamara JA, Brudon WL, Kokich VG. Ortodontia e ortopedia dentofacial. Ann Arbor: Needham Press; 2001.

121. Massler M, Schour I. O padrão de crescimento da abóbada craniana no rato albino medido por uma coloração vital com "S" vermelho alizarino. O Registo Anatómico. 1951 Maio;110(1):83-101.

122. Sugawara J, Daimaruya T, Umemori M, Nagasaka H, Takahashi I, Kawamura H, Mitani H. Movimento distal dos molares mandibulares em pacientes adultos com o sistema de ancoragem esquelético. Revista americana de ortodontia e ortopedia dentofacial. 2004 Fev 1;125(2):130-8.

123. Prahl-Andersen B. *Crescimento sutural: investigações sobre o mecanismo de crescimento da sutura coronal e a sua relação com o crescimento craniano no rato* (Dissertação de Doutoramento, [Sl: sn]).Moss ML. Rotações dos componentes cranianos no rato em crescimento e a sua alteração experimental. Células Órgãos Tecidos. 1958;32(1-2):65-86.

124. Moss ML, Salentijn L. A matriz capsular. Revista americana de Ortodontia. 1969 Nov 1;56(5):474-90.

125. Moss ML, Salentijn L. A matriz capsular. Revista americana de Ortodontia. 1969 Nov 1;56(5):474-90.

126. Van LIMBOUGH J. Uma nova visão sobre o controlo da morfogénese do crânio. Acta Morphol Neerl-Scand. 1970;8:143-60.

127. Oudhof HA. Crescimento sutural. Células Órgãos Tecidos. 1982;112(1):58-68.

128. Enlow DH, Moyers RE. Manual de crescimento facial. WB Saunders Company; 1982.

129. Wagemans PA, van de Velde JP, Kuljpers-Jagtman AM. Suturas e forças: uma revisão. American Journal of Orthodontics and Dentofacial Orthopedics. 1988 Ago 1;94(2):129-41.

130. Dipaolo RJ. Pensamentos sobre a expansão palatal. Diário de ortodontia clínica: JCO. 1970 Set 1;4(9):493-7.

131. Miyawakl S, Forbes DP. Os efeitos morfológicos e bioquímicos da aplicação de força de tracção à sutura interparietal do rato Sprague-Dawley. American Journal of Orthodontics and Dentofacial Orthopedics. 1987 Ago 1;92(2):123-33.

132. Eu saacson RJ, Wood JL, Ingram AH. Forças produzidas pela rápida expansão maxilar: I. Desenho do sistema de medição de força. O Ortodontista Angular. 1964 Oct;34(4):256-60.

133. Eu saacson RJ, Ingram AH. Forças presentes durante o tratamento. Angle Orthod. 1964;34:261-70.

134. Zimring JF, Isaacson RJ. Forças Produzidas pela Expansão Rápida da MaxilaIII. Forças Presentes Durante a Retenção. O Ortodontista Anglo. 1965 Jul 1;35(3):178-86.

135. Storey E. Resposta do tecido ao movimento dos ossos. Revista americana de ortodontia. 1973

Set 1;64(3):229-47.
136. Clark WJ. Desenvolvimento de arcos com aparelhos linguísticos trans-force. Revista mundial de ortodontia. 2005 Mar 1;6(1).
137. Perlow J. Técnica de expansão dentoalveolar rápida. Revista de ortodontia clínica: JCO. 1977 Jan 1;11(1):47-50.
138. Bonetti GA, Marini I, Rizzi R. Expansor rápido palatino desconectável. Revista de ortodontia clínica: JCO. 1996 Jun;30(6):334-6.
139. Carano A, Testa M. O Jacto da Primavera para uma expansão palatal lenta. Revista de ortodontia clínica: JCO. 1999 Set;33(9):527-31.
140. Cozza P, Giancotti A, Petrosino A. Expansor borboleta para uso na dentição mista. Diário de ortodontia clínica: JCO. 1999 Oct 1;33(10):583-7.
141. Sarver DM, Johnston MW. Alterações esqueléticas no deslocamento vertical e anterior da maxila com aparelhos de expansão palatina rápida colados. American Journal of Orthodontics and Dentofacial Orthopedics. 1989 Jun 1;95(6):462-6.
142. Asanza S, Cisneros GJ, Nieberg LG. Comparação de Hyrax e aparelhos de expansão colada. O Ortodontista Angle. 1997 Fev;67(1):15-22.
143. Cohen M, Silverman E. Um novo e simples dispositivo de divisão de paladar. Diário de ortodontia clínica: JCO. 1973 Jun 1;7(6):368-9.
144. Spolyar JL. A concepção, fabrico e utilização de um aparelho de expansão maxilar com cobertura total. Revista americana de ortodontia. 1984 Ago 1;86(2):136-45.
145. Ivanovski V. Aparelho de expansão palatal rápida removível. Diário de ortodontia clínica: JCO. 1985 Oct 1;19(10):727-8.
146. Baccetti T, Franchi L, Cameron CG, McNamara JA. Tempo de tratamento para uma rápida expansão maxilar. O Ortodontista Angle. 2001 Oct 1;71(5):343-50.
147. Rune B, Sarnas KV, Selvik G, Jacobsson S. Movimento de segmentos maxilares após expansão e/ou enxerto ósseo secundário em lábio leporino e palato fendido: um estudo estereofotogramétrico de roentgen com a ajuda de implantes metálicos. Revista americana de ortodontia. 1980 Jun 1;77(6):643-53.
148. Levrini L, Filippi V. Um expansor maxilar em forma de leque. Jornal de ortodontia clínica: JCO. 1999 Nov 1;33(11):642-3.
149. Adkins MD, Nanda RS, Currier GF. Mudanças no perímetro do arco em rápida expansão palatal. American Journal of Orthodontics and Dentofacial Orthopedics. 1990 Mar 1;97(3):194-9.
150. Storey E. Resposta do tecido ao movimento dos ossos. Revista americana de ortodontia. 1973 Set 1;64(3):229-47.
151. Ladner PT, Muhl ZF. Mudanças concomitantes com o tratamento ortodôntico quando a expansão maxilar é um objectivo principal. Revista americana de ortodontia e ortopedia dentofacial. 1995 Ago 1;108(2):184-93.
152. Timms DJ. Um estudo do movimento basal com rápida expansão maxilar. Revista americana de ortodontia. 1980 1;77(5):500-7 de Maio.
153. Kugukkele§ N, Ceylanoglu C. Alterações na pressão dos lábios, bochechas e língua após rápida expansão maxilar usando um transdutor de pressão de diafragma. O Ortodontista Angle. 2003 Dez;73(6):662-8.
154. Cistulli PA, Palmisano RG, Poole MD. Tratamento da síndrome da apneia obstrutiva do sono por expansão rápida da maxila. Dormir. 1998 Dez 1;21(8):831-5.
155. Villa MP, Malagola C, Pagani J, Montesano M, Rizzoli A, Guilleminault C, Ronchetti R. Rápida expansão maxilar em crianças com síndrome de apneia obstrutiva do sono: seguimento de 12 meses. Medicina do sono. 2007 Mar 1;8(2):128-34.
156. Hudson AL. Um estudo dos efeitos da redução mesiodistal dos dentes anteriores mandibulares. Revista Americana de Ortodontia. 1956 Ago 1;42(8):615-24.
157. Bolton WA. Desarmonia no tamanho dos dentes e a sua relação com a análise e tratamento da maloclusão. O Ortodontista Angle. 1958 Jul;28(3):113-30.
158. Sheridan JJ. Descofragem de roedores de ar. Journal of clinical orthodontics: JCO. 1985 Jan;19(1):43-59.
159. Sheridan JJ. Actualização de descortiçadores de ar. J. Clin. Ortodontia... 1987;21:781-8.
160. Zachrisson BU. JCO/entrevistas Dr. Bjorn U. Zachrisson sobre excelência em acabamento. Parte 2. Journal of clinical orthodontics: JCO. 1986 Ago;20(8):536-56.
161. Thilander B, Rygh P, Reitan K, Graber TM, Vanarsdall RL. Ortodontia: princípios e técnicas actuais.
162. Timms DJ. Um estudo do movimento basal com rápida expansão maxilar. Revista americana de ortodontia. 1980 1;77(5):500-7 de Maio.

163. Kelsten LB. Uma técnica para realinhamento e remoção de incisivos inferiores apinhados. JPO: a revista de ortodontia prática. 1969 Fev 1;3(2):82-4.

164. Paskow H. Auto-alinhamento após descortiçamento interproximal. Revista americana de Ortodontia. 1970 Set 1;58(3):240-9.

165. Levrini L, Filippi V. Um expansor maxilar em forma de leque. Jornal de ortodontia clínica: JCO. 1999 Nov 1;33(11):642-3.

166. Ballard R, Sheridan JJ. Descofragem de rotor de ar com a âncora anterior Essix. Revista de ortodontia clínica: JCO. 1996 Jul;30(7):371-3.

167. Sheridan JJ, Hastings J. Descolamento de rotor de ar e tratamento de extracção de incisivos inferiores. Revista de ortodontia clínica: JCO. 1992 Jan 1;26(1):18-22.

168. Philippe J. Um método de redução do esmalte para a correcção da discrepância entre o comprimento do arco do adulto. Diário de ortodontia clínica: JCO. 1991 Ago 1;25(8):484-9.

169. El-Mangoury NH, Moussa MM, Mostafa YA, Girgis AS. Remineralização in-vivo depois da remoção do rotor do ar. Revista de ortodontia clínica: JCO. 1991 Fev;25(2):75-8.

170. Sheridan JJ, Ledoux PM. Decapante de roedores de ar e selantes proximais. Uma avaliação SEM. Revista de ortodontia clínica: JCO. 1989 Dez;23(12):790-4.

171. Radlanski RJ, Jager A, Schwestka R, Bertzbach F. Acumulações de placas causadas por remoção interdentária. American Journal of Orthodontics and Dentofacial Orthopedics. 1988 Nov 1;94(5):416-20.

172. Twesme DA, Firestone AR, Heaven TJ, Feagin FF, Jacobson A. Desmineralização in vitro de roedores de ar e esmalte. American Journal of Orthodontics and Dentofacial Orthopedics. 1994 Fev 1;105(2):142-52.

173. Chow LC. Fluoreto ligado aos dentes e cárie dentária. Diário de investigação dentária. 1990 Fev;69(2_suppl):595-600.

174. Rossouw PE, Tortorella A. Uma investigação piloto dos procedimentos de redução do esmalte. Journal- Canadian Dental Association. 2003 Jun 1;69(6):384-8.

175. Crain G, Sheridan JJ. Susceptibilidade a cáries e doenças periodontais após remoção posterior do rotor aéreo. Diário de ortodontia clínica: JCO. 1990 Fev;24(2):84-5.

176. Brudevold F, Teerão A, Bakhos Y. Mineralização intra-oral do esmalte dentário abradiço. Revista de investigação dentária. 1982 Mar;61(3):456-9.

177. Jarjoura K, Gagnon G, Nieberg L. Caries arriscam-se após a redução do esmalte interproximal. Revista americana de ortodontia e ortopedia dentofacial. 2006 Jul 1;130(1):26-30.

178. Damon DH. O Damon de baixa fricção; um sistema de fios rectos biologicamente compatível. J Clin Orthod. 1998;32:670-80.

179. Tumer N, Gultan AS. Comparação dos efeitos dos aparelhos monobloco e bipartido sobre as estruturas esqueléticas e dentoalveolares. Revista americana de ortodontia e ortopedia dentofacial. 1999 Oct 1;116(4):460-8.

180. Jena AK, Duggal R, Parkash H. Efeitos esqueléticos e dentoalveolares dos aparelhos Twin-block e bionator no tratamento da maloclusão de Classe II: um estudo comparativo. Revista americana de ortodontia e ortopedia dentofacial. 2006 Nov 1;130(5):594-602.

181. Graber TM. Ortodontia, estado da arte: essência da ciência. Mosby Incorporated; 1986.

182. Luffingham JK. Ortodontia: Estado da arte, essência da ciência: Editado por Lee W. Graber. Pp. 421. 1986. St Louis, CV Mosby. Hardback,£ 50- 00.

183. Sheridan JJ, Ledoux PM. Decapante de roedores de ar e selantes proximais. Uma avaliação SEM. Revista de ortodontia clínica: JCO. 1989 Dez;23(12):790-4.

184. Keim RG, Gottlieb EL, Nelson AH, Vogels 3rd DS. 2008 JCO study of orthodontic diagnosis and treatment procedures, part 1: results and trends. Journal of clinical orthodontics: JCO. 2008 Nov;42(11):625-40.

185. Stolzenberg J. O anexo Russell e as suas vantagens melhoradas. Revista Internacional de Ortodontia e Odontologia para Crianças. 1935 Set 1;21(9):837-40.

186. Damon DH. A fundamentação, evolução e aplicação clínica do suporte auto-ligante. Ortodontia clínica e investigação. 1998 Ago;1(1):52-61.

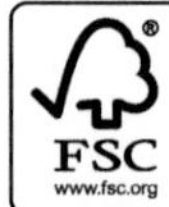

Printed by Books on Demand GmbH, Norderstedt / Germany